助産師必携

母体・胎児・新生児の生理と病態
早わかり図解

編著
昭和大学医学部産婦人科学講座 准教授
松岡 隆

はじめに

　皆さんは分娩をどのように勉強されましたか？勤務や施設によっては、初めて介助したお産が帝王切開分娩だったという人もいるでしょう。しかし、まずは正常分娩を学び、分娩の生理を知ることで、異常分娩の病態を理解することができるようになったのではないでしょうか？緊急帝王切開術や産科手術があると振り返りを行うものですが、正常分娩がうまくいった理由を考え、解釈することが重要であり、分娩管理の上達への近道だと思います。

　受精・着床・妊娠・分娩・産褥は、生物個体として非常に特殊な現象です。目の前に生まれてきた赤ちゃんは、まさに神秘であり、奇跡の連続の結果だといえるでしょう。

　周産期における疾患、合併症を理解するには、正常経過はどうしてうまくいっているのか、どのようなことが正常経過で起こっているのかを知ることが、疾患、異常をより深く理解する近道です。そう、分娩を勉強した方法と同じなんです。生体は常にバランスを保っています（恒常性を保つといいます）。妊娠という特殊な環境に母体と胎児はうまく適応し、バランスを取りながら、多くは無事に出産を終えます。この適応のバランスが崩れたとき、疾患として顕在化してきます。すなわち生理を知り、そのどこが破綻しているのかが分かると、疾患に対する理解が深まり、対応のみならず、正常からの逸脱にも早く気付くことができるようになるでしょう。また、「この疾患だ」と思っていても、病態的にいつもと違う変化に気付くことができれば、ピットフォールに落ちることも回避できます。基本を知らずに応用はないのです。

　今回の企画は、目の前の事象にとらわれ、ないがしろになりがちな生理を分かりやすい図解で説明し、関連する疾患について、その病態生理のどこが破綻して起こるのかを具体例を挙げて解説します。本書は最近流行のハウツー本ではありませんが、読み終えたとき、知識と理解が皆さんの血となり肉となり、いざというときの応用にきっと威力を発揮してくれるでしょう。さあ、本物の知識、理解と知恵を付けましょう！

昭和大学医学部産婦人科学講座 准教授
松岡　隆

助産師必携 母体・胎児・新生児の生理と病態 早わかり図解

編著 松岡 隆 昭和大学医学部産婦人科学講座 准教授

Contents

はじめに ……………………………………………………………………………… 3
編集・執筆者一覧 …………………………………………………………………… 6

第I部 妊娠成立の生理

第1章 受精・着床（真井英臣）……………………………………………… 8
　❶受精・着床のメカニズム　❷染色体異常

第2章 双胎（松岡　隆）……………………………………………………… 18
　❶双胎のメカニズム　❷双胎間輸血症候群

第II部 妊娠期の生理

第1章 子宮の変化（塩﨑有宏）……………………………………………… 28
　❶子宮の変化のメカニズム　❷切迫早産

第2章 血液性状の変化（平井千裕・牧野真太郎）………………………… 36
　❶血液性状の変化のメカニズム
　❷深部静脈血栓症・肺血栓塞栓症

第3章 循環器系の変化（神谷千津子）……………………………………… 46
　❶循環器系の変化のメカニズム　❷周産期心筋症

第4章 泌尿器系の変化（永井立平）………………………………………… 54
　❶泌尿器系の変化のメカニズム
　❷尿崩症・尿閉・尿路感染症

第5章 内分泌系の変化（下平和久）………………………………………… 62
　❶内分泌系の変化のメカニズム
　❷甲状腺疾患合併妊娠

第6章 免疫系の変化（桑田知之）…………………………………………… 72
　❶免疫系の変化のメカニズム　❷血液型不適合妊娠

第7章 糖代謝の変化（成瀬勝彦）…………………………………………… 82
　❶糖代謝の変化のメカニズム　❷妊娠糖尿病

第III部 胎児発育の生理

第1章 胎芽期の発育（齋藤水絵）…………………………………………… 92
　❶胎芽期の発育のメカニズム　❷流産

第2章 胎児循環（山本祐華）………………………………………………… 102
　❶胎児循環のメカニズム　❷胎児動脈管早期閉鎖

第3章 胎児発育（仲村将光）………………………………………………… 112
　❶胎児発育のメカニズム　❷胎児発育不全

第IV部 胎盤・臍帯・羊水の生理

第1章 胎盤の機能（後藤未奈子）……………………122
① 胎盤の機能のメカニズム　② 妊娠高血圧症候群
③ 常位胎盤早期剥離

第2章 臍帯の機能（瀧田寛子）……………………136
① 臍帯の機能のメカニズム
② 臍帯過捻転・臍帯過少捻転　③ 卵膜付着・前置血管

第3章 羊水の機能（小松篤史）……………………146
① 羊水の機能のメカニズム　② 羊水過多・羊水過少

第V部 分娩の生理

第1章 陣痛の発来（森川 守）……………………156
① 陣痛発来のメカニズム　② 過期妊娠

第2章 分娩の3要素（神保正利）……………………164
① 分娩の3要素のメカニズム　② 微弱陣痛・過強陣痛

第3章 胎児の回旋（松岡 隆）……………………172
① 回旋のメカニズム　② 回旋異常

第VI部 産褥期の生理

第1章 子宮の復古（林 優）……………………182
① 子宮復古のメカニズム　② 子宮内反症　③ 弛緩出血

第2章 乳汁分泌（竹田善治）……………………194
① 乳汁分泌のメカニズム　② 乳汁分泌不全　③ 乳腺炎

第3章 産褥期のメンタルヘルス（西郡秀和・菊地紗耶）……206
① 心理的変化のメカニズム
② 産後うつ病／マタニティーブルーズ

第VII部 新生児の生理

第1章 中枢神経系（加藤光広）……………………216
① 神経系発達のメカニズム　② 脳性麻痺

第2章 呼吸器系（近藤 敦）……………………228
① 呼吸器系発達のメカニズム　② 呼吸障害

第3章 循環器系（藤井隆成）……………………236
① 循環器系発達のメカニズム　② 心雑音

第4章 栄養・代謝（長谷部義幸）……………………244
① 栄養・代謝のメカニズム　② 低血糖　③ 黄疸

第5章 消化器系（中山智理）……………………258
① 消化器系発達のメカニズム　② 嘔吐

索引……………………268

本文・表紙デザイン／有限会社ティオ（大石花枝）　本文イラスト／福井典子

編集・執筆者一覧（50音順）

【編集】

松岡　隆
昭和大学医学部産婦人科学講座 准教授

【執筆】

加藤光広
昭和大学医学部小児科学講座 教授

神谷千津子
国立研究開発法人国立循環器病研究センター
周産期・婦人科部

菊地紗耶
東北大学病院精神科 院内講師

桑田知之
自治医科大学附属さいたま医療センター産婦人科 教授

後藤未奈子
昭和大学医学部産婦人科学講座

小松篤史
日本大学医学部産婦人科学系産婦人科学分野 准教授

近藤　敦
医療法人社団前川小児科クリニック 院長
亀田総合病院新生児科 非常勤

齋藤水絵
昭和大学医学部産婦人科学講座 助教

真井英臣
医療法人社団慶愛 慶愛病院 生殖医療科

塩﨑有宏
富山大学附属病院産科婦人科 講師・診療准教授

下平和久
昭和大学助産学専攻科 専攻科長
昭和大学大学院保健医療学研究科 教授

神保正利
福島県立医科大学
ふくしま子ども・女性医療支援センター 特任教授

瀧田寛子
昭和大学医学部産婦人科学講座 講師

竹田善治
総合母子保健センター愛育病院産婦人科 部長

永井立平
高知医療センター産科 科長

仲村将光
昭和大学医学部産婦人科学講座 講師

中山智理
昭和大学医学部外科学講座小児外科学部門 講師

成瀬勝彦
奈良県立医科大学産婦人科学教室 講師
前・聖バルナバ病院 院長／聖バルナバ助産師学院 学院長

西郡秀和
福島県立医科大学
ふくしま子ども・女性医療支援センター 教授

長谷部義幸
昭和大学医学部小児科学講座 助教

林　優
東海大学医学部産婦人科 助教

平井千裕
順天堂大学医学部産婦人科学講座 非常勤講師

藤井隆成
昭和大学病院
小児循環器・成人先天性心疾患センター 准教授

牧野真太郎
順天堂大学医学部産婦人科学講座 先任准教授

松岡　隆
昭和大学医学部産婦人科学講座 准教授

森川　守
北海道大学大学院医学研究院専門医学系部門
生殖・発達医学分野産婦人科学教室 准教授
北海道大学病院産科・周産母子センター 副センター長

山本祐華
順天堂大学医学部附属浦安病院産婦人科 准教授

第1部

妊娠成立の生理

第1章 受精・着床

❶ 受精・着床のメカニズム

真井英臣 さない ひでおみ
医療法人社団慶愛 慶愛病院 生殖医療科

★ 受精・着床のメカニズム ★

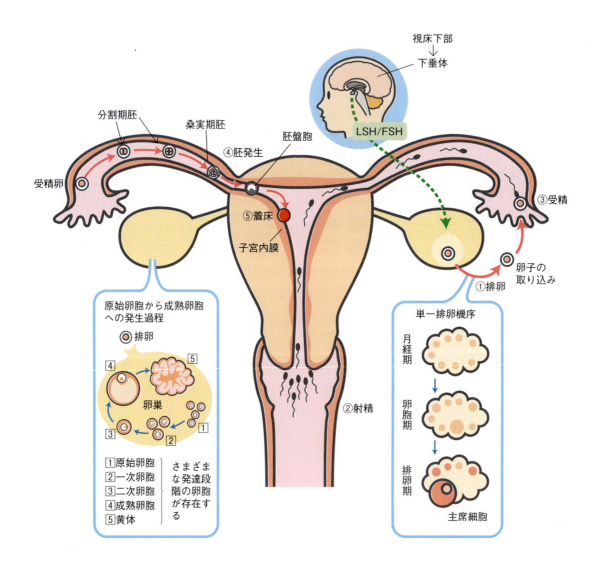

第Ⅰ部　妊娠成立の生理

第1章　受精・着床

❶ 受精・着床のメカニズム

生命誕生に向けた第一ステップ

　ヒトという種の最も望ましい繁殖戦略は単胎妊娠である。そのため、ヒトの妊娠成立には「単一」の雌雄配偶子（卵子、精子）が融合し受精、着床するという機序が用意されている。これらの過程は、視床下部－下垂体－卵巣（精巣）系の内分泌連携によりコントロールされており、その機能は極めて緻密である。

　ヒトの卵子の数は、妊娠20週頃の胎児期に約700万個のピークに達した後は自然減少の一途をたどる。出生時には約100万個、思春期には約30万個となる。女性が思春期から閉経期までの間に経験する排卵回数は約400回なので、1つの卵子が排卵される「単一排卵」のために約1,000個の卵子が陽の目を見ることなく消失している計算となる。一方でヒトの精子の数は莫大で、通常一度の射精に約2億個の精子が存在する。

　受精、着床のメカニズムについては依然として解き明かされていない謎が多い。生命誕生に向けた第一ステップである受精、着床は、約30万個の卵子と約2億個の精子の中からたった一つの卵子と一つの精子が出会い織りなす「自然の摂理」である。

卵子の発生過程

　雌性生殖細胞である卵子の元は、卵祖細胞に始まる。卵祖細胞から卵子への発生過程は、胎児期から開始される。卵祖細胞は、胎児卵巣内で分裂を繰り返し増殖し、卵母細胞へと分化する。分化した卵母細胞の周囲は、一層の扁平な卵胞細胞により形成される。この卵胞細胞に包まれた卵母細胞を原始卵胞という。原始卵胞は、この時点でいったん休止状態となり胎児卵巣内でプールされ、卵子の発生過程の中で最も長い停止期間に入る。卵母細胞への分化は胎児期に完了するため、一生涯を通じて作られる卵子は、胎児期にプールされた原始卵胞から供給されることとなる。

　出生後、性成熟期に達すると、卵巣内では原始卵胞から卵胞発育が始まり、一次卵胞→二次卵胞（前胞状卵胞、胞状卵胞）→成熟卵胞（グラーフ卵胞）へと発育し、排卵に至る[1]。数に限りのある原始卵胞が排卵へ向かって順次発育を開始する機構は多因子的に統制されているため、卵巣内にはさまざまな発育段階の卵胞が存在する。前胞状卵胞まで達すると、下垂体から分泌される黄体化ホルモン（luteinizing hormone；LH）および卵胞刺激ホルモン（follicle stimulating hormone；FSH）依存性に卵胞発育が進み[2]、多数の胞状卵胞から主席卵胞への選択が行われ、単一排卵に至る（扉図①）。

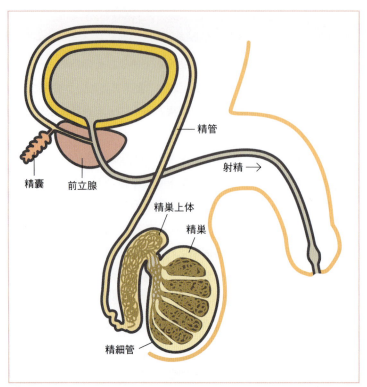

図1 精子の発生過程

精子の発生過程

　雄性生殖細胞である精子の元は精祖細胞に始まる。精巣は、精細管というループ状の集合体からなり（図1）、精祖細胞の分化は精細管内で行われる。精細管内の精祖細胞は、精母細胞、精子細胞、成熟精子へ分化した後に精巣上体へと送られ貯蔵される[3]。精巣上体内の精子は、陰茎の勃起、射精機能により精管から尿道へ輸送され射精される（扉図②）。

卵子と精子との出会い

　排卵された卵子は、卵管の先端部分である卵管采に取り込まれ卵管内へ移動する[4]。その後、卵管膨大部で精子と出会う。精子は、卵子との出会いの場である卵管膨大部に向かって、上行性に卵管内へ到達する必要がある。この過程で高い運動性を有する精子のみが選抜され、射精時点で数億個あった成熟精子の中から一つの精子のみが卵子との「受精」へ進む（扉図③）。

第1部 妊娠成立の生理

第1章 受精・着床
❶ 受精・着床のメカニズム

★★★★★ 胚発生（受精から着床まで） ★★★★★

　卵管膨大部で正常な受精過程を完了した受精卵（胚）は胚発生の段階へと進む。受精の場である卵管膨大部から、着床の場である子宮腔内に向かって卵管内を移動する。その経過中に分割期胚、桑実期胚、胚盤胞へと分化し、子宮内膜への着床が可能となる（扉図④）。

★★★★★ 着　床 ★★★★★

　分化した胚盤胞は子宮内膜と対位、接着、浸潤し、胚全体が子宮内膜に全て覆われて生着する。この一連のプロセスを着床と呼ぶ（扉図⑤）。胚盤胞まで分化した胚の全てが子宮内膜との着床プロセスを順当に完了できるわけではない。着床のプロセス成立のためには「胚」「子宮内膜」「内分泌環境」という3要素が関連し、それらの相互関係の調和が必要不可欠である。

　排卵周期の内分泌連携によって排卵、そして卵子と精子との融合、分化が進むのと同時に、子宮内膜では胚受容の準備として脱落膜が形成される。この脱落膜化によって子宮内膜での胚受容が可能となる。分化した胚盤胞、脱落膜化した子宮内膜、内分泌環境が着床の主役であるが、ほかにもさまざまなシグナルによる機序が関連する。このような着床環境の下で胚と子宮内膜の精妙巧緻なクロストークが行われ、着床が完了する。

topics

子宮内膜着床能検査

　自然妊娠においては、正常な排卵周期に伴う内分泌連携によって胚受容可能な条件が自律的に形成され、妊娠に至る。一方、高度生殖補助医療（体外受精）においては、体外で良好な胚を作出することと、その胚を適切な胚受容期に戻すこと（胚移植）が妊娠率向上への前提条件となる。胚受容期の中でも、実際に胚を受け入れることが可能なタイミングは、限られた時間帯にのみ存在することが広く知られており、「着床の窓（window of implantation；WOI）」と表現される。高度生殖補助医療（体外受精）の治療領域においては、胚移植を行うタイミングと妊娠率から蓄積されたデータの下でWOIを推測してきた。

　子宮内膜着床能検査（endometrial receptivity array；ERA）は、スペインの研究グループが開発した、子宮内膜の適切なWOIを調べる検査法である。研究グループは、胚受容期の子宮内膜にreceptive遺伝子が発現していることを特定しており、採取した子宮内膜を遺伝子解析することでWOIを明らかにし、妊娠率が向上すると報告している[5~8]。ERA検査については、まだ解明されていない点は残るものの、新たな診断ツールとして今後広く用いられることが期待される。

引用・参考文献

1) McGEE, EA. et al. Initial and Recruitment of Ovarian Follicles. Endocr Rev. 21 (2), 2000, 200-14.
2) Hiller, SG. et al. Follicular oestrogen synthesis: the 'two-cell, two-gonadotropin' model revisited. Mol Cell Endocrinol. 100 (1-2), 1994, 51-4.
3) Hirsh, AV. The anatomical preparations of the human testis and epididymis in the Glasgow Hunterian Anatomical Collection. Hum Reprod. 1 (5), 1995, 515-21.
4) Lousse, JC. et al. Laparoscopic observation of spontaneous human ovulation. Fertil Steril. 90 (3), 2008, 833-4.
5) Diaz-Gimeno, P. et al. A genomic diagnosis tool for human endometrial receptivity based on the transcriptomic signature. Fertil Steril. 95 (1), 2011, 50-60, e1-15.
6) Ruiz-Alonso, M. et al. The endometrial receptivity array for diagnosis and personalized embryo transfer as a treatment for patients with repeated implantation failure. Fertil Steril. 100 (3), 2013, 818-24.
7) Diaz-Gimeno, P. et al. The accuracy and reproducibility of the endometrial receptivity array is superior to histology as a diagnostic method for endometrial receptivity. Fertil Steril. 99 (2), 2013, 508-17.
8) Ruiz-Alonso, M. et al. What a difference two days make: "personalized" embryo transfer (pET) paradigm: A case report and pilot study. Hum Reprod. 29 (6), 2014, 1244-7.

memo

第1章 受精・着床

❷ 染色体異常

真井英臣　さない ひでおみ
医療法人社団慶愛 慶愛病院 生殖医療科

★ ヒトの染色体核型（正常男性） ★

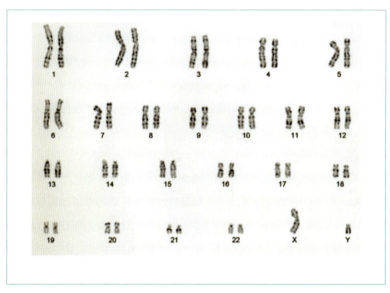

（文献1より引用）

コンパクト解説

ヒトの正常な染色体は46本

染色体は身体を構成している全ての細胞に存在し、遺伝子のつながりがコイル状に巻かれ太くなったものである。ヒトの正常な染色体は46本あり、22対の常染色体と2本の性染色体（X染色体とY染色体）とから構成される。人種や性別にかかわらず、同じ数の同じ形の染色体を持つ（男性と女性はXとY染色体だけが違う）。これら染色体の数が多くなったり少なくなったり、形が変わってしまったものが染色体異常である。

染色体異常に関する基礎知識

　昨今の晩婚化、晩産化そして高度生殖補助医療（体外受精）の目まぐるしい技術発展の中、わが国の出生数は減少しているにもかかわらず、高年妊娠、高年初産数は飛躍的に増加している。母体の高年化に伴って着目すべきことは、染色体異常に起因する流産、先天異常の発生率が上昇することや、母体側の産科合併症が増えることであり、周産期領域に従事する者には、その双方への対応が求められる。

　一般的に、ヒトの自然妊娠のうち、先天性の胎児異常は出生児全体の3〜5％に発生するが、そのうち染色体異常に起因するものは約25％とされる。染色体異常は「数」が変わってしまった数的異常と「形」が変わってしまった構造異常とに大別されるが、頻度が高いのは加齢とともに増加する数的異常である。中でも21トリソミー（ダウン症候群）は、染色体異常に起因する胎児異常のうち約半数を占め最も多く、卵子の減数分裂の際に発生する染色体不分離に由来することが示唆されている。

減数分裂の意義

　自然界では、昆虫や爬虫類、鳥類、魚類、植物で卵子が受精することなく成長する単為発生（受精をしていないのに卵単独で発生を始めること）を認めるが、ほ乳類では元の染色体数は変えずに母親（卵子）と父親（精子）の双方から染色体を受け継がなければ成長は得られない。そのため卵子、精子の形成過程では染色体数を半減させる減数分裂が必要となる。染色体数が半数同士となった雌雄生殖細胞は受精により統合することで元の染色体数となり、種として定められた染色体数を保持しながら子孫へと受け継がれる。

卵子形成と減数分裂

　卵子形成は22回の体細胞分裂と2回の減数分裂を経て受精可能な卵子となる（図1）。前項で記述したように、卵子の元は胎児期の卵祖細胞に始まる。増殖した卵祖細胞はDNA複製に入り、一次卵母細胞となって第一減数分裂を開始するが、出生後の性成熟期に達するまでは第一減数分裂の前期で停止状態となる。排卵周期が開始すると、停止していた第一減数分裂が再開、排卵の直前に第一減数分裂が完了し二次卵母細胞となり排卵される。排卵後、二次卵母細胞は第二減数分裂を開始するが、中期で再び停止状態となる。停止状態にある二次卵母細胞は、精子の進入によって第二減数分裂が再開し、受精とともに第二減数分裂は完了し受精卵となる[2]。

第1部 妊娠成立の生理

第1章 受精・着床 ❷ 染色体異常

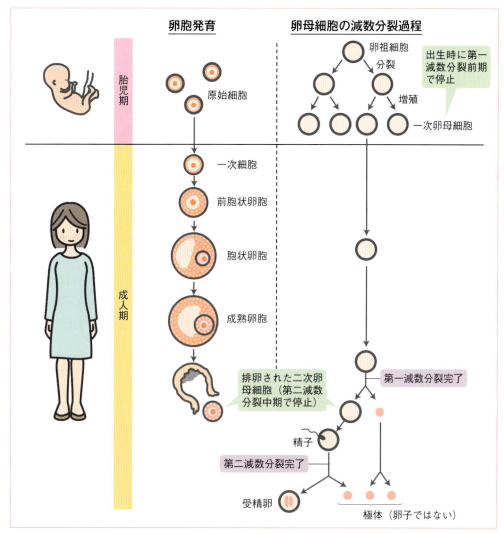

図1 卵胞発育と卵母細胞の減数分裂過程

★★★ 染色体の数的異常が起こるメカニズム ★★★

　染色体の数的異常の原因は、卵子形成過程の第一減数分裂の前期における長い停止状態に起因する。性成熟期に入ると順次、第一減数分裂を再開させ排卵に向かうわけだが、排卵に至るまでの卵子が停止状態にある期間は加齢とともに長くなるため、染色体を均等に分配するための減数分裂に不具合が生じると考えられている（図2）。そのため、母体の高年化に伴い染色体の数的異常妊娠が増加し、初期流産やトリソミー型の染色体異常児の出生が増加

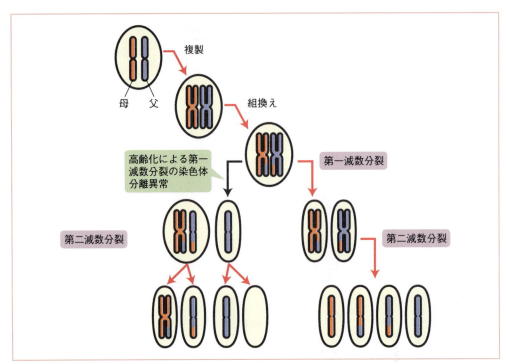

図2 卵子減数分裂の模式図

する。例えば、21トリソミー（ダウン症候群）は、21番染色体が1本または部分的に余剰に存在する染色体異常症であるが、そのうち95％は標準トリソミー型とされ、減数分裂時の染色体の不分離（数的異常）に起因する[3]。

染色体異常の診断

診断には非確定的診断法と確定的診断法とがある。非確定的診断法には超音波検査や母体の血液を用いるクワトロテスト、NIPT（無侵襲出生前遺伝学的検査）などがある。確定的診断法には絨毛検査、羊水検査などがある。非確定的診断法のクワトロテストやNIPTは侵襲度は低いが、これらの検査で異常が疑われた場合、確定的診断法である絨毛検査や羊水検査が行われる。

羊水検査

羊水検査は妊娠15〜18週に行われることが多い。21〜25ゲージの羊水穿刺針を用いて、超音波ガイド下に羊水ポケットが確認できる部位を狙って穿刺する。採取された最初の

羊水1mLは、母体細胞の混入を避けるために破棄し、その後に採取した20mLの羊水を検査へ提出する。検査は、Gバンド分染法であれば培養期間を経て2〜3週間で結果が報告される。

検査の限界と注意点

出生児の3〜5％に発生する先天性胎児異常のうち、染色体異常に起因するものは約25％にとどまる。確定検査とされる絨毛検査や羊水検査を行っても全ての先天異常が分かるわけではない。高年妊娠というだけで漠然とした不安を抱いているクライエントの気持ちに寄り添いながらも的確な検査説明を行い、自律的な同意を得た上で実施できるよう、プライバシー保護や人権の尊重、不当な差別が起こらないように配慮しなければならない。

トリソミー患児への対応

トリソミーは染色体異常に伴う先天性疾患であり、染色体異常を根本的に治療する方法はない。成長や発達、各種臓器障害には個人差が存在するため、適宜治療介入を行うことが必要になる。近年は、標準的新生児集中治療、心臓手術などの手厚い医療により生命予後が改善するというエビデンスが蓄積している[4]。児にとっての最善の利益を目指し、刻々と変化する病状に合わせたきめ細かな医療的、心理社会的支援を行っていくことが重要である。

\ 助産師へのアドバイス /

最善の方針を導き出す努力が必要

新生児がどのような先天異常を持って生まれたのであっても、「出産おめでとうございます」という祝福の気持ちを忘れてはいけません。なぜなら先天異常は、誰にでも起こるヒトという種の多様性、「自然の摂理」だからです。生命の尊さに違いはありません。不安を抱える家族や新生児に対してわれわれは、最新で正確な情報提供の場を継続的に設けていく中で、最善の方針を導き出す努力が必要となります。現在の状況について、そして今後はどのようなことが想定されるのか、社会的支援や医療サービスについての検討を積み重ねていきます。家族だけで悩まないよう、各分野の専門スタッフ（産婦人科医、小児科医、小児外科医、看護師、助産師、臨床心理士など）は協力し、集学的に支えていく責務があります。

引用・参考文献

1) 芹川武大．"妊娠の生理"．母性看護学1 母性看護実践の基本．第4版．横尾京子ほか編．大阪，メディカ出版，2016，111（ナーシング・グラフィカ）．
2) 宮野隆ほか．"卵子の基礎と臨床"．生命の誕生に向けて：生殖補助医療（ART）胚培養の理論と実際．第2版．日本哺乳動物卵子学会編．東京，近代出版，2011，35-41．
3) Nussbaum, RLほか．"臨床細胞遺伝学的解析とゲノム解析の原理"．トンプソン＆トンプソン遺伝医学．第2版．福嶋義光監訳．東京，メディカル・サイエンス・インターナショナル，2017, 78-91．
4) 井深奏司．13, 18, 21トリソミー患児に対する外科的治療症例の検討．日本周産期・新生児医学会雑誌．52 (suppl-1)，2017, 20-1．

第2章 双胎

❶ 双胎のメカニズム

松岡　隆　まつおか りゅう
昭和大学医学部産婦人科学講座 准教授

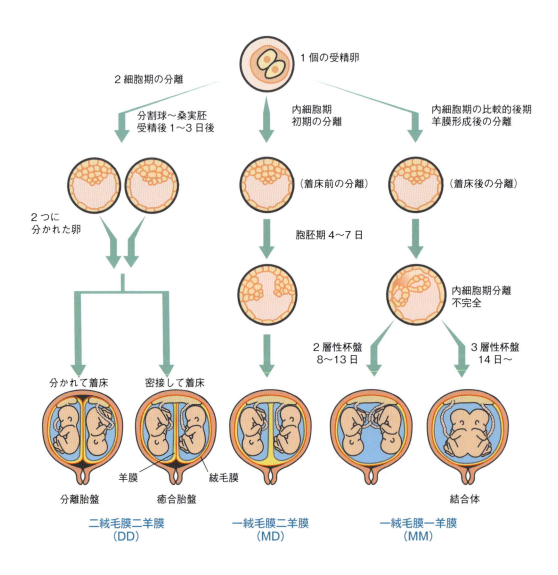

★ 双胎の発生機序 ★

第1部 妊娠成立の生理

第2章 双胎 ❶双胎のメカニズム

双胎の発生するメカニズム

2人以上の胎児が同一子宮内に存在する場合を多胎という。2人の胎児を双胎、3人の胎児を三胎（以前は品胎と言っていたが、現在は用いない）、四胎、五胎という。自然の発生頻度はHellenの公式（$1/80^{n-1}$）で算出される。つまり、双胎は1/80、三胎は1/6,400である。

しかし、実際の発生では不妊治療による多胎が加わる。以前は不妊治療による双胎のみならず三胎が多くを占めていたが、胚移植の個数が原則1個となったため、近年は減少傾向にある。いずれにしても、多胎のほとんどは双胎である。

卵性診断と膜性診断

卵性診断とは、双胎が1個の受精卵から成立しているのか、あるいは2個の受精卵から成立しているのかの区別を意味する。クロミッドによる過排卵の双胎や、性別の異なる双胎は、基本的に2個の受精卵から成り立った双胎である。

膜性診断については、次項で解説する双胎間輸血症候群の発生に関わり、その発生の生理と病態とを理解しておく必要がある。

双胎の発生機序

1個の受精卵から成立した双胎、いわゆる「一卵性双胎」では、分離の時期により膜性が異なってくる。なお、受精卵2個から成立した双胎（二卵性双胎）は、全て二絨毛膜二羊膜双胎となる。

受精後1～3日の分割球～桑実胚の状態で分かれた受精卵がそれぞれ胎児となって発生していくと「二絨毛膜二羊膜双胎（DD）」、受精4～7日後（着床前）の胞胚期に分離すると「一絨毛膜二羊膜双胎（MD）」、受精8～13日後（着床後）の2層性杯盤で分離すると「一絨毛膜一羊膜双胎（MM）」、受精14日後（着床後）の3層性杯盤で分離すると「結合体双胎」となる（扉図）。つまり、分離時期により膜性が決定される。絨毛膜と羊膜はそれぞれ、絨毛膜が胎盤になり、羊膜は胎児を包む空間となる。

絨毛膜（胎盤）が1つの場合、双胎はその1つの胎盤を共有することになる。二絨毛膜双胎では胎盤が2個あることになるが、着床部位が近い場合は癒合し、見かけ上1つの胎盤となる。娩出後の胎盤を見ると、癒合している二絨毛膜の胎盤はきれいに分離できるはずである。これに対し、一絨毛膜双胎は絨毛膜（＝胎盤）が1個であるので、分離はできない。羊膜は非常に薄く、妊娠初期では経腟超音波を用いても確認は困難であり、一羊膜双胎と見間違えることがある。

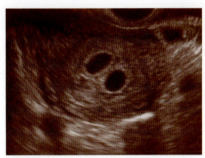
DD 5 週
絨毛膜を表す white ring が子宮内膜内に 2 個ある

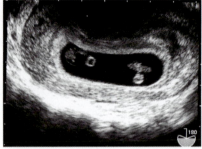
MD 6 週
white ring は 1 つしかない

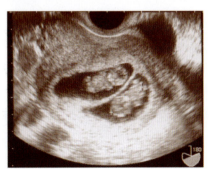
DD 9 週
胎児の間にある隔壁が厚い

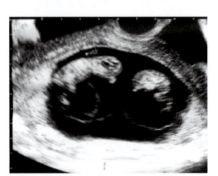
MD 10 週
胎児の間にある隔壁が薄い

図1 双胎の超音波所見

双胎の超音波所見

　図1に示すうち、妊娠6週のMD双胎の画像（右上）は、よくよく見ると羊膜腔はそれぞれの胎児にあることを確認できるが、一見したところ1つの絨毛膜腔内に2つの胎芽があるように見える。以前は、卵黄嚢の数と羊膜の数は一致するので卵黄嚢の数を数えるとされていたが、必ずしも一致しないことがあることが分かってきた[1]。現在はしっかりと羊膜腔を確認し、一羊膜と二羊膜とを区別する必要がある。

膜性診断は妊娠初期に

　この二絨毛膜と一絨毛膜との区別は妊娠初期に行う。双胎発生を理解した上で画像を見ると、早期に分離し絨毛膜をそれぞれ持つ二絨毛膜双胎は、図1の妊娠5週のDD（左上）のように、絨毛膜を表す白いリング状のもの（white ring）が子宮内膜内に2個あることが分かる。これに対し、MD6週（図1右上）では、1つの大きな white ring しか存在し

ない。

　続いてDD9週（左下）とMD10週（右下）とを比較して見ると、2つの胎児の間にある隔壁がDDでは厚く、MDでは薄い。DDの隔壁は「羊膜－絨毛膜－絨毛膜－羊膜」から成り、MDの隔壁は「羊膜－羊膜」から成っているからである。しかし、妊娠週数が進むと絨毛膜は薄くなり、隔壁そのものが薄くなってしまい、判別が難しくなる。このことからも膜性診断は妊娠初期に行う方がよい。

引用・参考文献

1) Murakoshi, T. et al. Monochorionic monoamniotic twin pregnancies with two yolk sacs may not be a rare finding: a report of two cases. Ultrasound Obstet. Gynecol. 36 (3), 2010, 384-6.

第2章 双胎

❷ 双胎間輸血症候群

松岡　隆　まつおか りゅう
昭和大学医学部産婦人科学講座 准教授

★ 双胎間輸血症候群の病態 ★

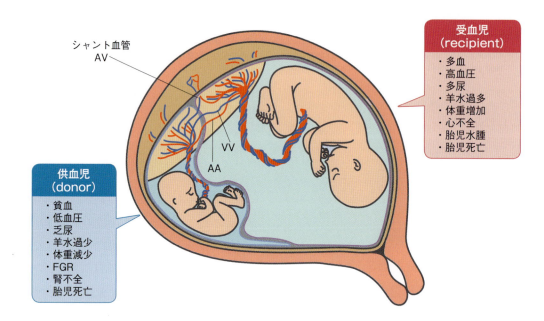

胎盤でシャント血流の不均衡が生じ、両児間の血流移動のアンバランスが生じることにより発症すると考えられている

コンパクト解説

MD双胎の10〜20％に発症

一絨毛膜双胎において、一方の児の羊水が多く、もう片方の児の羊水が少なくなる現象を双胎間輸血症候群（twin to twin transfusion syndrome；TTTS）という。一絨毛膜二羊膜（MD）双胎の10〜20％に発症し、妊娠28週未満で発症した場合、未処置であれば周産期死亡率は供血児で96％、受血児で88％とされる双胎特有の重篤な合併症である。二人の胎児が胎盤を共有しており、胎盤の吻合血管を介して双胎間に血流不均衡が生じることにより発症し、一児が多血（受血児）、一児が貧血（供血児）となり、次のような病態を呈する。

　供血児：貧血、尿量減少（→羊水過少）、低血圧、心筋肥大、FGR、stuck twin
　受血児：多血、尿量増加（→羊水過多）、高血圧、心拡大、心不全、胎児水腫、体重増加

第2章 双胎 ❷ 双胎間輸血症候群

★★★★★ 双胎間輸血症候群が起こるメカニズム ★★★★★

　TTTSの原因は、共通胎盤内に存在する吻合血管である。吻合血管には動脈－動脈（AA吻合）、静脈－静脈（VV吻合）、動脈－静脈（AV吻合）の3種類がある（扉図）。AA吻合とVV吻合は胎盤表面で連続的につながっているが、AV吻合では胎盤のコチルドン（cotyldon）に入っていく動脈と出ていく静脈が、異なる胎児につながっている（図1）。動脈－静脈吻合は互いにぶつかり合い、引き合う血流を持ち、バランスが崩れると片方の児からもう片方の児へ血液が流入することになる。AV吻合では常に動脈から静脈へ血液が流れており、一方通行である。全ての一絨毛膜双胎の胎盤に、血管吻合が存在するといわれている。TTTSを発症するか否かを決める原因は一元的ではないが、全ての一絨毛膜双胎でTTTSが発症するわけではないということは、この血管吻合があったとしても血流バランスが保たれているということである。

　血管吻合は胎盤が発生したときにすでに決定されており、TTTSが発症するか否かを確実に予測する方法はない。妊娠中期ではその発症を早期に発見し、適切な治療を行う必要があり、両児の羊水量のモニタリングが重要である。一絨毛膜二羊膜双胎の隔壁は薄く、その観察には注意を要する。完成したTTTSでは供血児の羊水がなくなり、隔壁が体に張りついてしまい、羊水腔を全く確認できなくなる（stuck twin）。このとき、受血児の羊水腔を供血児の羊水腔と見間違うことがある。一絨毛膜二羊膜双胎の管理では常に、浮遊している隔

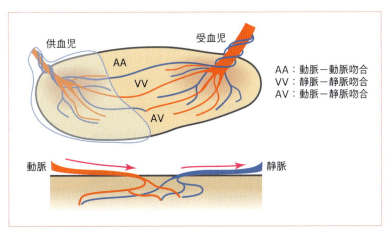

図1　一絨毛膜双胎における胎盤血管吻合
AA吻合とVV吻合はそれぞれの胎児間の血管に終端を認めず連続して走行している。
AV吻合は一方の児から出た動脈がコチルドンを介してもう一方の児の静脈へ走行する。
AV吻合は解剖学的な意味での血管同士の吻合ではないことに注意が必要である。

壁があるかどうかをしっかり確認するべきである。

双胎間輸血症候群の診断

双胎間輸血症候群の診断基準を示す（図2）。
- 1　MD twinである
- 2　羊水過多（羊水深度＞8cm、大きい膀胱）と羊水過少（羊水深度＜2cm、膀胱は小さいか見えない）が同時に存在する
- 3　羊水過多・過少を示す他の原因を認めない（破水、消化器・泌尿器系の異常など）

注意すべき点は、ほとんどの症例で児の体重差を認めるが、それが診断基準には入っていないことである。診断基準を満たした場合、次に重症度を判定する（図3、表1）。

双胎間輸血症候群の治療

わが国における標準治療は、胎児鏡下胎盤吻合血管レーザー凝固術（fetoscopic laser photocoagulation for communicating vessels；FLP）である。2012年から保険収載されている胎児治療である。レーザーを用いて吻合血管を焼灼、血流を遮断し、原因を除去することが本治療の目的である。

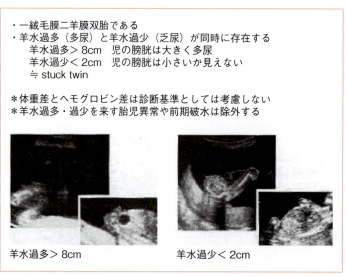

図2　TTTSの診断基準

第Ⅰ部　妊娠成立の生理

第2章　双胎
❷双胎間輸血症候群

Stage Ⅰ　供血児の膀胱が見える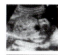

Stage Ⅱ　供血児の膀胱が見えない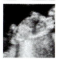

Stage Ⅲ　重大な血流異常
　　　　　臍帯動脈拡張期途絶逆流

　　　　　静脈管逆流

　　　　　臍帯静脈の連続する波動

Stage Ⅳ　胎児水腫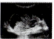

Stage Ⅴ　胎児死亡

図3 TTTSの重症度分類

表1 TTTSのStage分類（Quintero）

症状/STAGE	Ⅰ	Ⅱ	Ⅲ classical	Ⅲ atypical	Ⅳ	Ⅴ
羊水過多・過少	＋	＋	＋	＋	＋	＋
供血児の膀胱が見えない	－（見える）	＋（見えない）	＋（見えない）	－（見える）	＋ or －	＋ or －
血流異常	－	－	＋	＋	＋ or －	＋ or －
胎児水腫	－	－	－	－	＋	＋ or －
胎児死亡	－	－	－	－	－	＋

注1：Stage Ⅰは「供血児の膀胱が見えること」かつ「血流異常がないこと」
注2：血流異常は、①臍帯動脈拡張期途絶逆流、②静脈管逆流、③臍帯静脈の連続する波動のいずれかを、供血児および受血児のどちらか一方に認めればStage Ⅲと診断してよい
注3：血流異常を認めるが、供血児の膀胱が見えるものはStage Ⅲ atypicalと亜分類し、膀胱が見えないStage Ⅲ classicalと区別する
注4：供血児および受血児のどちらか一方に胎児水腫を認めればStage Ⅳと診断する。血流異常や供血児の膀胱の確認は問わない
注5：供血児および受血児のどちらか一方が胎児死亡となったものはStage Ⅴと診断する。血流異常、胎児水腫の有無、膀胱の確認は問わない

表2 TTTSに対するFLPの適応と要約

適応	TTTSである MD双胎、受血児の羊水過多（MVP＞8cm）と供血児の羊水過少（MVP＜2cm） 妊娠16週以上、26週未満 ただし、26週以上28週未満で、受血児の羊水過多がMVP＞10cmの場合は含む Stage Ⅰ～Ⅳである
要約	未破水である 羊膜穿破・羊膜剥離がない 明らかな切迫流産徴候がない 母体が手術に耐えられる（重篤な母体合併症がない） 母体感染症がない（HIVは禁忌）

　FLPは母体を通しての治療であり、母体にいくらかのリスク（感染、破水など）を伴うため、その施行に際しては、妊娠週数と重症度に応じて治療の可否を決めている（表2）。胎児が胎外生活が十分可能な週数であれば、分娩して新生児治療を行う。FLP治療の適応は妊娠26週未満としている。ただし、26週未満でもFLP施行が困難と判断した場合、従来の羊水除去が行われることもある。

　このFLP治療は、全国どの施設でもできる治療ではなく、日本胎児治療グループに加入している全国9カ所の施設で施行されている。日本胎児治療グループは、妊娠26週未満のTTTSにおいてはFLP治療により生存率が上昇し、神経学的後遺症も減少する効果があると報告している。従来の羊水除去による治療における生存率は50～60％、神経学的後遺症が25％程度であったが、FLP治療の導入により、生存率は80％、神経学的後遺症は5％程度と改善している。また、児が2人とも生存できる割合は67％、1人生存できる割合は25％、残念ながら2人とも亡くなってしまう割合は8％程度あるとしている。

助産師へのアドバイス

不安をあおるのではなく、希望を持って支えていく

　双胎、特に一絨毛膜二羊膜双胎では、双胎間輸血症候群が発生する可能性が少なからずあり、双胎妊娠だけでも生じる精神的負担がさらに増強します。TTTSは防ぐことも、発症を確実に予見することもできないので、注意深く見ていくしかありません。万が一TTTSを発症した場合も、解説のとおり日本胎児治療グループでFLP治療が完遂できれば、健常児を抱くことができます。わが国の治療成績は欧米にひけをとらないどころか、良好な結果を出しています。いたずらに不安をあおるのではなく、希望を持って支えていくことが大切です。

引用・参考文献
1) 日本胎児治療グループ．https://fetusjapan.jp/method/method-71

第II部

妊娠期の生理

第1章 子宮の変化

❶ 子宮の変化のメカニズム

塩﨑有宏 しおざき ありひろ
富山大学附属病院産科婦人科 講師・診療准教授

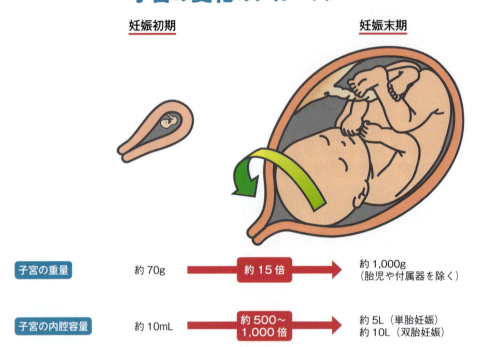

★ 子宮の変化のメカニズム ★

妊娠初期 / 妊娠末期

子宮の重量　約70g　→ 約15倍 →　約1,000g（胎児や付属器を除く）

子宮の内腔容量　約10mL　→ 約500〜1,000倍 →　約5L（単胎妊娠）約10L（双胎妊娠）

子宮は大きくなるに従い右に回転する。これは骨盤左側に存在する直腸S字結腸による。帝王切開術の際には子宮の回転を確認しておかないと、左縁を切り過ぎることがある。

妊娠月数と子宮底の高さ・子宮底長

妊娠月数（妊娠週数）	子宮底の高さ	子宮底長（cm）
3カ月末（11週）	恥骨結合上縁	測定不能（子宮底は触れない）
4カ月末（15週）	恥骨結合上2〜3指	12cm＝妊娠4カ月×3
5カ月末（19週）	臍下2〜3指	15cm＝妊娠5カ月×3
6カ月末（23週）	臍高〜臍上1指	21cm＝妊娠6カ月×3＋3
7カ月（27週）	臍上2〜3指	24cm＝妊娠7カ月×3＋3
8カ月（31週）	臍と剣状突起との間	27cm＝妊娠8カ月×3＋3
9カ月（35週）	剣状突起下2〜3指　★最も高くなる	30cm＝妊娠9カ月×3＋3
10カ月（39週）	臍と剣状突起との間　★少し下がる	33cm＝妊娠10カ月×3＋3

第 II 部　妊娠期の生理

第1章　子宮の変化
❶ 子宮の変化のメカニズム

★★★ 妊娠中における子宮肥大のメカニズム（扉図・表）★★★

子宮に変化をもたらす要因
- 妊娠初期：主にエストロゲン（一部プロゲステロン）
- 妊娠12週以降：胎児付属物の腫大、胎児・胎盤の成長、羊水の増量

子宮筋層は平滑筋細胞の束から構成されている
　骨格筋や心筋とは異なり、平滑筋は環境の変化に順応して形を変える。子宮筋層は大まかに3層構造からなる。

①最も外側の筋層
　子宮底部に覆いかぶさるように存在し、周囲の靱帯まで伸びている。

②中間の筋層
　密な構造をとっており、血管があらゆる方向から貫通している。

③最も内側の筋層
　括約筋のような筋線維から成り、主に卵管の開口部や内子宮口の周りを覆っている。

　これらの個々の筋細胞が複雑に交雑して、8の字構造をとっているため、強力な収縮作用を発揮することができる。教科書によっては、外層（構造的サポートと娩出力を発揮する）と内層（胎芽の着床と胎児の成長）の2つに分けているものもある。

子宮筋層は収縮することが基本である
　毎月、子宮を収縮させることにより子宮内膜がはがれ落ち月経が始まる。それと同時に、子宮を貫通している子宮筋層放射状動脈が圧迫されるため、月経量は最低限に抑えられる。筋腫や腺筋症などでは筋層の収縮がうまくいかず、月経量が増える。

Braxton Hicks 収縮
　正常妊娠中において軽度の子宮収縮が見られるが、頻度は少なく（1日に10回以下）、強い痛みを伴うことはない。これは Braxton Hicks が1872年に双手診により発見した、予期せず突然起こる、散発的な子宮筋の収縮であり、正常の妊娠過程でよく観察される。

妊娠中は子宮筋の収縮が抑制されている
　妊娠中は母体および胎盤から性ステロイドホルモン（エストロゲンおよびプロゲステロン）が大量に産生されている。この両者が子宮に存在する受容体に結合することで、共同して子宮筋の収縮を抑え、静止状態を保っている。妊娠初期において、エストロゲンは子宮内膜の管腔上皮や腺上皮細胞の増殖を促進し、児を育む準備が開始される。

★ ★ ★ ★ ★ 妊娠中における子宮収縮抑制のメカニズム ★ ★ ★ ★ ★

ポイント
- 母体と胎児の間の複雑な相互作用により、子宮収縮は抑制されている
- プロゲステロン受容体が関与することで炎症が抑制され、子宮収縮が抑制されている
- 子宮収縮はプロゲステロンだけでは説明できない

妊娠中のプロゲステロンの作用
　プロゲステロンは筋細胞の成長を促進する。プロゲステロンが筋細胞内のプロゲステロン受容体に結合することで、プロゲステロンの作用が発揮される。プロゲステロン受容体には大きく2種類ある。構造的違いによりプロゲステロン受容体Aとプロゲステロン受容体Bに分けられているが、ヒトではプロゲステロン受容体Aが多く存在している。

　プロゲステロン受容体Aとプロゲステロン受容体Bは共に、プロゲステロンの存在下で、インターロイキン1に誘導されるプロスタグランジン（COX-2）やインターロイキン8の発現を抑制する。そのため妊娠子宮の収縮を抑制し、妊娠の維持に役立っている。

妊娠中は免疫寛容の状態にある
　妊娠中は、本来毎月起こる予定の月経が来ない。子宮内膜の最も胎児側の組織である子宮脱落膜の中に免疫を制御する物質（制御性T細胞など）が全身から集まってきており、子宮脱落膜の炎症を誘導する活動が休止している結果、子宮収縮が抑制され、胎児および付属物の排出（流早産）が起こらない。

　母体と胎児が接触する場所（境界面）を提供している子宮脱落膜において、上記のような免疫反応が抑えられている状態を「免疫寛容」という。また、子宮筋層内においても同様に、子宮筋の活動が休止しており、強い子宮収縮が抑制されている。

プロゲステロン受容体拮抗薬には強い子宮収縮作用がある
　プロゲステロンは子宮収縮を引き起こす際に重要な蛋白（収縮関連蛋白、contraction-associated proteins；CAPs）の発現を抑制し、子宮収縮を抑制している。プロゲステロン受容体拮抗薬であるmifepristone（RU-486）やonapristone（ZK98299）が投与されると、プロゲステロン受容体の機能が悪くなる。その結果として妊娠週数を問わず陣痛様の子宮収縮が誘導される。この作用を利用して、海外では妊娠中絶薬として使用されている。

topics

陣痛発来のメカニズム

正常妊娠では分娩予定日に近づけば子宮収縮が多くなるが、妊娠中は子宮の収縮は抑えられている。単にプロゲステロンが少ないだけでは、子宮筋の収縮を説明できない。子宮筋の沈静化のメカニズムについての仮説が最近出された。

循環血液中のエストラジオール（E_2）値は妊娠中高く、満期に向かってさらに上昇する。これがリガンドとして子宮筋に存在するエストロゲン受容体（ER）に結合することで子宮が収縮する。ER には大きく分けて 2 種類あり、そのうち子宮筋では ER α（アルファ）が関与しており、3 つの ER α のスプライス・バリアントができることが分かってきた。

① ER α 66：フルの長さを持つ
② ER α 46：エクソン 1 がなく、長さが短く、エクソン 2 の AUG で翻訳が始まる
③ ER デルタ 7（⊿7）：エクソン 7 がなく、翻訳ができない

妊娠中期では ER ⊿7 が増え、他の ER α である ER α 66 や ER α 46 の作用を抑制し、子宮筋のギャップジャンクション A1（GJA1）の発現を抑制することで、子宮筋の収縮作用が抑制される。一方、予定日が近づくにつれて ER ⊿7 が減り、ER α 66 や ER α 46 への抑制が解除され、GJA1 の発現が増加する結果として、子宮筋の収縮が増し、陣痛が発来する。

引用・参考文献

1) "Maternal physiology". Williams Obstetrics. 25th ed. New York, McGraw-Hill Education, 2018, 49-50.
2) "Physiology of labor". 前掲書 1. 400-7.
3) Anamthathmakula, P. et al. Estrogen receptor alpha isoform ERdelta7 in myometrium modulates uterine quiescence during pregnancy. EBioMedicine. 39, 2019, 520-30.

第1章 子宮の変化

❷ 切迫早産

塩﨑有宏 しおざき ありひろ
富山大学附属病院産科婦人科 講師・診療准教授

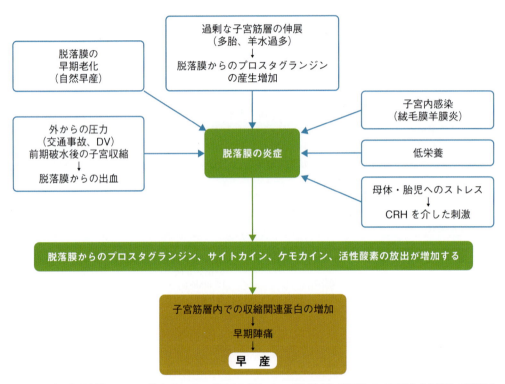

★ 切迫早産の発生メカニズム ★

CRH＝副腎皮質刺激ホルモン放出ホルモン（視床下部によって分泌される因子で、下垂体を刺激して副腎皮質刺激ホルモンの分泌を促す）

コンパクト解説

切迫早産？　頸管短縮？

切迫早産は「妊娠22週0日～36週6日までの妊娠中に、規則的な子宮収縮が認められ、かつ子宮頸管の開大度・展退度に進行が認められる場合、あるいは初回の診察で子宮頸管の開大が2cm以上となっているなど、早産となる危険性が高いと考えられる状態」と定義されている[1]。一方、経腟超音波断層法で見られる、通常よりも子宮頸管が短縮している状態は「頸管短縮」であり、切迫早産とは異なる。この二つは同じものではなく、治療方針が異なる。治療法の選択を誤ると副作用が増え、母児に悪影響を与えるため、管理には常に両者の鑑別が必要である。

切迫早産が起こるメカニズム

自然早産の主な原因として、以下の4つが挙げられる。
- 母体あるいは胎児の視床下部－下垂体－副腎系の早期活性化
- 過剰な炎症反応／感染
- 胎盤早期剥離
- 過度な子宮の伸展

母体あるいは胎児の視床下部－下垂体－副腎系の早期活性化

子宮胎盤虚血は胎児にとってストレスであり、胎児の視床下部－下垂体－副腎系は早期に活性化される。胎盤が虚血に陥ると、胎盤からの副腎皮質刺激ホルモン放出ホルモン（corticotropin-releasing hormone；CRH）の産生が増加する。CRHは羊膜、絨毛膜、脱落膜からのプロスタグランジン（PG）の産生を促進し、産生されたPGはさらにCRHの産生を促進するため、子宮収縮が生じやすい。

また、胎児の下垂体からの副腎皮質刺激ホルモン（adrenocorticotropic hormone；ACTH）の分泌が増加することで、胎盤におけるエストロゲン複合体やPGの産生が促進され、その結果、子宮筋が活性化され、陣痛が生じる。母親の心理・社会的ストレスがあると、母体の視床下部－下垂体－副腎系が活性化され、CRHの産生が増えることで子宮収縮が多くなる。

過剰な炎症反応／感染

正常妊婦の腟内に存在する細菌は常在菌であるラクトバチルスが優勢であり、頸管粘液と協働して外部からの病原菌の侵入や子宮内への上行性感染を阻止している。腟内細菌叢の変化や妊婦の免疫力の低下に伴い、腟内で異常に増殖した病原菌が腟炎・子宮頸管炎を引き起こし、さらに子宮内へと波及すると、最終的に脱落膜、絨毛膜、羊膜、羊水、臍帯に炎症が起こり、絨毛膜羊膜炎や胎児炎症症候群となる。その過程でPGが産生されて、陣痛様の子宮収縮が生じる。

胎盤早期剥離（脱落膜からの出血）

交通事故やドメスティック・バイオレンス（DV）により妊婦の腹部が圧迫された場合や、完全破水後に急激に子宮が収縮した場合に、縮んだ子宮と縮まない胎盤との間にズレが生じ、脱落膜からの出血が起こる。その際大量のトロンビンが産生される。トロンビンは子宮収縮物質であるため、子宮は持続的に硬くなる（板状硬）。トロンビンは血中のアンチトロンビンⅢ（ATⅢ）と結合するため、血中のATⅢは低値となり、凝固作用が低下することで出

血傾向となる。アンチトロンビン製剤の補充が重要である。

過度な子宮の伸展

　多胎妊娠や羊水過多があると、子宮筋は過度に伸展される。また同時に、羊膜、絨毛膜、脱落膜も伸展されるため、サイトカイン、PG、コラゲナーゼが産生され、子宮収縮が増加し、子宮頸管が開大する。

切迫早産の診断

　妊娠22週0日から妊娠36週6日までの妊娠中に、規則的な子宮収縮が認められ、かつ子宮頸管の開大度・展退度に進行が認められる場合、あるいは初回の診察で子宮頸管の開大が2cm以上となっているなど、早産となる危険性が高いと考えられる状態と判断された場合、切迫早産と診断する。

　子宮収縮の有無は必ず触診で確認する。持続する子宮収縮は常位胎盤早期剝離の初発症状である可能性を認識し、特に胎児心拍数パターン異常が認められる場合は、常位胎盤早期剝離を念頭に置いて診療を行う。既往歴として、早産歴・円錐切除術歴を、また現症として、多胎妊娠・頸管短縮・細菌性腟症を認める場合は、その妊婦を早産ハイリスクと認識し、以後の健診などで注意深い観察を行う必要がある。

　切迫早産における頸管長測定に関するシステマティックレビューでは、全妊婦に対する頸管長測定は勧めていないが、早産リスクのある妊婦に対しては勧めている。妊娠初期では子宮体部下部と頸部との区別が付け難いことから、妊娠18～24週頃にスクリーニングを行い、頸管長が短くないことを確認しておくのがよい。

切迫早産の治療

　単なる頸管長短縮ではなく切迫早産であると診断された場合や、妊娠週数を考慮して分娩を遅延させる必要があると判断される場合には、子宮収縮抑制薬投与などによる治療を開始する。子宮収縮抑制薬を投与する際には以下に示すような有害事象に注意し、症状が軽快したら減量や中止を検討すべきである。

　子宮収縮抑制薬を投与するに当たり、入院安静とする場合には、深部静脈血栓症の発症に注意する。子宮収縮抑制薬として、リトドリン塩酸塩や硫酸マグネシウム水和物の保険適用が認められており、わが国では広く用いられている。

リトドリン塩酸塩

　リトドリン塩酸塩の経口薬による長期間の維持療法が妊娠37週未満の早産率やNICU入院率を減らすというエビデンスはなく、動悸などの副作用があることから、急性期を経て48時間以上投与継続する場合には、減量・中止の可否も検討した上で選択されることが望ましい。48時間を超えて使用する際には、多くの副作用（胸痛、呼吸困難、動悸、手の震え、低カリウム血症、高血糖、嘔気あるいは嘔吐、鼻づまり、胎児頻脈）が生じることに注意する。また長期間かつ高用量の使用により、無顆粒球症、肝逸脱酵素の上昇、横紋筋融解症、肺水腫が出現することがあるため、適宜血液検査、胸部聴診・X線撮影を施行する。

硫酸マグネシウム水和物

　頻脈などの副作用のためリトドリン塩酸塩が使えない場合は、硫酸マグネシウム水和物を投与する。その際には、血中マグネシウム濃度を適宜測定しながら過剰投与に注意する。胎児の脳保護作用における硫酸マグネシウム水和物の有用性に関する報告があり、WHOは妊娠32週未満の早産が予測される妊婦に対し、硫酸マグネシウム水和物の投与を推奨している。

　硫酸マグネシウム水和物の母体に対する副作用として、頭痛、腱反射低下、脱力感などがあり、投与中は注意深く観察する。切迫早産患者の早産予防のための長期維持療法は、偽薬や他の子宮収縮抑制薬と比較して差がないといえるほどの十分なエビデンスはないため、妊娠32週以降は減量もしくは中止を考慮する。胎盤通過性があるので、新生児に高カリウム血症が引き起こされることがあり、長期使用には注意が必要である。

助産師へのアドバイス

胎盤早期剝離との鑑別に注意を払う

　妊婦が電話で異常な子宮収縮や赤い出血を訴えた場合はすぐに来院するよう促し、その旨を主治医に連絡します。来院後は外診で腹部を触診し、板状硬の有無を確認した後、主治医とともに母体のバイタルサイン、子宮収縮の頻度および胎児の健常性を、超音波断層法および胎児心拍数モニタリングで確認します。間違いやすい疾患である胎盤早期剝離を否定することが最も大切です。規則的子宮収縮や子宮頸管の開大度・展退度に進行があれば切迫早産と診断します。それらがなければ、頸管長短縮なのか、あるいは不規則な子宮収縮なのかの鑑別診断を行います。情報は遅滞なく医師に報告し、カルテに記載する必要があります。

引用・参考文献

1) 日本産科婦人科学会編．"切迫早産"．産科婦人科用語集・用語解説集．改訂第4版．東京，日本産科婦人科学会，2018，196．
2) Lockwood, CJ. "Pathogenesis of spontaneous preterm birth". UpToDate.
https://www.uptodate.com/contents/

第2章 血液性状の変化

❶ 血液性状の変化のメカニズム

平井千裕 ひらい ちひろ
順天堂大学医学部産婦人科学講座 非常勤講師

★ 血液成分の変化 ★

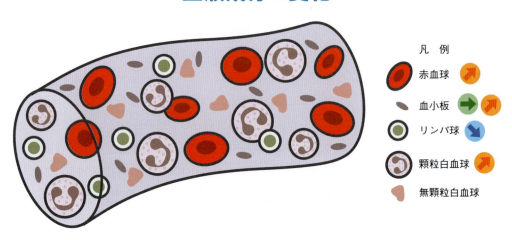

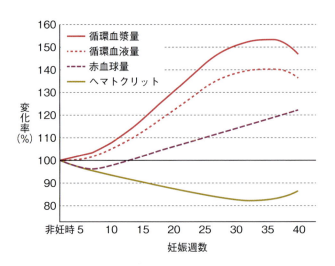

血液は血球成分と血漿成分とに分かれており、妊娠するとその両方が著しく増加する。正常な妊婦では、妊娠悪阻が軽快したのち分娩に至るまで赤血球の全容積が妊娠週数に比例して増加する。また、血漿量は妊娠初期から増加し、中期にはその増加速度が急速となり、妊娠28～32週で最大となって、そのまま妊娠末期まで持続する。これらの増加に伴い、個人差はあるものの、妊娠中の循環血液量は平均で非妊時の約150％まで増加する。

第II部 妊娠期の生理

第2章 血液性状の変化
❶ 血液性状の変化のメカニズム

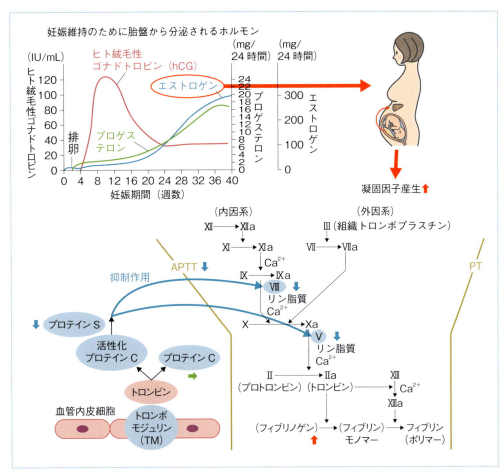

図1 血漿成分の変化

血球成分の変化（図1）

　循環血液量の増加の際に、血漿量の増加が赤血球の増加を上回るため、生理的水血症となりヘモグロビン（Hb）値およびヘマトクリット（Ht）値は低下する。Ht値は妊娠32～36週には15％以上低下する。妊娠中は鉄需要が高まるため、体内の貯蔵鉄が減少し鉄欠乏状態となりやすい。また、造血機能亢進のためDNA合成に葉酸必要量が増すが、その欠乏によって細胞分裂が障害され、大球性貧血となることもある。WHOや日本産科婦人科学会ではHb 11g/dL、Ht 33％未満を妊娠貧血と定義している。

　白血球は全妊娠期間を通じて増加する。妊娠末期～産褥期には、平均1万4,000～1万

6,000/μLとなる。白血球の増加は主に好中球や単球によるもので、リンパ球は逆に減少する。一方、血小板は妊娠に伴いわずかに低下するが、ほぼ変化はない。

血漿成分（凝固線溶系）の変化

　妊娠中のエストロゲン分泌増加により、肝臓での凝固因子産生能が上昇し、第Ⅷ因子以外の凝固因子は約1.5〜2倍へ増加する。一方、凝固制御因子においては、アンチトロンビンやプロテインCはおおむね変化せず、プロテインSは妊娠経過で低下するため、凝固系は亢進状態となる。このことから、活性化部分トロンボプラスチン時間（activated partial thromboplastin time；APTT）やプロトロンビン時間（prothrombin time；PT）は低下傾向を示し、フィブリノゲン、FDP、Dダイマーは増加する。

　線溶系においては、線溶系の予備能を示す組織型プラスミノゲンアクチベータ（tPA）やプラスミノゲンが増加するが、tPA阻害因子であるプラスミノゲンアクチベータインヒビター（PAI）-1が著しく増加しているため、相対的に低線溶の状態となる。このような変化は、妊娠維持や分娩時出血に対して合目的な変化であるが、血栓症や播種性血管内血液凝固（disseminated intravascular coagulation；DIC）を発症しやすいというデメリットもある。

第2章 血液性状の変化

❷ 深部静脈血栓症・肺血栓塞栓症

平井千裕 ひらい ちひろ
順天堂大学医学部産婦人科学講座 非常勤講師

牧野真太郎 まきの しんたろう
順天堂大学医学部産婦人科学講座 先任准教授

★ 静脈血栓塞栓症の発生メカニズム ★

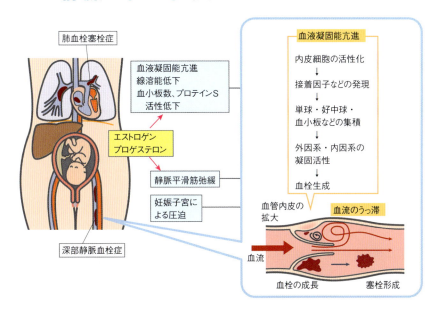

血流がうっ滞した場所の血管内皮を細胞レベルで拡大してみると、うっ滞することによって内皮細胞が刺激・活性化され、凝固能が亢進する（上図・右）。そのようにしてできた血栓が成長し、あるとき血流に乗って飛んでいくと塞栓物質となる。

コンパクト解説

静脈血栓塞栓症

深部静脈血栓症（deep vein thrombosis；DVT）は下肢および骨盤内などの深部静脈に血栓が生じた状態である。この深部静脈血栓が遊離して静脈血流により肺に運ばれ、肺動脈を閉塞することに伴い呼吸循環障害が生じる病態を肺血栓塞栓症（pulmonary thromboembolism；PTE）という。これらは連続した病態であり、両者を合わせ静脈血栓塞栓症（venous thromboembolism；VTE）という。妊産褥婦は血液性状の変化や子宮増大に伴ってVTEを発症しやすい。PTEの塞栓源の約90％は下肢あるいは骨盤内の静脈で形成された血栓である。DVTを早期に診断し治療を開始することが、PTEによる死亡率を下げる重要な鍵となる。

深部静脈血栓症・肺血栓塞栓症が起こるメカニズム

　血栓形成の3大要因として、1856年にVirchowが提唱した①血流の停滞、②血管内皮障害、③血液凝固能亢進が挙げられる。糖尿病や高血圧など基礎疾患により血管内皮障害が起こっている場合もあるが、血管内皮細胞が形態学的には無傷のままでも血流のうっ滞により内皮細胞が活性化され、炎症性の表現型を獲得している状態となっていることもある。

　この局所に接着因子や凝固促進因子（von Willebrand因子：vWF）やサイトカイン発現が起こり、単球・好中球・血小板が集積する。単球は組織因子を産生して外因系凝固を活性化し、好中球はDNAや蛋白顆粒を含むneutrophil extracellular traps（NETs）を放出して内因系凝固を作用させることで、凝固反応や血小板の活性化が生じ血栓が生成される。

　VTEの危険因子には主に先天性と後天性のものがあるが、妊娠は後天性危険因子となる（表1）[1]。妊産褥婦はその生理的変化により、①女性ホルモンの増量による静脈平滑筋弛緩作用と②増大した妊娠子宮による腸骨静脈・下大静脈の圧迫により、血流の停滞が起こる。また、③血液凝固能が亢進、線溶能は低下、血小板は活性化し、プロテインS活性は低下していることから、VTEのリスクが上昇する。

　表2に産科領域におけるDVT発症のリスク因子を挙げるが、脱水症状、帝王切開術などの手術操作による総腸骨静脈領域の血管障害、術後臥床などが生じると、さらにそのリスクは上昇する。発症時期は、妊娠初期と末期に2相性のピークがあるが、産褥期には分娩1日目の発症が最大となる。

深部静脈血栓症・肺血栓塞栓症の診断

　DVTを病歴・症状・臨床所見から診断するのは困難であり、下肢超音波検査や造影CT検査などの画像で確定診断を行う。しかし、妊娠中は容易に造影CTを施行することができないため、問診や診察からWellsスコアなどを用いて推定する（表3、表4）[1]。Homans徴候（足関節を強く背屈させると腓腹部に強い疼痛が生じる所見）やLowenberg徴候（腓腹部に血圧計のカフを装着し60〜150mmHgに加圧すると疼痛を生じる所見）は特異性がなく、近年ではあまり使用されなくなっている。DVTの発症予測としてDダイマー検査を行うが、妊娠中は水血症の状態であり、Dダイマーが低くても臨床的に高確率の場合は血栓形成していることを前提に画像検査に進む。

　画像検査では静脈超音波検査が第一選択となる。下肢静脈超音波検査では、Bモードで大

表1 静脈血栓塞栓症の主な危険因子

	後天性因子	先天性因子
血流停滞	長期臥床 肥満 妊娠 心肺疾患（うっ血性心不全、慢性肺性心など） 全身麻酔 下肢麻痺、脊椎損傷 下肢ギプス包帯固定 加齢 下肢静脈瘤 長時間座位（旅行、災害時） 先天性 iliac band、web、腸骨動脈による iliac compression	
血管内皮障害	各種手術 外傷、骨折 中心静脈カテーテル留置 カテーテル検査・治療 血管炎、抗リン脂質抗体症候群、膠原病 喫煙 高ホモシステイン血症 VTE の既往	高ホモシステイン血症
血液凝固能亢進	悪性腫瘍 妊娠・産後 各種手術、外傷、骨折 熱傷 薬物（経口避妊薬、エストロゲン製剤など） 感染症 ネフローゼ症候群 炎症性腸疾患 骨髄増殖性疾患、多血症 発作性夜間血色素尿症 抗リン脂質抗体症候群 脱水	アンチトロンビン欠乏症 PC 欠乏症 PS 欠乏症 プラスミノーゲン異常症 異常フィブリノーゲン血症 組織プラスミノーゲン活性化因子インヒビター増加 トロンボモジュリン異常 活性化 PC 抵抗性（第 V 因子 Leiden[*]） プロトロンビン遺伝子変異（G20210A[*]） 　　　[*]日本人には認められていない

（文献1より引用）

表2 産科領域における静脈血栓塞栓症のリスク因子

1. 血栓性素因、血栓症の既往
2. 高年妊娠（35歳以上）
3. 肥満妊婦（妊娠後半期の BMI 27 以上）
4. 切迫流早産・妊娠高血圧症候群・前置胎盤・多胎妊娠などによる長期ベッド上安静
5. 産褥期、特に帝王切開術後
6. 常位胎盤早期剥離、胎児発育不全の既往（thrombophilia and gestational vascular complication）
7. 重症妊娠悪阻・卵巣過剰刺激症候群などによる血液濃縮（妊娠後半期のヘマトクリット 37％以上）
8. 著明な下肢静脈瘤など

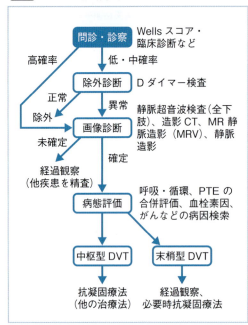

表3 DVTの診断手順

（文献1より引用）

表4 Wellsスコア（DVT用）

臨床的特徴	点数
活動性のがん（6ヵ月以内治療や緩和的治療を含む）	1
完全麻痺、不全麻痺あるいは最近のギプス装着による固定	1
臥床安静3日以上または12週以内の全身あるいは部分麻酔を伴う手術	1
下肢深部静脈分布に沿った圧痛	1
下肢全体の腫脹	1
腓腹部（脛骨粗面の10cm下方）の左右差＞3cm	1
症状のある下肢の圧痕性浮腫	1
表在静脈の側副血行路の発達（静脈瘤ではない）	1
DVTの既往	1
DVTと同じくらい可能性のある他の診断がある	－2
低確率	0
中確率	1～2
高確率	≧3

（文献1より引用）

腿～膝窩～下腿静脈を連続的に描出し、カラードプラ法・パワードプラ法・パルスドプラ法などを併用して静脈を圧迫し、圧排されるかどうかを確認する（静脈圧迫法）。妊娠中は下大静脈や腸骨領域の描出は不十分となるため、下肢静脈超音波検査で血栓を認めた際は、造影CT検査を行う。造影CT検査には、造影剤の投与と放射線被曝を伴うが、必要不可欠な検査であることを十分にインフォームドコンセントした上で行う。造影CT検査は、PTEの診断にも有用である。

深部静脈血栓症・肺血栓塞栓症の治療

　VTEと診断された場合は、速やかに循環器科医にコンサルトし、抗凝固療法を開始する。妊娠の時期により使用薬剤や対応を検討する必要がある。

薬物療法

　未分画ヘパリンとワルファリンとの組み合わせが長く使用されてきている。ただし、妊娠中のワルファリン投与においては注意すべき点がある。ビタミンK拮抗薬の胎盤通過性の

ため妊娠 6～12 週では鼻形成不全および点状骨端異形成からなる胎芽病が、それ以降では中枢神経系の異常（神経発達異常）や胎児出血が見られるため使用を避ける。また、近年、直接作用型経口抗凝固薬（direct oral anticoagulants；DOACs）が DVT にも使用承認され、用量調整も不要で出血のリスクも低いことから抗凝固療法の主流となりつつある。しかし、妊婦および胎児に対する安全性についてはデータがほとんどないため、現時点では胎盤通過性が少なく催奇形性がない未分画ヘパリンが第一選択薬となる。

　未分画ヘパリンの静脈内投与を開始する場合、まず 80 単位 /kg あるいは 5,000 単位を単回静脈投与し、それ以降 18 単位 /kg/ 時間の持続静脈注射を開始して、APTT が対照値の 1.5～2.5 倍となるように調節する。分娩時の出血を減らすため、陣痛発来後はいったんヘパリンを中止する。計画分娩や手術の場合は、皮下注射では 12 時間以上、静脈注射では 3～6 時間前に中止する。重篤な副作用にヘパリン起因性血小板減少症（heparin-induced thrombocytopenia；HIT）があり、投与から 5～14 日後に 50％以上の血小板数低下や血栓症状で発症し、重篤な動静脈血栓を合併することもあるため注意する。

　低分子ヘパリンは未分画ヘパリンと比して高価だが、1 日 1～2 回の皮下投与で済み、作用に個人差が少なくモニタリングが不要で簡便、副作用の発生率も低い。しかしわが国では、低分子ヘパリンは原則として術後 24 時間以降に限り VTE 予防薬として保険適用が承認されているものの、治療薬としては承認されていない。

　フォンダパリヌクスはアンチトロンビンと非常に高い親和性で結合し、抗 Xa 因子活性を増強することでトロンビン生成を阻害しフィブリン形成を抑制する。投与は皮下注射で 2.5mg を 1 日 1 回投与する。薬剤効果は長く、皮下注射後の血漿濃度ピーク値まで 2 時間、半減期は 20 時間程度とされている。投与は原則的には術後 24 時間以降とする。

下大静脈フィルター（temporary inferior vena cava filters；t-IVCF）

　分娩が近い場合には、分娩直後の妊娠子宮による骨盤内静脈の圧迫解除が PTE を引き起こすことを予防するため、IVCF を挿入して分娩を行うことが知られている。しかし近年、世界的には IVCF 関連合併症（フィルター内血栓、脱落、破損および感染症など）が平均 27％で出現することが明らかになり、使用を避ける傾向にある。分娩前の IVCF 挿入は、妊娠子宮のため腎静脈より中枢側での留置となることも多く、合併症による静脈閉塞はさらに重篤な合併症につながる危険性もあることを留意し、必要性の有無を検討する。

助産師へのアドバイス

触診や視診で疑い、予防することが最も重要

　妊娠という因子だけでもVTEの危険リスクであり、まずは予防することが最も大切です。『産婦人科診療ガイドライン：産科編2017』では、①脱水予防、②早期離床、③下肢運動療法・弾性ストッキング装着、④手術中からの間欠的空気圧迫法、⑤分娩後抗凝固療法（未分画ヘパリン、低分子ヘパリン、フォンダパリヌクス）を行うことが勧められています（表5）[2]。妊娠という生理的特徴から、Dダイマーのみでは発症を予測することはできず、本人の主訴のみならず、妊婦健診や産褥回復期に最も近くで関わる助産師が、Wellsスコアなどに基づき触診や視診で疑うことが最も重要となります。疑われる場合には呼吸困難感を聴取し、SpO_2 や呼吸数などを測定して、追加検査の必要性を検討してください。

表5　妊娠中のVTEリスク分類

第1群　VTEの高リスク妊娠
●以下の条件に当てはまる女性は妊娠中の抗凝固療法を行う。
1）2回以上のVTE既往
2）1回のVTE既往。かつ以下のいずれかが当てはまる。
　a）血栓性素因*がある。
　b）既往VTEはⅰ）妊娠中、ⅱ）エストロゲン服用中のいずれかで発症した。
　c）既往VTEは安静・脱水・手術などの一時的なリスク因子がなく発症した。
　d）第1度近親者にVTE既往がある。
3）妊娠成立前よりVTE治療（予防）のための抗凝固療法が行われている。

第2群　VTEの中間リスク妊娠
●以下の条件に当てはまる女性は妊娠中の抗凝固療法を検討する。
●以下の条件に当てはまる女性は妊娠中手術後には抗凝固療法を行う。
1）1回のVTE既往があり、それが安静・脱水・手術など一時的リスク因子による。
2）VTE既往がないが以下の条件に当てはまる。
　a）血栓性素因*がある。
　b）妊娠期間中に以下の疾患（状態）が存在。
　　心疾患、肺疾患、SLE（免疫抑制剤の使用中）、悪性腫瘍、炎症性腸疾患、炎症性多発性関節症、四肢麻痺・片麻痺など、ネフローゼ症候群、鎌状赤血球症（日本人にはまれ）

第3群　VTEの低リスク妊娠（リスク因子がない妊娠よりも危険性が高い）
●以下の因子を3つ以上有する女性は妊娠中の抗凝固療法を検討する。
●以下の因子を1から2つ有する女性は妊娠中のVTE発生に留意する。
VTE既往がないが以下の因子を有する。
　35歳以上、妊娠前BMI 25kg/m² 以上、喫煙者、第1度近親者にVTE既往歴、安静臥床、長期間の旅行、脱水、表在性静脈瘤が顕著、全身感染症、妊娠中の手術、卵巣過剰刺激症候群、妊娠悪阻、多胎妊娠、妊娠高血圧腎症

血栓性素因*：先天性素因としてアンチトロンビン、プロテインC、プロテインSの欠損症（もしくは欠乏症）、後天性素因としては抗リン脂質抗体症候群（診断は札幌クライテリア・シドニー改変に準じる：CQ204 表1参照）が含まれる。ただし、VTE既往のない女性を対象としての血栓性素因スクリーニングを行うことに関してはその臨床的有用性に疑義が示されており、妊娠中／産褥期VTE予防のための血栓性素因スクリーニング実施の必要性は低い。

（文献2より引用）

引用・参考文献

1) 日本循環器学会ほか. 肺血栓塞栓症および深部静脈血栓症の診断, 治療, 予防に関するガイドライン. 2017年改訂版. http://j-circ.or.jp/guideline/pdf/JCS2017_ito_h.pdf
2) 日本産科婦人科学会／日本産婦人科医会. "CQ004-1 妊娠中の静脈血栓塞栓症（VTE）の予防は？". 産婦人科診療ガイドライン：産科編2017. 東京, 日本産科婦人科学会, 2017, 10-4.

第3章 循環器系の変化

❶ 循環器系の変化のメカニズム

神谷千津子 かみや ちづこ
国立研究開発法人国立循環器病研究センター周産期・婦人科部

★ 妊娠に伴う循環器系の変化 ★

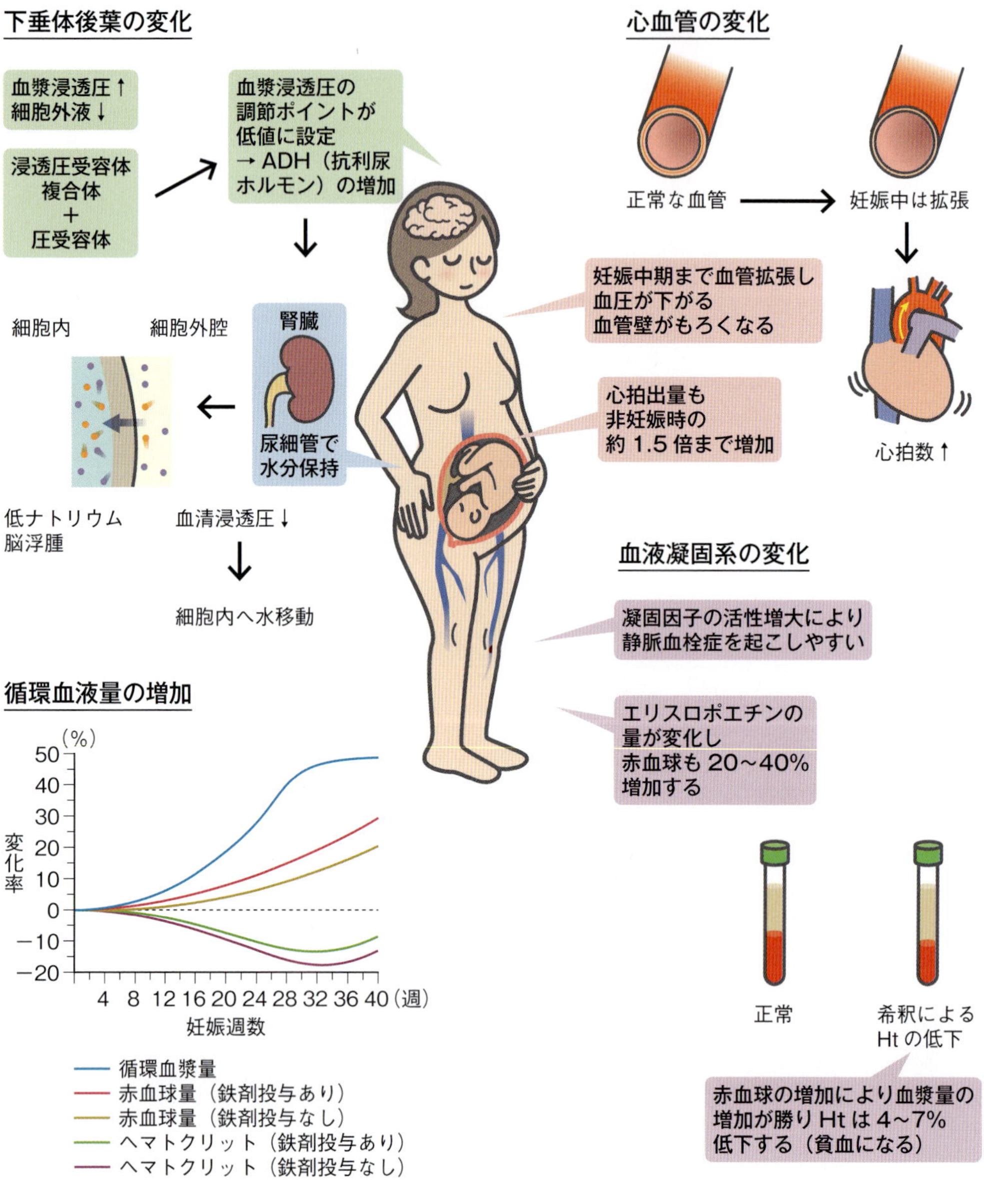

下垂体後葉の変化

血漿浸透圧↑
細胞外液↓

浸透圧受容体
複合体
＋
圧受容体

血漿浸透圧の
調節ポイントが
低値に設定
→ ADH（抗利尿
ホルモン）の増加

腎臓
尿細管で
水分保持

細胞内 ／ 細胞外腔

低ナトリウム
脳浮腫

血清浸透圧↓

細胞内へ水移動

循環血液量の増加

（％）
変化率：50, 40, 30, 20, 10, 0, -10, -20
妊娠週数：4 8 12 16 20 24 28 32 36 40（週）

― 循環血漿量
― 赤血球量（鉄剤投与あり）
― 赤血球量（鉄剤投与なし）
― ヘマトクリット（鉄剤投与あり）
― ヘマトクリット（鉄剤投与なし）

心血管の変化

正常な血管 → 妊娠中は拡張

心拍数↑

妊娠中期まで血管拡張し
血圧が下がる
血管壁がもろくなる

心拍出量も
非妊娠時の
約1.5倍まで増加

血液凝固系の変化

凝固因子の活性増大により
静脈血栓症を起こしやすい

エリスロポエチンの
量が変化し
赤血球も20〜40％
増加する

正常 ／ 希釈による
Htの低下

赤血球の増加により血漿量の
増加が勝りHtは4〜7％
低下する（貧血になる）

循環器系の変化のメカニズム

　妊娠すると、体を循環する血液量（循環血液量）は徐々に増加し、妊娠 20 週後半〜30 週前半には、妊娠前の約 1.5 倍になる[1]。これは、①胎児を育むために大きくなる子宮に十分な血液を供給する、②増大子宮によって下大静脈が圧迫され、下肢からの血液が心臓へ戻りにくくなるため、血液量の増加によって心臓へ戻る血液量が減りにくいようにする、③分娩時の急激な出血（平均 300〜500mL）に耐えられるようにする、などの利点がある。

　一方、心機能が低下している女性や、僧帽弁狭窄症のような狭窄病変を有する女性では、血液量の増加に対応できずに妊娠中心不全を発症する。また、増大子宮による下大静脈の圧迫は、仰臥位や右側臥位で起こりやすく、末期妊婦では血圧低下を伴う仰臥位低血圧症候群に注意する（図1）。

　循環血液量の増加とともに、心臓が 1 分間に送り出す血液量（心拍出量）も増加する。妊娠初期〜中期は主に 1 心拍当たりの心拍出量が増加し、妊娠中期〜末期は主に心拍数が増加する。また、妊娠初期〜中期は全身の血管抵抗が低下し、血圧も非妊時より低くなる。妊娠末期には血管抵抗が増加し、血圧も非妊時と同等もしくはそれよりも高くなる。

　妊娠中から産後にかけて、血液を固まらせる因子（凝固因子）が増加・活性化されるため、深部静脈血栓や肺塞栓症などの血栓塞栓症のリスクが高まる。ホルモンの影響で血管壁も脆弱性を増すので、大動脈解離や冠動脈解離などの重篤な合併症の報告も多い。

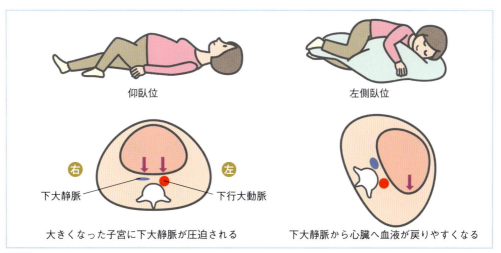

図1 仰臥位低血圧症候群に注意
妊娠後半には仰臥位より左側臥位で心拍出量が約 3 割増える。

topics
心不全や不整脈を合併しやすいタイミング

　周産期の循環器合併症には好発時期がある。まず、心不全を合併しやすいタイミングとして、器質的心疾患では循環血液量が増加する妊娠20〜30週に、周産期心筋症と虚血性心疾患では分娩〜産後1カ月に心不全診断のピークがある[2]。

　次に、不整脈合併症は妊娠中に多いことが知られている[3]。例外として、QT延長症候群では分娩から産後9カ月間に不整脈を合併することが多く、注意が必要である[4]。日本人における妊産婦の血栓塞栓症は、妊娠悪阻による脱水を反映してか、妊娠初期に多いことが報告されている[5]。大動脈解離は妊娠中期から産後にかけての発症が多い[6]。

　近年、日本を含む先進国においては、産科出血など産科合併症による母体死亡よりも、循環器疾患が主な母体死亡原因になってきている。その中でも大動脈解離、周産期心筋症（心不全）、致死性不整脈が多い[7]。つまり、循環器合併症は母児の生命を脅かす重篤な合併症といえる。母体のさらなる高年化、生殖医療の進歩に伴い、これらの合併症は今後も増加が見込まれる。軽微なうちに異変に気付くことが大切である。

引用・参考文献

1) Robson, SC. et al. Serial study of factors influencing changes in cardiac output during human pregnancy. Am J Physiol. 256 (4 Pt 2), 1989, H1060-5.
2) Ruys, TP. et al. Heart failure in pregnant women with cardiac disease: data from the ROPAC. Heart. 100 (3), 2014, 231-8.
3) Silversides, CK. et al. Pregnancy Outcomes in Women With Heart Disease: The CARPREG II Study. J Am Coll Cardiol. 71 (21), 2018, 2419-30.
4) Seth, R. et al. Long QT syndrome and pregnancy. J Am Coll Cardiol. 49 (10), 2007, 1092-8.
5) Neki, R. et al. Genetic analysis of patients with deep vein thrombosis during pregnancy and postpartum. Int J Hematol. 94 (2), 2011, 150-5.
6) Katsuragi, S. et al. Pregnancy-associated aortic dilatation or dissection in Japanese women with Marfan syndrome. Circ J. 75 (11), 2011, 2545-51.
7) 関沢明彦．"妊産婦死亡146事例の症例検討からみた妊産婦死亡の現状"．日本の妊産婦を救うために2015．日本産婦人科医会医療安全委員会監．関沢明彦ほか編．東京，東京医学社，2015, 28-34.

第3章 循環器系の変化

❷ 周産期心筋症

神谷千津子　かみや ちづこ
国立研究開発法人国立循環器病研究センター周産期・婦人科部

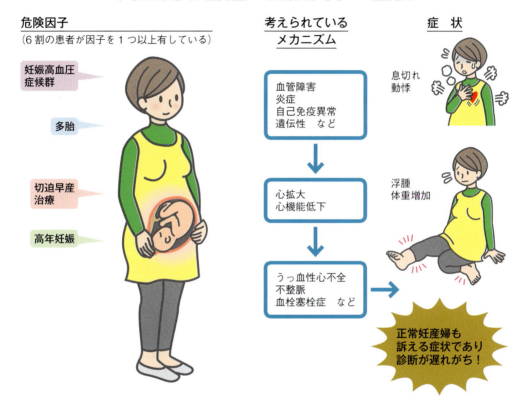

周産期心筋症の危険因子と症状

危険因子（6割の患者が因子を1つ以上有している）
- 妊娠高血圧症候群
- 多胎
- 切迫早産治療
- 高年妊娠

考えられているメカニズム
血管障害／炎症／自己免疫異常／遺伝性　など
↓
心拡大／心機能低下
↓
うっ血性心不全／不整脈／血栓塞栓症　など

症状
- 息切れ
- 動悸
- 浮腫
- 体重増加

正常妊産婦も訴える症状であり診断が遅れがち！

コンパクト解説

心不全や不整脈を合併する原因不明の心筋症

周産期心筋症は、心筋疾患を指摘されていない妊産婦が、妊娠中から産後にかけて心機能が低下し、心不全や不整脈を合併する原因不明の心筋症である。日本における頻度は推定1万5,533分娩に1人と少ないが[1]、重症例では母児生命も脅かす疾患であり、早期に診断することが大事である。しかし、息切れや浮腫などの心不全症状は正常妊産婦も訴える症状であり、疾患認知度の低さと併せ、診断遅延や重症化の要因となっている。高年妊娠、妊娠高血圧症候群、子宮収縮抑制薬の使用や多胎が危険因子[2]であり、これらの因子を持つ妊産婦では特に、上記症状の訴えがないか注意し、過度の症状を認めれば心不全を念頭に置いて検査を行う。

周産期心筋症が起こるメカニズム

　周産期心筋症が起こるメカニズムはいまだ解明されていない。病因を考える上で最も重要な点は、周産期心筋症は他の心機能低下を来すような疾患（心筋梗塞や心筋炎、サルコイドーシスなどの心筋症）が除外され、原因不明の妊産婦の心機能低下に対して診断する「除外診断病名」であり、現時点では「多様な疾患背景を含んでいる疾患群」だという点である。そのため、血管障害や炎症、遺伝性素因など複数のメカニズムが関与していると考えられている。

　周産期心筋症と診断される患者の4割は、先行して妊娠高血圧症候群を発症している。近年、妊娠高血圧腎症の一部は、妊娠初期の胎盤形成不全が原因とされている（第4部第1章「妊娠高血圧症候群」→ 126p 参照）。正常妊娠では、妊娠初期に胎児付着絨毛からトロホブラスト（絨毛細胞）が脱落膜・子宮筋層に侵入し、らせん動脈の血管径を拡大し、胎盤血流を増加させる。一方、トロホブラストの脱落膜・子宮筋層への侵入が不十分で、らせん動脈の形成不全（血管の狭小化）が起こると、胎盤の血流が不足し、胎盤は低酸素状態に陥る。すると、胎盤から血管新生や血管弛緩を抑制する因子（soluble fms like tyrosine kinase-1［sFlt-1］や soluble endoglin［sEng］など）が多く産生され、母体血中に移行する。これらの因子は母体の血管内皮細胞機能を傷害し、高血圧や腎臓をはじめとする他臓器の障害を引き起こすと考えられる。周産期心筋症でも同様の血管障害が心筋で起こっていると推察する基礎研究成果が報告されている[3]。

　また、周産期心筋症による心不全は、循環血漿量が増大する妊娠後半ではなく、産後に診断されることが多い（前項「循環器系の変化のメカニズム」→ 46p 参照）。産後に特化したホルモンの病態関与が疑われ、授乳ホルモンと心筋症との関連についても報告されている。これは、周産期に高濃度となる乳汁分泌ホルモンのプロラクチンが蛋白分解酵素によって切断されると、強い血管障害因子に変化し、心筋症を惹起するというものである[4]。同報告では、実際の周産期心筋症患者の血清中にも切断プロラクチンが存在しており、周産期心筋症既往患者の次回妊娠時にプロラクチンの分泌を抑えるブロモクリプチンを投与すると、心筋症の発症が予防できる可能性が示唆されている。

　遺伝子研究も進んでいる。アメリカ、ドイツ、日本の周産期心筋症患者において、拡張型心筋症関連43遺伝子をスクリーニング検査したところ、15％が変異陽性であった[5]。中でも、心筋サルコメア蛋白をコードするタイチン遺伝子変異を持つ者が3分の2を占め、タイチン遺伝子変異を持つ人と持たない人とを比較したところ、変異を持つ人の1年後の心機能は有意に低かった。

周産期心筋症の診断

　周産期心筋症の診断は、1971 年に Demakis らが初めて提唱した診断基準をもとに、左室収縮能低下や拡大所見の具体的な数値を付け加えたものが使用されているが、いまだ画一的な診断基準の確立には至っていない（表1）[6,7]。日本においては、①妊娠中から分娩後 6 カ月以内に新たに心収縮機能低下・心不全を発症、②ほかに心収縮機能低下・心不全の原因となる疾患がない、③発症まで心筋疾患の既往がない、④左室収縮機能の低下（左室駆出率：LVEF ≦ 45％）と定義している[7]。

周産期心筋症の治療

　利尿薬、血管拡張薬、強心薬など一般的な心不全治療が行われる。重症例では、急性期のカテコラミン治療に加え、IABP（大動脈内バルーンパンピング）や PCPS（経皮的心肺補助装置）を用いる。治療抵抗性の症例では心臓移植や死に至ることもある。また、妊娠中や産後は凝固能が亢進していることから血栓症の合併も多いため、必要に応じて抗凝固療法も行う。帝王切開術による分娩後間もない時期の抗凝固療法では、手術創に関連した出血性合併症のリスクも念頭に置かなければならない。

表1　周産期心筋症の診断基準

	診断基準
ヨーロッパ心臓病学会の心筋症分類	非家族性で拡張型心筋症の遺伝背景を持たない、妊娠に関連した心筋症
米国心臓協会の心筋症の分類と診断基準	左室機能障害と拡張、心不全を呈する、希少性後天性の原発性心筋症
米国国立心肺血液研究所と希少疾患対策局のワークショップ	①分娩前 1 カ月から分娩後 5 カ月以内に新たに心不全の症状が出現 ②心疾患の既往がない ③他に心不全の原因となるものがない ④左室駆出率（LVEF）< 45％もしくは左室短縮率（%FS）< 30％
ヨーロッパ心臓病学会の心不全部門の産褥（周産期）心筋症ワーキンググループ	①妊娠の最後の方から産後数カ月までの間に、左室収縮機能障害により心不全を呈する、特発性心筋症 ②そのほかに心不全の原因がない（常に除外診断である） ④左室はあまり拡張していないが、ほぼ全例で左室駆出率（LVEF）< 45％
日本の周産期心筋症診療の手引き	①妊娠中から分娩後 6 カ月以内に新たに心収縮機能低下・心不全を発症 ②ほかに心収縮機能低下・心不全の原因となる疾患がない ③発症まで心筋疾患の既往がない ④左室収縮機能の低下（左室駆出率：LVEF ≦ 45％）

（文献 6，7 より作成）

近年、切断プロラクチン病因説に基づき、抗プロラクチン療法が提唱されている。ヨーロッパではLVEF＜30％の重症心機能低下例に抗プロラクチン療法が推奨されている。一方、抗プロラクチン療法に使用されるプロラクチンの産生を抑制する薬剤には血管攣縮や血圧上昇の副作用があり、産婦への使用で脳血管障害や心筋梗塞の合併報告がなされたため、米国では産婦への使用を認めていない。わが国においても、「妊娠高血圧症候群の患者、産褥期高血圧の患者では、産褥期における痙攣、脳血管障害、心臓発作、高血圧が発現するリスクが高い」ため、添付文書上使用禁忌とされている。抗プロラクチン療法適応症例の見極めが、今後の重要な課題である。

> **助産師へのアドバイス**
>
> ### 息苦しさを訴えるときは心不全合併の可能性を念頭に置く
>
> 　息切れ、動悸、浮腫、体重増加などの心不全の症状は、正常妊産婦でも訴える症状です。周産期心筋症の危険因子である妊娠高血圧症候群や多胎の妊産婦ではなおさら出やすい症状です。これらの症状が重いとの訴えに「皆さん同じように言われますので大丈夫」と返して済ますのではなく、産後にもかかわらずますます症状が悪化していないか、息苦しくてフラットに臥位になれない（＝枕を増やし、座位で寝ていない）か、などの詳細な症状の聞き取りを行い、心拍数の増加やSpO_2の低下などのバイタルサインの異常がないか、聴診で湿性ラ音が聴取されないかなど、心不全合併の可能性を念頭に置くことが大切です。患者の1割が心筋症の家族歴を有しています。妊婦健診の際に、家族歴をきちんと聴取することも大事です。治療退院後は、ほとんどの患者に「新生児・乳児の育児」という負荷が生じます。家族の支援や社会的サポートの体制を整えておくことも大切です。

引用・参考文献

1) Isogai, T. et al. Worldwide Incidence of Peripartum Cardiomyopathy and Overall Maternal Mortality. Int Heart J. 2019, in press.
2) Kamiya, CA. et al. Different characteristics of peripartum cardiomyopathy between patients complicated with and without hypertensive disorders. -Results from the Japanese Nationwide survey of peripartum cardiomyopathy-. Circ J. 75 (8), 2011, 1975-81.
3) Patten, IS. et al. Cardiac angiogenic imbalance leads to peripartum cardiomyopathy. Nature. 485, 2012, 333-8.
4) Hilfiker-Kleiner, D. et al. A cathepsin D-cleaved 16 kDa form of prolactin mediates postpartum cardiomyopathy. Cell. 128 (3), 2007, 589-600.
5) Ware, JS. et al. Shared Genetic Predisposition in Peripartum and Dilated Cardiomyopathies. N Engl J Med. 374 (26), 2016, 2601-2.
6) Sliwa, K. et al. Current state of knowledge on aetiology, diagnosis, management, and therapy of peripartum cardiomyopathy: a position statement from the Heart Failure Association of the European Society of Cardiology Working Group on peripartum cardiomyopathy. Eur J Heart Fail. 12 (8), 2010, 767-78.
7) 周産期心筋症診療ガイドライン作成班ほか編．"診断基準"．周産期心筋症診療の手引き．東京，中外医学社，2019, in press.

第Ⅱ部 妊娠期の生理

第3章 循環器系の変化
❷ 周産期心筋症

memo

第4章 泌尿器系の変化

❶ 泌尿器系の変化のメカニズム

永井立平　ながい りゅうへい
高知医療センター産科 科長

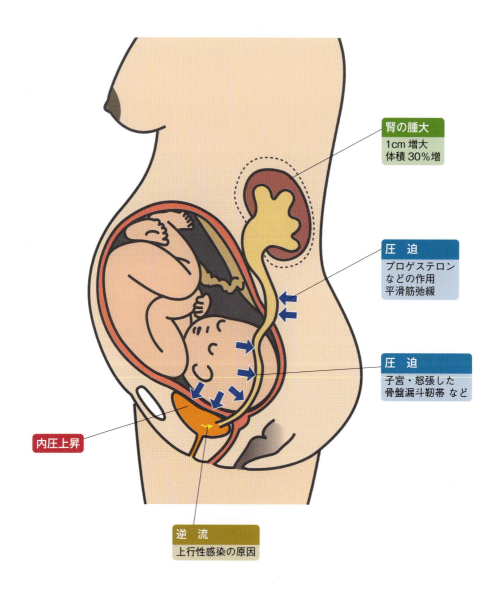

妊娠子宮と泌尿器

第Ⅱ部 妊娠期の生理

第4章 泌尿器系の変化
❶ 泌尿器系の変化のメカニズム

泌尿器系の生理的変化

　妊娠により腎臓は腫大し（長径で約 1cm ほど）、体積は 30％増加するとされている。また、妊娠子宮や卵巣漏斗靱帯による尿管の圧迫と、妊娠により増加したプロゲステロンの平滑筋弛緩作用により、腎盂、尿管は拡張する。特に妊娠子宮は右に回転しやすいこと、怒張した右卵巣静脈が尿管と交差することから、右の尿管の拡張が顕著となる。
　尿管の拡張や子宮による圧迫で膀胱内圧は上昇し、尿管内に尿が停滞しやすくなる。これに伴って細菌が繁殖し、上行性感染を起こしやすくなる。このため妊婦は尿路感染症（膀胱炎、腎盂腎炎など）を来しやすい。腫大した腎臓は分娩後 1 週間以内に妊娠前の体積に戻り、尿管の拡張も分娩後 2〜4 日以内に消失する。

腎機能の亢進

　妊娠による生理学的変化に伴い、妊娠中の腎機能も著明な亢進を来す。妊娠で循環血液量、

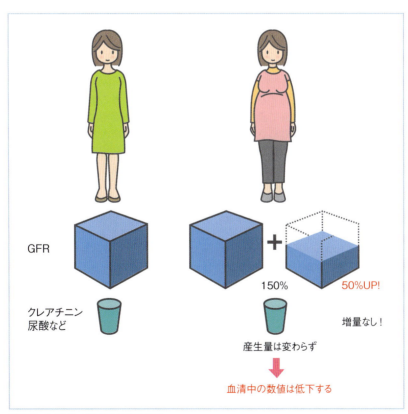

図1 血清中の数値は低下する

ペリネイタルケア 2019年 夏季増刊 55

血漿量、心拍出量が増加すると腎血流量、腎血漿流量が増え、糸球体濾過量（GFR）、24時間尿量が増加する。腎血漿流量は妊娠28週までに150％程度、糸球体濾過量は妊娠10週までに150％増加する。このことに比較して、尿素窒素（BUN）、クレアチニン、尿酸の産生はそれほど増加せず、尿中排泄が増加するため、血清中のそれぞれの物質の正常値は低下する（図1）。

　全体として腎機能は亢進するが、糖質（グルコース）は糸球体濾過量の増加により尿中排出が増加する。また、尿細管における糖質の再吸収が抑制され、再吸収されにくくなることも加わり、血糖値が正常にもかかわらず、尿糖が陽性になることがある（生理的尿糖陽性）。同様に、蛋白質（アミノ酸を含む）も排出量が増加し、約20％の妊婦で蛋白尿を認める。通常は30mg/dL未満（300mg/日未満）が生理的範囲内とされている。

　さらに腎盂、尿管の拡張により腎盂腎炎、膀胱炎が発症しやすくなる。

topics

随時尿蛋白／クレアチニン比

　妊娠前に何ら問題を認めていない女性でも、妊娠という多臓器へ多大な生理的変化をもたらす生命現象をきっかけに、ある一定の割合で腎機能に影響を残すことがある。また、自己免疫疾患や糸球体腎炎などは若年女性に比較的多い疾患であり、慢性腎臓病（CKD）などの腎疾患を持ちながら妊娠する場合も少なくない。

　腎機能異常は妊娠により増悪することがあるため、リスクがある場合には妊娠前に把握しておきたい。幼少期から尿検査で蛋白尿や尿潜血を認めている場合には、可能であれば妊娠前に十分な検査を行うことが勧められる。やむを得ず妊娠と診断された後に腎機能異常が疑われた場合は、できるだけ早く非侵襲的検査を行い、腎機能を把握するよう心掛ける。いずれにせよ、腎機能異常を有する妊婦は腎臓専門内科医と連携を取りながら妊娠中～分娩後の慎重な腎機能管理が必要となる。腎疾患患者の妊娠診療ガイドラインが2017年に改訂されており、参照いただきたい。

　2018年に妊娠高血圧症候群の定義が改訂され、妊娠中の高血圧に蛋白尿を伴う場合、特に予後に注意が必要になることが示された。尿蛋白300mg/日未満（随時尿蛋白／クレアチニン比において0.27g/g・Cr未満）は生理的範囲とされる。一般的な尿定性検査においては、判定方法にもよるが（＋＋）では生理的範囲を超えている可能性があり、蓄尿蛋白検査もしくは随時尿蛋白／クレアチニン比の計測を行うことが望ましい。随時尿蛋白／クレアチニン比による検査は簡便で、方針決定に有用だが、まだ十分に知られていないのが現状であり、今後の普及が期待される。

引用・参考文献

1) 佐藤珠美ほか. 妊娠中期と産後の残尿と下部尿路症状の実態および関連因子の前方視的研究. 日本助産学会誌. 30（1）, 2016, 89-98.
2) Faundes, A. et al. Dilatation of the urinary tract during pregnancy: Proposal of a curve of maximal caliceal diameter by gestational age. Am J Obstet Gynecol. 178（5）, 1998, 1082-6.

第4章 泌尿器系の変化

❷ 尿崩症・尿閉・尿路感染症

永井立平 ながい りゅうへい
高知医療センター産科 科長

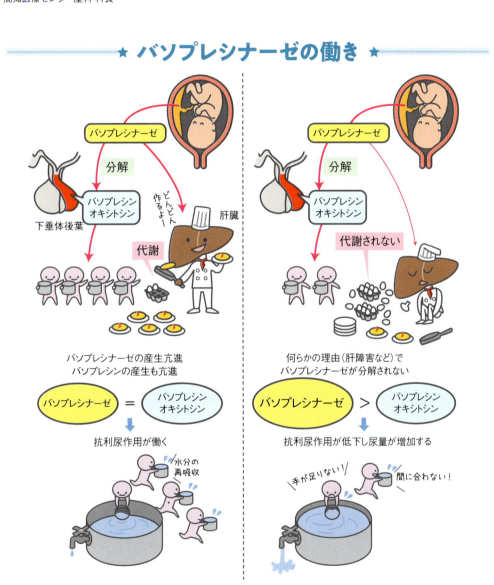

★ バソプレシナーゼの働き ★

脳下垂体後葉から分泌されるバソプレシンは抗利尿ホルモンで、水分の再吸収を促進し、抗利尿作用を発揮する。バソプレシナーゼは胎盤で産生されるホルモンで、バソプレシンやオキシトシンを分解する働きがあり、肝臓で代謝分解される。妊娠の経過に伴い胎盤が大きくなるとバソプレシナーゼの産生は亢進し、それに伴いバソプレシンの産生も亢進する。ところが、肝機能に異常が生じてバソプレシナーゼが代謝されず濃度が高くなると、バソプレシンの分解が促進され濃度が低下する。その結果、抗利尿作用が低下し、尿量が増加する。

尿崩症（妊娠性）

尿崩症のメカニズム

　尿崩症とは、多尿、口渇、多飲の臨床症状とともに、尿検査にて多尿を認める病態である。具体的には多尿（3,000mL/日以上）と低張尿（低比重尿1.005以下、低浸透圧尿300mmol/kg以下）を認める場合を指す。

　尿崩症はその原因に応じて中枢性尿崩症と腎性尿崩症との2つに分類される。さまざまな病気や薬剤が原因となり得るが、妊娠中に一過性の尿崩症を発症することがある。これにはバソプレシナーゼの関与が報告されている。バソプレシナーゼは胎盤から産生されるホルモンで、バソプレシンやオキシトシンを分解する働きがある。妊娠による胎盤組織の増大によりバソプレシナーゼの産生は亢進し、それに伴いバソプレシン産生も亢進するため、バソプレシンの濃度は基本的に一定となる。しかし、何らかの理由で肝機能異常が生じると、肝臓で代謝されるバソプレシナーゼが代謝されず濃度が高くなり、バソプレシン濃度が低下して尿量が増加、尿崩症を来すとされている。一般的に妊娠が終了し肝機能異常が改善すれば、尿崩症は速やかに改善する。

尿崩症の診断

　非妊時には尿量、尿浸透圧、血漿バソプレシン（AVP）値およびAVP分泌負荷試験を行うが、妊娠中のAVP評価やAVP分泌負荷試験による診断は必ずしも容易でないため、前2者で評価することもある。AVP分泌を見る指標として、デスモプレシン負荷試験は報告があり施行可能で、妊娠性尿崩症以外の尿崩症の鑑別には有用である。まれではあるが下垂体腫瘍や炎症による中枢性尿崩症の場合、頭部MRIが考慮される。

尿崩症の治療

　原因となる肝機能異常の改善や妊娠の終了が考慮される。そもそも妊娠中に肝機能異常を示す病態として、妊娠高血圧腎症やHELLP症候群、急性妊娠性脂肪肝など重篤な疾患が多く、治療的介入のタイミングには注意を要する。中枢性および腎性尿崩症の場合には、それぞれの原因に応じた治療を行っていくこととなる。

尿閉

尿閉のメカニズム

　尿閉とは、排尿ができないか、あるいは排尿後にも多量の残尿を有する状態を指す。原因

として下部尿路閉塞、排尿筋収縮不全、薬剤による影響、下部尿路や性器の感染や炎症、神経因性の排尿障害などが挙げられる。急激に発症し痛みや強い残尿感を伴う急性尿閉と、自覚症状の乏しい慢性尿閉とがある。妊娠中は妊娠子宮の増大に伴い尿管や膀胱などの尿路が圧迫されることで尿閉を来しやすくなる。

尿閉の診断

急性尿閉で痛みなどの症状がある場合、痛みの原因となる圧迫の解除や貯留した尿の排出などの処置を行わない限り症状は消失しないため、診断は容易である。尿検査や超音波検査などは簡便で、迅速な診断に有用である。慢性尿閉の場合は症状に乏しいため、診断が比較的難しい。採血による腎機能検査や他の目的で施行したMRIやCTなどで、慢性尿閉による腎後性腎不全が疑われる場合もある。妊娠中の尿管拡張は前項にて述べた通り生理的に認められるため、病的な尿路拡張との区別が必要になる。

尿閉の治療

妊娠中期の生理的尿管拡張による痛みは、特に処置を要することなく自然軽快することが多い。増大した妊娠子宮や便秘に伴う尿路の圧迫なども、一時的な対応で自然軽快することが多い。尿路感染や尿路結石による尿閉の場合は、原因の除去が必要になる（尿路感染症に対する抗菌薬治療や尿路結石に対する水分補給など）。

繰り返す尿管結石による尿閉の場合は、妊娠期間を通し尿管ステントを留置することもある。慢性尿閉の場合、採血時に偶然腎機能障害が認められ気付かれる場合がある。その際には妊娠前から腎機能障害があったのかどうかが妊娠中の治療方針に関わってくる。妊娠中に進行する場合、状態によっては妊娠の早期終了が必要になることがある。慢性尿閉は妊娠終了後も自覚症状なく継続していることがあるため、妊娠時のみならず産後も、産科だけでなく腎臓内科などと共に継続した経過観察が大切である。

尿路感染症

尿路感染症のメカニズム

妊娠中は増大した子宮による尿路圧迫、卵巣静脈怒張による尿管圧迫、ホルモンによる尿管拡張や尿管蠕動の低下などによって尿が停滞し、尿路感染症（urinary tract infection；UTI）を来しやすくなる（図1）。無症候性細菌尿は妊婦の約15％に起こるとされ、時として膀胱炎や腎盂腎炎に進行する。

膀胱炎は妊娠16〜28週に好発する。妊娠に伴う膀胱容量の増大、残尿量の増加が誘因

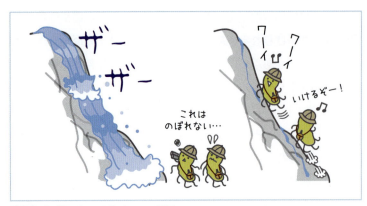

図1 細菌にとってはチャンス到来

となり、pHの上昇、尿糖の増加が細菌増殖を助長するとされる。腎盂腎炎は前項で述べた腎盂、尿管の拡張による膀胱尿管逆流現象が発症リスクとなり妊娠16～28週に好発し、全妊婦の1～2％が罹患する。原因菌の90％以上がグラム陽性桿菌（大腸菌）である。無症候性細菌尿を含め、UTIは切迫早産や前期破水などのリスクを上昇させる。

尿路感染症の診断

無症候性細菌尿も多くの妊婦に認めることから、ルーチンに尿検査を行い、必要に応じて尿培養を行う。細菌尿や膿尿を認める場合や、背部の圧痛、殴打痛を認める場合には尿路感染症を見逃してはならない。

尿路感染症の治療

起因菌を確定し、感受性の高い抗菌薬を点滴投与するが、胎児への影響を考慮し、ペニシリン系、セフェム系抗菌薬を優先して使用する。安静臥床による排泄促進や水分補給、補液を行いながら抗菌薬を投与する。尿路感染症を繰り返し起こす場合には、症状がなくてもルーチンに尿培養で経過観察することも考慮する。

助産師へのアドバイス

腎・泌尿器疾患は生きるために必須の事柄

　妊婦の妊娠前の状態を把握しておくことは、全身状態を管理するスタートとしてとても重要になります。問診は母児の予後に大きな影響を与える疾患をあらかじめ知る、またとないチャンスです。特に腎・泌尿器疾患は「いらないものを排泄する」という、人間の三大必須事項（食べる・出す・休むを筆者は勝手に三大要素と考えています）の一つであり、妊婦を含め誰もが生きるために、また体を維持するために必須の事柄です。家族歴や既往歴、今までの妊娠歴などから、気になるサインを見逃さないよう、チェックリストを作成しておくなど、より簡便にもれなく情報を聴取できる工夫が必要かもしれません。

　妊娠期間の泌尿器系症状は正常でも認められるものが多いことから、異常との鑑別が難しいことがあります。妊娠にありがちな愁訴と流してしまわずに、どの程度まで許容されるのか、助産師だけでなく医師とも相談し、施設ごとに対応方法を決めておくことで、重大な状態になる手前で対策を講じることができるかもしれません。

引用・参考文献

1) 永尾麻紀ほか．妊娠中に中枢性尿崩症を発症した1型糖尿病の1症例．糖尿病．49(4), 2006, 275-8.
2) 羽柴美弥ほか．妊娠後期の肝機能障害に尿崩症を合併した1例．仙台市立病院医誌．32, 2012, 39-42.

第5章 内分泌系の変化

❶ 内分泌系の変化のメカニズム

下平和久 しもだいら かずひさ
昭和大学助産学専攻科 専攻科長
昭和大学大学院保健医療学研究科 教授

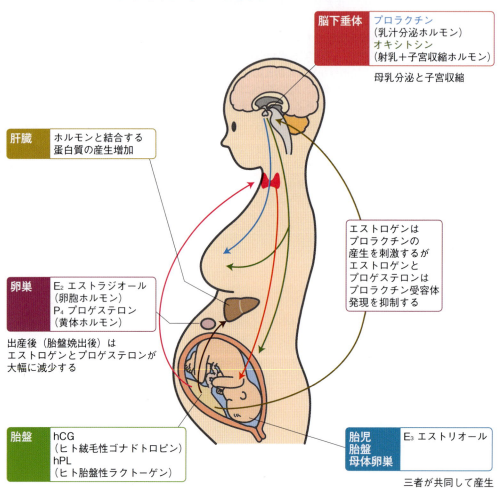

★ 内分泌系の変化のメカニズム ★

脳下垂体：プロラクチン（乳汁分泌ホルモン）／オキシトシン（射乳＋子宮収縮ホルモン）
母乳分泌と子宮収縮

肝臓：ホルモンと結合する蛋白質の産生増加

卵巣：E_2 エストラジオール（卵胞ホルモン）／P_4 プロゲステロン（黄体ホルモン）
出産後（胎盤娩出後）はエストロゲンとプロゲステロンが大幅に減少する

エストロゲンはプロラクチンの産生を刺激するがエストロゲンとプロゲステロンはプロラクチン受容体発現を抑制する

胎盤：hCG（ヒト絨毛性ゴナドトロピン）／hPL（ヒト胎盤性ラクトーゲン）

胎児・胎盤・母体卵巣：E_3 エストリオール
三者が共同して産生

妊娠中は胎児と胎盤と母体が密接な関係を保つ

妊娠は生理的変化であるが、妊娠期の女性は甲状腺機能亢進症や2型糖尿病など、あらゆる内分泌疾患を疑似体験することになる。妊娠中の内分泌系の特徴として、「胎盤という巨大な内分泌器官によるホルモン産生」「ホルモン作用における胎児と母体の共同作業」「母体血中でホルモンと結合する蛋白質の増加」の3点が挙げられる。

第II部 妊娠期の生理

第5章 内分泌系の変化 ❶ 内分泌系の変化のメカニズム

★★★★★ 内分泌系変化のメカニズム ★★★★★

妊娠期の甲状腺機能

　妊娠初期に胎盤は多量のヒト絨毛性ゴナドトロピン（hCG）を産生する。hCGは甲状腺刺激ホルモン（TSH）と類似の構造を持ち、甲状腺を刺激するため、甲状腺ホルモンは増加する。妊娠初期の胎児にとって、甲状腺ホルモンは神経発育などに重要であるが、自身での産生は不十分で、母体からの甲状腺ホルモンに依存することとなる（図1）。

　一方、母体では、エストロゲンの影響により肝細胞での甲状腺ホルモン結合蛋白（TBG）の産生増加が起こり、生理活性の高い遊離型甲状腺ホルモンの血中濃度は次第に低下する。妊娠中期には遊離型甲状腺ホルモンの値は非妊時の正常値と同様になり、妊娠末期に向け、さらに低下する（図2）。

胎盤のエストロゲン、プロゲステロンとプロラクチン

　胎盤では、エストロゲン、プロゲステロンに代表される性ステロイドホルモンが多量に産生される（図3）。妊娠初期のプロゲステロンは卵巣の黄体で産生されるが、妊娠9週ごろ

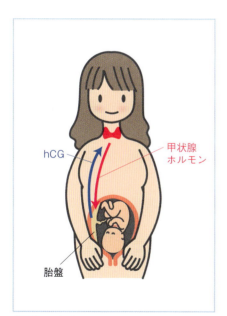

図1 妊娠初期の胎児の甲状腺機能
妊娠初期は胎児の甲状腺機能が不十分であるため、胎盤で産生されたhCGにより刺激された母体甲状腺は機能亢進状態となり、胎児へ甲状腺ホルモンを移行させる。

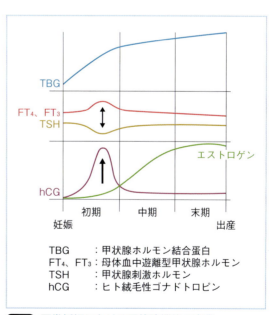

図2 正常妊娠における甲状腺機能の変化
妊娠10週付近でhCGが最高値に達するころに母体血中遊離型甲状腺ホルモン値も最高値に達する。その後は甲状腺ホルモン結合蛋白の増加により母体血中遊離型甲状腺ホルモン値は非妊時レベルに低下し、さらに低下する。

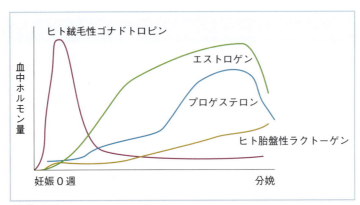

図3 妊娠中のホルモン変化

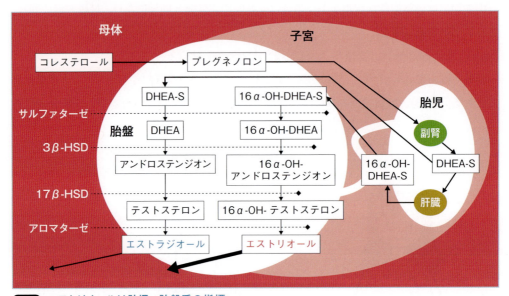

図4 エストリオールは胎児ー胎盤系の指標
エストリオールは胎児ー胎盤ー母体の協調によって産生される

までには胎盤での産生がメインとなる。エストロゲンのうち、最も生理活性が高いのはエストラジオール（E_2）であるが、産生量として圧倒的に多いのはエストリオール（E_3）である。E_3 は胎児・胎盤・母体が協力して産生するため、母体尿中 E_3 濃度が胎児ー胎盤系の指標として臨床で使用される（図4）。

エストロゲン濃度の上昇は、脳下垂体におけるプロラクチンの上昇を引き起こし、妊娠中にプロラクチン濃度は最大に達するが、エストロゲンとプロゲステロンがプロラクチン受容体発現を抑えるため、プロラクチンの作用は抑制される。

胎盤と下垂体-副腎系

胎盤は視床下部より分泌される副腎皮質刺激ホルモン放出ホルモン（CRH）と同様のホルモンを産生して脳下垂体を刺激する。これに伴い、脳下垂体の副腎皮質刺激ホルモン（ACTH）の産生量が増加し、副腎皮質ホルモン（鉱質コルチコイド、糖質コルチコイド性ホルモン）の分泌増加につながる。

鉱質コルチコイドであるアルドステロンの増加は、ナトリウムの貯留を介して循環血漿量を増加させるが、正常妊娠では末梢血管抵抗が低下するため、血圧の上昇には至らない。糖質コルチコイドの増加は、インスリン抵抗性に関与する。副腎性アンドロゲンであるデヒドロエピアンドロステロン（DHEA）などは、産生量は増えるものの、胎盤でのエストロゲン産生の材料となるため血中濃度は低下していく。

こうした胎盤由来ホルモン作用のため、妊娠中の脳下垂体ホルモン濃度は、ACTHとプロラクチンは上昇するが、それ以外は分泌が減少する。

topics

潜在性甲状腺機能低下症

不妊治療を行った患者で、甲状腺ホルモン薬（チラーヂンS®）を服用している方に遭遇する機会が多い。これは、甲状腺機能低下症は月経不順、排卵障害などの原因となるため、不妊検査の一環として甲状腺機能検査を行い、結果として甲状腺機能低下が発見されることが多いことに由来する。しかしながら、不妊治療を行わないで妊娠に至った方においても、甲状腺機能低下症の有病率がかなり高いことを示す報告も多い。

解説で述べたように、胎児の神経発達に甲状腺ホルモンは必須のホルモンでありながら、妊娠初期の胎児は自ら甲状腺ホルモンを産生する能力が低い。このため、母体の甲状腺機能は胎児の神経発育にとって極めて重要である。

現在、日本では妊婦全例に対するスクリーニングとしての甲状腺機能検査は行われていないが、必要だと思われる症例に対しては医師の判断で行われる。この場合、甲状腺ホルモンは正常値であっても、甲状腺刺激ホルモン（TSH）が高値であるものを「潜在性甲状腺機能低下症」と呼び、治療の対象とする場合がある。外来で甲状腺ホルモンが正常値であるのにチラーヂンS®を服用している患者がいた場合、上記疾患を念頭に置いていただきたい。

引用・参考文献

1) 下平和久．"特別なニードがある場合の検査を理解しよう！甲状腺機能"．読み方がわかる！説明できる！産科の臨床検査ディクショナリー：これさえあれば妊婦健診で困らない！．関沢明彦編．ペリネイタルケア2014新春増刊．大阪，メディカ出版，2014，155-60．
2) 下平和久．"甲状腺疾患合併妊娠"．周産期医学必修知識．第7版．周産期医学41巻増刊．東京，東京医学社，2011，172-4．
3) 日本産科婦人科学会／日本産科婦人科医会．産婦人科診療ガイドライン：産科編2017．東京，日本産科婦人科学会，2017，482p．

第5章 内分泌系の変化

❷ 甲状腺疾患合併妊娠

下平和久 しもだいら かずひさ
昭和大学助産学専攻科 専攻科長
昭和大学大学院保健医療学研究科 教授

★ 甲状腺機能とネガティブ・フィードバック ★

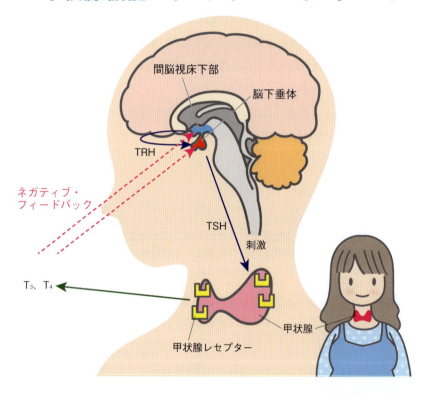

コンパクト解説

甲状腺機能障害は母児に悪影響を及ぼす

近年の調査では、甲状腺疾患の有病率は成人女性の4人に1人との報告もあり、甲状腺疾患合併妊娠は日常的に遭遇する病態である。コントロールの悪い甲状腺機能亢進症は、胎児・母体ともに重大な影響を及ぼす疾患として、慎重に対処される場合が多い。これに対し、甲状腺機能低下症は、甲状腺ホルモン薬を服用していれば後は内科任せで、産科側が特に注意を払うことなく過ごすことも多いように見受けられる。しかしながら、甲状腺機能低下は妊娠初期の胎児に悪影響を及ぼしかねないため、亢進症同様、周産期的に注意が必要な疾患である。いずれも、助産師として最低限の知識を持っておくべき病態である。

第5章 内分泌系の変化 ❷ 甲状腺疾患合併妊娠

甲状腺と妊娠

甲状腺疾患の分類

甲状腺ホルモンが過剰に産生される病態を甲状腺機能亢進症（甲状腺中毒）と呼び、産生が低下した病態を甲状腺機能低下症と呼ぶ。それぞれ複数の疾患を含んだ概念である。甲状腺機能亢進症の代表がバセドウ病であり、低下症の代表が橋本病である。

甲状腺機能とネガティブ・フィードバック

視床下部より分泌される甲状腺刺激ホルモン放出ホルモン（TRH）が下垂体を刺激して甲状腺刺激ホルモン（TSH）の分泌を促し、TSHが甲状腺を刺激して甲状腺ホルモンの分泌が起きる。甲状腺ホルモンが過剰になると甲状腺ホルモン自体が視床下部、下垂体に働き掛け、分泌を抑制する。このメカニズムをネガティブ・フィードバックという（扉図）。

バセドウ病

ところが、上記のシステム以外の場所で、TSHと同じように甲状腺を刺激して甲状腺ホルモンを刺激する自己抗体が産生されると、ネガティブ・フィードバックがかからず、甲状腺ホルモンが多量に産生される。これが甲状腺機能亢進症の代表であるバセドウ病の病態だと考えられている（図1左）。

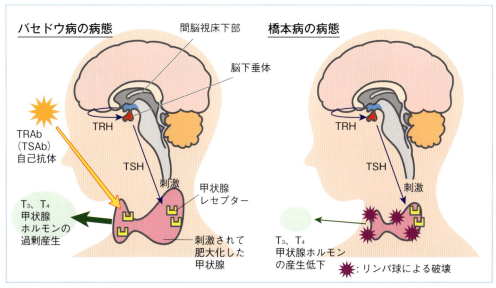

図1 バセドウ病と橋本病

橋本病

　一方、甲状腺を異物と見なしてリンパ球が侵入し、甲状腺組織を破壊してしまう場合があり、これが橋本病の病態であると考えられている（図1右）。

胎児の甲状腺機能

　妊娠初期の胎児は、母体の甲状腺ホルモンを胎盤を介して受け取る（図2左）。母体の甲状腺ホルモンが正常値であれば、胎児への影響は少ない。妊娠中期以降は、胎児自身の甲状腺が機能し始めるため、母体からの甲状腺ホルモンの影響は少なくなる（図2右）。

甲状腺疾患合併妊娠の病態

バセドウ病

　母体がバセドウ病で、抗甲状腺抗体（TRAbなど）がある場合、妊娠中期以降には胎児も胎盤を通過した抗体の影響を受け、機能亢進状態になる可能性がある。母体に抗甲状腺薬が投与されている場合、薬剤は胎盤を通過するため、抗体とのバランスが取れることが多い（図3左）。これに対し、母体が甲状腺全摘出術、アイソトープ療法などで治療後の場合、治療後しばらくは抗甲状腺抗体が残存していることがあり、母体への甲状腺薬の補充と、胎児のための抗甲状腺薬の投与を同時に行わなければならないこともある（図3右）。

橋本病

　母体が橋本病の場合、胎児へリンパ球が移行して甲状腺を攻撃する可能性は低いので、母

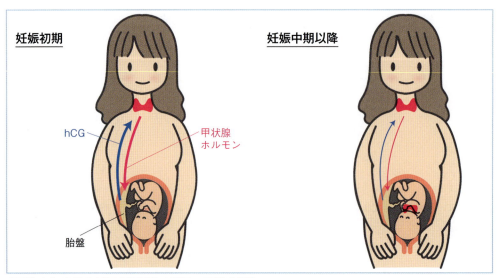

図2 妊娠初期と妊娠中期以降の胎児の甲状腺機能

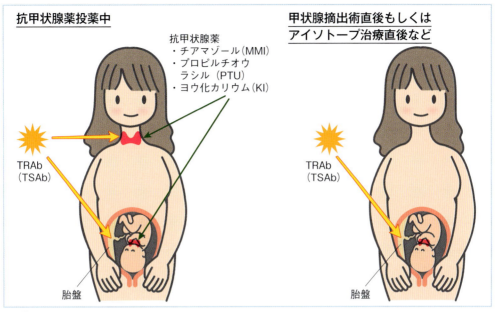

図3 バセドウ病合併妊娠

体の甲状腺ホルモン補充がしっかり行われていれば、危険は少ないと考えられる。しかしながら、妊娠初期の甲状腺ホルモンの低下は胎児の神経系に影響を及ぼす可能性があり、注意が必要である。また、一部の抗体の胎児機能への影響の報告もあり、胎児に対する注意深い観察が必要だと考えられる。

甲状腺疾患の診断

　不妊治療後の妊婦では、前医で低下症の診断を受け、甲状腺ホルモン薬の投与を受けていることが多い。その他、流産歴がある場合、心悸亢進、発汗、不眠、神経過敏などの症状がある場合（亢進症）、倦怠感や浮腫などの症状がある場合（低下症）は下記の検査を考慮する。精神症状がある妊婦では、本疾患も鑑別疾患として重要であることを念頭に置く必要がある。バセドウ病治療歴がある場合は丁寧に問診し、治療歴を確認する。特に3カ月以内に甲状腺摘出術、アイソトープ治療などを受けた妊婦では詳細に問診を取る必要がある。

検　査
　スクリーニング検査として、母体血のTSH、FT_3、FT_4を測定する。また、妊婦の頸部を触診し、甲状腺腫の確認を行う。必要に応じて、抗甲状腺抗体、サイログロブリン、抗ペル

オキシダーゼ抗体などを測定する。

甲状腺疾患の治療

　機能亢進症の場合は抗甲状腺薬の投与が第一選択となるが、コントロールに難渋するときには妊娠中の甲状腺摘出手術も考慮する。低下症の場合は適切な補充療法を行う。

　いずれも、妊娠中は胎児の甲状腺ホルモン値を推定するため、定期的に産科超音波断層法による胎児モニタリングを行う。モニタリングの内容は、推定胎児体重の測定、胎児の頸部周囲測定（腫大の有無）、骨化時期の確認、胎児心機能検査などである。異常を認めたときは、超音波ガイド下に臍帯穿刺を行い、胎児血の甲状腺ホルモン測定を行うことを考慮する。

　胎児の甲状腺機能異常を疑うとき、妊娠28週を超えていれば娩出しての治療も考慮するが、それ以前の場合は母体投薬の調整や羊水中への薬剤投与などを検討する。胎児甲状腺機能低下の場合、胎児が甲状腺腫大を来すことがある。極端に大きい場合は、出生後の呼吸障害も考慮して対応を検討する。甲状腺機能異常症例では胎児機能不全の出現頻度が高いとの報告もあり、分娩時のモニタリングには注意が必要である。

　分娩時には臍帯血を採取し、胎児甲状腺機能を確認する。母体のコントロールが良くても、出生後に機能亢進あるいは低下を示す新生児は一定数存在し、臍帯血によるホルモン値の確認と、必要に応じての小児科管理は必須のものとして考えるべきである。

助産師へのアドバイス

甲状腺機能異常の妊婦管理で注意すべきポイント

　甲状腺機能異常は多くの女性が経験する疾患で、決してまれなものではありません。ただし、妊娠・出産を管理する上で注意すべきポイントが幾つかあります。
　1　妊娠初期に診断がついており、産科、内科とも治療方針が決まっているか？
　2　妊娠悪阻に伴い、投薬のアドヒアランスが悪化していないか？
　3　産科医師は内科医師の投薬変更などを把握しているか？
　4　胎児の発育は正常か？
　5　胎児の甲状腺機能モニタリング（超音波断層法）に異常は認めないか？
　6　妊娠中や授乳期の投薬、治療について、患者本人や家族が理解、納得しているか？
　7　分娩時の胎児心拍数陣痛図の観察に十分な注意が払われているか？
　8　分娩時の臍帯血採取はきちんと行われ、必要な検査が提出されているか？
　9　臍帯血の検査結果は産科医師と小児科医師によって速やかに確認されているか？
　10　新生児の状態に問題はないか？
　以上を参考に、母子ともに健康な妊娠・出産を目指してください。

引用・参考文献

1) 下平和久. "特別なニードがある場合の検査を理解しよう！甲状腺機能". 読み方がわかる！説明できる！産科の臨床検査ディクショナリー：これさえあれば妊婦健診で困らない！. 関沢明彦編. ペリネイタルケア 2014 新春増刊. 大阪, メディカ出版, 2014, 155-60.
2) 下平和久. "甲状腺疾患合併妊娠". 周産期医学必修知識. 第 7 版. 周産期医学 41 巻増刊. 東京, 東京医学社, 2011, 172-4.
3) 日本産科婦人科学会／日本産婦人科医会. 産婦人科診療ガイドライン：産科編 2017. 東京, 日本産科婦人科学会, 2017, 482p.

memo

第6章 免疫系の変化

① 免疫系の変化のメカニズム

桑田知之　くわた ともゆき
自治医科大学附属さいたま医療センター産婦人科 教授

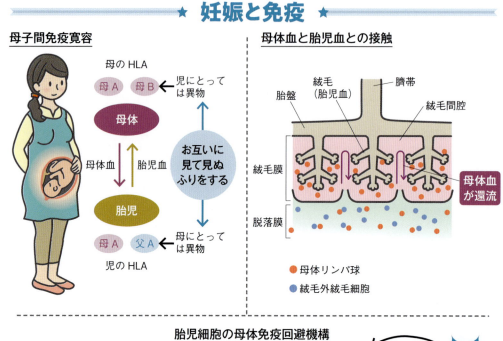

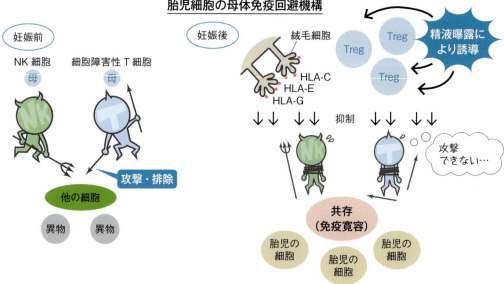

免疫とは

ヒト白血球抗原

　人の身体は、ウイルスなど外部からの侵入者に対して、それを攻撃し自分の身体を防御する働きを持っている。これを「免疫」と呼ぶ。身体の全ての細胞には自分の名札が貼られている。そして、自分とは違う名札を着けている細胞を見ると、それを排除したり、いったん記憶した上で、再度侵入してこないかを常に監視している（細胞性免疫）。さらにその細胞性免疫から指令を受けて、体内に侵入してきた異物を攻撃することを液性免疫と呼ぶ。この名札に相当するのがヒト白血球抗原（human leukocyte antigen；HLA）である。従って、自分とは異なる HLA の個体が体内に侵入すると、敵と見なして攻撃するのである。

母子間免疫寛容[1]

　妊娠について考えてみる。母体は、自分とは別の個体を体内に宿していても、それを攻撃、排除していない。そもそも胎児は、父から受け継いだ HLA と、母から受け継いだ HLA との両者を半分ずつ受け継いでいるため、いってみれば「半異物」の状態である。本来ならば排除するはずの異物であるが、妊娠では母体の「半異物」である受精卵は排除されなくなる。

　妊娠が進むと、胎盤を通じて栄養分や酸素だけでなく血液中の細胞成分のやり取りも行われるが、これらも排除されず、順調に妊娠が進行していく。同様に、胎児の方も母の細胞が体内に入ってきても排除しようとしていない。つまり、母体は父由来の HLA を半分持つ胎児を攻撃せず、胎児も母由来の HLA を排除しようとしない。この状態を「母子間免疫寛容」と呼ぶ。本来ならば、母体も胎児も自分のものとは違う細胞を異物として排除するはずなのに、お互いを見て見ぬふりしてしまうのである。

　この母子間免疫寛容の概念は、移植医療の分野でも知られている。母子間免疫寛容と免疫抑制薬の改良や移植技術の進歩も合わさって、最近では母から子へ、子から母への移植が成功したとの報告が増えている。これまでドナーが見つからないために移植ができなかった患者も、母子間免疫寛容の考え方で、母子や兄弟姉妹をドナーにできる可能性が生じ、選択肢が広がっている。

妊娠維持の免疫の舞台：胎盤絨毛[2,3]

　母体の血液と胎児の血液が最初に触れ合う部分は胎盤内である。母体血液が胎盤内の絨毛間腔を還流するとき、合胞体栄養膜細胞の表面で、母体血のリンパ球と胎児血液が直接接触する。次に、脱落膜内では子宮壁に浸潤した絨毛外絨毛細胞も母体血のリンパ球と直接接触する。母体血のリンパ球の中には、異物を攻撃する性質を持つ NK（ナチュラルキラー）細

胞や細胞障害性T細胞、マクロファージなどがあるといわれている。

　これらは異物を攻撃して排除させる働きがあるため、もし胎児を異物として除去するのであれば、この部分で起こる可能性が考えられる。しかし、実際には絨毛外絨毛細胞の表面上に発現されたHLA-C、E、GなどがNK細胞に働き、細胞を攻撃する能力を抑制したり、血管新生を起こしたりして、胎児は排除されることなく生着し続けることができる。

妊娠維持に欠かせない制御性T細胞

　制御性T細胞（Treg）は、胎盤における免疫寛容を成立させるために重要な役割を果たしている[2]。悪性腫瘍の腫瘍細胞も胎児と似たような異物であるが、これが免疫を逃れる仕組みも、このTregの増加や活性化が関係しており、それを抑制する免疫療法が悪性腫瘍の治療として行われている。

　Tregには、胸腺由来Tregと胸腺外Tregとの2種類があり、胸腺由来の方が約7割と多い。これまで哺乳類での妊娠維持には胸腺外Tregが重要と考えられてきたが、ヒトでは、いずれのTregも妊娠維持に有用であると考えられている[4]。TregはIL-10やTGF-βを豊富に産生して、細胞障害性T細胞などの活性化を抑制し、自己免疫寛容の維持に重要な役割を担っている。妊婦の脱落膜内や末梢血中でTregの比率が上昇しているという事実は、Tregの機能が胎児に対する母体の免疫寛容誘導を促進していることを示している。

　それでは、このTregが減少すると、どうなるのか。流産症例のうち、胎児染色体が異常であった群と正常であった群とを比較した研究では[5]、着床部位でのTregは胎児染色体が正常であった流産の群で著明に減少しており、反対に染色体異常があった流産では、Tregは正常妊娠と同等であったとする報告がある。これは、染色体異常のない流産の原因にTregの減少が関連している可能性があることを示している。また、妊娠高血圧腎症でも母体末梢血や子宮内のTregが減少しているとの報告があり[6,7]、これらの病態に母子間免疫寛容の破綻が関与している可能性があるといわれている。つまり、染色体異常のない流産や妊娠高血圧腎症では、Tregの減少がその発症に関係している可能性があるということだ。

　妊娠を維持するためのTregは、パートナーの精液中の液体部分（精漿）への曝露によって誘導され、着床の段階から作用していることが知られている[8]。受精卵の着床前にはすでに父親抗原特異的Tregが子宮の所属リンパ節に集まり、受精卵が着床すると、子宮内にTregが集積するのが観察されている。従って、この父親抗原特異的Tregの存在が、妊娠維持のための免疫寛容や正常妊娠の維持に大きく関わっている可能性が高い。

本項では妊娠維持のための免疫寛容について、幾つかの物質に絞って解説したが、他にもたくさんのサイトカインなどの物質が複雑に絡み合って妊娠を維持している。紙幅の関係で触れられなかったが、本項に述べたものだけが全てではないこと、常に新しい研究成果が発表されていることを念のために申し上げておきたい。

topics

妊娠高血圧腎症と免疫

　妊娠高血圧腎症（preeclampsia；PE）では、父親抗原特異的 Treg が発症に深く関係していることが知られている。PE は初めての妊娠に多く、2 回目以降ではリスクが低下すること、2 回目以降でもパートナーが変わった初回妊娠では、リスクが低下しないことが知られている。コンドームを使用しているカップルの PE リスクが高いことからも、精漿への曝露が重要なことが推測できる。また、卵子提供の妊娠では、胎児は半異物ではなく、完全異物になるため、PE の発症はハイリスクとなる。ただし、2 回目以降の妊娠でも、最後の分娩から 10 年以上経過すると PE リスクが初産婦と同等になることが知られている。このことから免疫寛容の寿命は 10 年程度ではないかと考えられている[4]。

引用・参考文献

1) 母子間免疫寛容の話．京都市情報館．消費者コーナーニュース No.91．2004．
http://www.city.kyoto.lg.jp/hokenfukushi/cmsfiles/contents/0000009/9037/91_1.pdf
2) 早川智．癌と胎児は共に異物：免疫系はなぜ癌と胎児を拒絶しないのか．サイエンスネット．56，2016，10-3．
3) 永松健ほか．"免疫学的妊娠維持機構"．実践臨床生殖免疫学．柴原浩章編．東京，中外医学社，2018，93-100．
4) 慶野永．原因不明の流産に免疫寛容の破綻が関与か．Medical Tribune．2017．
https://medical-tribune.co.jp/news/2017/0207506297/index.html?_login=1#_login
5) Inada, K. et al. Characterization of regulatory T cells in decidua of miscarriage cases with abnormal or normal fetal chromosomal content. J Reprod Immunol. 97 (1), 2013, 104-11.
6) 齋藤滋ほか．制御性 T 細胞，制御性 NK 細胞からみた妊娠維持機構．日本臨床免疫学会会誌．35 (5)，2012，424-8．
7) Sasaki, Y. et al. Proportion of peripheral blood and decidual CD4 (+) CD25 (brigh) regulatory T cells in pre-eclampsia. Clin Exp Immunol. 149 (1), 2007, 139-45.
8) Saito, S. et al. Role of Paternal Antigen-Specific Treg Cells in Successful Implantation. Am J Reprod Immunol. 75 (3), 2016, 310-6.

第6章 免疫系の変化

❷ 血液型不適合妊娠

桑田知之　くわた ともゆき
自治医科大学附属さいたま医療センター産婦人科 教授

★ 血液型不適合妊娠 ★

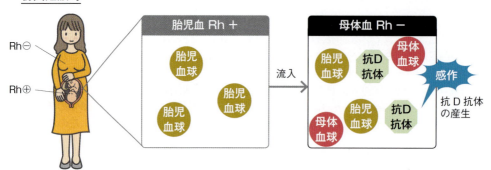

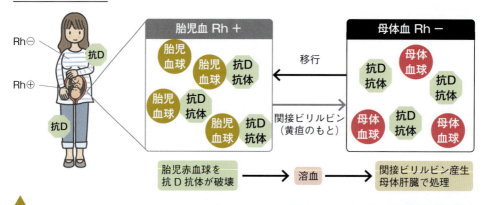

> **コンパクト解説**
>
> **抗体は長期間体内に存在し、次回妊娠時に移行する**
>
> 母親と父親の血液型によって胎児の血液型は決定され、必ずしも母親と胎児の血液型が同じとならないことは十分予想される。自分と異なる異物が体内に侵入すると、直接攻撃するだけでなく、その異物に対する抗体が体内に産生される。切迫流早産などで絨毛が損傷を受けると、母体に胎児血が侵入する。赤血球の表面にはさまざまな抗原が発現しているため、母体の赤血球に存在していない抗原が体内に流入することで、この抗原に対する抗体が産生される。この抗体は長期間体内に存在し、次回妊娠時には胎盤から胎児に移行する。移行した抗体が胎児の赤血球に結合すると、胎児赤血球は破壊され、胎児は溶血性貧血になる。貧血の程度によっては、胎児水腫や心不全、胎児死亡となることもある。

Rh 不適合妊娠のメカニズム

　本項では、血液型不適合妊娠の代表的なものとして、Rh 不適合の起こるメカニズムと、各種不適合妊娠について解説する。

初回妊娠時

　Rh 陰性の母が Rh 陽性の児を妊娠すると、胎児血球が母体に入り、母体が感作して抗 D 抗体を産生する。これは初回妊娠が分娩にまで至らない流産や中絶でも起こり得る（扉図上）。

2 回目妊娠時

　1 回目の妊娠で母体に産生された抗 D 抗体は、次回妊娠時に胎盤を移行して通過し、胎児赤血球と結合する。すると赤血球膜が破れ、胎児は溶血性貧血を来す（扉図下）。貧血がひどくなると心不全や胎児水腫となり、胎児死亡に至ることもある。妊娠中に溶血で生じた間接ビリルビンは、胎盤を通過して母体の肝臓で処理され、胎児に戻ることなく排泄されるが、出生後は母体に戻れないため、黄疸が遷延したり重症化することもある[1]。

抗 D ヒト免疫グロブリン投与時

　抗 D ヒト免疫グロブリンを母体に投与すると、母体血中の Rh 陽性児の赤血球と結合し、母体外へ排出する。すると母体血中に Rh 陽性児の赤血球が存在しなくなり、抗 D 抗体を作らなくなる。そのため、次の妊娠を安全に過ごすことができるようになる（図1）。

　妊娠 29 週を過ぎると、母体血中に胎児血が入り込んで感作し、抗 D 抗体が作られる可能性が高くなるため、ACOG（米国産婦人科学会）のガイドラインでは妊娠 28 週前後に抗 D ヒト免疫グロブリンを投与することを推奨している。分娩時も同様に母体が感作する可能

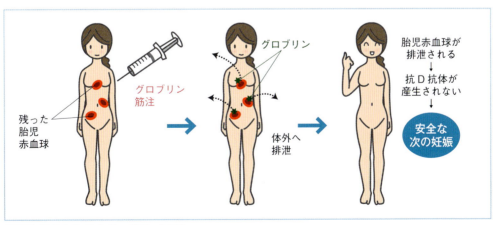

図1 抗 D ヒト免疫グロブリンの投与

性が高いため、新生児のRh陽性を確認した場合は、分娩後72時間以内に母体に抗Dヒト免疫グロブリンを筋肉注射する。この他に妊娠初期の流産、異所性妊娠、羊水穿刺や外回転術などの侵襲的処置後、腹部打撲後にも、母体への抗Dヒト免疫グロブリンの投与が推奨されている[2]。

血液型不適合妊娠の種類

ABO型不適合妊娠

　ABO血液型の不適合は、母子間のABO型が異なる場合に見られることがあるが、特に母親がO型で、胎児がA型（A抗原）やB型（B抗原）の場合に起こることがあるといわれている。しかしながら、ABO型不適合では発症するのは5％と低く、貧血の程度が軽い。Rh不適合と異なる点として、以下のようなものがある。

①A抗原やB抗原は食品や細菌などにも存在しているため、妊娠前から抗A抗体、抗B抗体を産生していることがある。よって第1子妊娠でも発症することがある
②大部分の抗A抗体、抗B抗体はIgM抗体であるため、胎盤を通過しない
③胎児赤血球は成人よりA抗原やB抗原が少ないため、免疫応答が弱く重症化しにくい[1]

　従って、ABO不適合妊娠では、妊娠中に胎児死亡を来すような重症例はほとんどないが、出生後に黄疸が強くなることがある。

Rh不適合妊娠

　Rh血液型は、一般的には5つの抗原があることが知られている（C, c, D, E, e）。輸血やRh不適合妊娠の際に重篤な溶血性貧血を呈するのは、最も免疫原性の高いD抗原に関係していることが多い。従って、一般的にRh陽性とは赤血球膜上のD抗原が陽性、Rh陰性とはD抗原が陰性のことを指す。

　Rh陽性者の割合は民族間に差があり[3]、非ヒスパニック系のアメリカ人は85％、アジア人は99％などといわれている。日本人は99％以上がRh陽性であるため、母体がRh陰性でパートナーがRh陽性であればRh不適合妊娠である可能性が高い。Rh不適合妊娠の約25％の胎児には軽症〜中等症の溶血性貧血があり、治療しなければその25％は胎児水腫となる。

その他の不規則抗体による不適合妊娠[3]

　赤血球表面の血液型抗原のうち、ABO血液型抗体以外の抗体を不規則抗体と呼ぶ。抗D抗体に次いで頻度が高いのはLewis抗体（Le^a, Le^b）であるが、大部分はIgM抗体である

ため、胎児溶血は見られない。しかし、中にはKell抗体のように、溶血性貧血を起こす不規則抗体もあるため、不規則抗体が存在するかどうかの把握は極めて重要である。

現在ではほとんどの施設の妊娠初期検査で血液型とRhは検査されている。しかし不規則抗体の検査は全施設で行われているわけではないため、不規則抗体検査をされていない妊婦には、検査を追加してもらうことを勧めたい。

血液型不適合妊娠の診断と管理

妊娠初期にRhと不規則抗体の有無を測定した結果、母体がRh陰性で夫がRh陽性の場合は、以下の検査および管理を行う。

間接クームス試験

母体血清中の抗D抗体を検査する方法である。抗体陰性の場合は、妊娠初期・28週・分娩後の3回検査を行う。児の溶血性貧血の既往がなく、かつ抗体価が高値でなければ、妊娠後半期は4週ごとに抗D抗体価を測定する。抗体価が高値の場合、または前児に溶血性貧血の既往がある場合は、妊娠後半期に1〜2週ごとの超音波検査を行う。

胎児心拍数モニタリング

胎児貧血がひどくなると、サイナソイダルパターンが出現することがある。

超音波検査

胎児の溶血性貧血時には、中大脳動脈の収縮期最大血流速度（MCA-PSV）を測定する。また、皮下浮腫や心不全など、胎児水腫の兆候も超音波で確認する必要がある。

胎児採血・羊水診断

超音波ガイド下に直接臍帯からの採血や羊水採取を行い、羊水中のビリルビン吸光度測定をする方法である。どちらも母体腹部から穿刺を行う侵襲的検査として知られている。検査による流産のリスクが高く、最近ではあまりなされていない。

topics
胎児貧血が疑われるときと、その対応

　臨床の場面で胎児貧血に気付く可能性があるのは、胎児心拍数モニタリング実施時と、妊婦が自覚胎動減少感を訴えたときです。胎児心拍数モニタリングでサイナソイダルパターンが見られると胎児貧血を疑いますが、貧血があってもサイナソイダルパターンがはっきりしないことも多く、逆にこれは特に問題ない症例にも見られることがあります。その場合、超音波検査で胎児の中大脳動脈の収縮期最大血流速度を評価します。2000年にMariらが報告した[4]「薄い血液は素早く流れ、濃い血液はゆっくり流れる」性質を超音波ドプラ法で確認します。簡便に測定でき、感度100％と優れていますが、偽陽性率が12％程度あるため、評価には注意が必要です。通常の超音波検査のみで簡単に評価できるため、現在の胎児貧血検査法の主流となっています。また、母体の全身浮腫も胎児貧血を疑う症状です。ミラー症候群と呼び、胎児が重症貧血で胎児水腫を来し、母体にも全身浮腫が見られる場合は、その時点で妊娠の中断を選択する必要があります。

引用・参考文献

1) 石本人士. "Rh式血液型不適合妊娠". 周産期診療指針2010. 周産期医学 vol.40 増刊号.『周産期医学』編集委員会編. 東京, 東京医学社, 2010, 184-7.
2) 松澤聡史ほか. "血液型不適合妊娠". 周産期医学必修知識. 第8版. 周産期医学 vol.46 増刊号.『周産期医学』編集委員会企画. 板橋家頭夫ほか編. 東京, 東京医学社, 2016, 254-7.
3) Moise, KJ. "Hemolytic disease of the fetus and newborn". Maternal-Fetal Medicine Principles and Practice. 6th ed. Creasy, RK. et al eds. Philadelphia, Saunders, 2009, 478-503.
4) Mari, G. et al. Noninvasive diagnosis by Doppler ultrasonography of fetal anemia due to maternal red-cell alloimmunization. Collaborative Group for Doppler Assessment of the Blood Velocity in Anemic Fetuses. N Engl J Med. 342 (1), 2000, 9-14.

第 II 部　妊娠期の生理

第6章　免疫系の変化

❷ 血液型不適合妊娠

memo

第7章 糖代謝の変化

❶ 糖代謝の変化のメカニズム

成瀬勝彦 なるせ かつひこ
奈良県立医科大学産婦人科学教室 講師
前・聖バルナバ病院 院長／聖バルナバ助産師学院 学院長

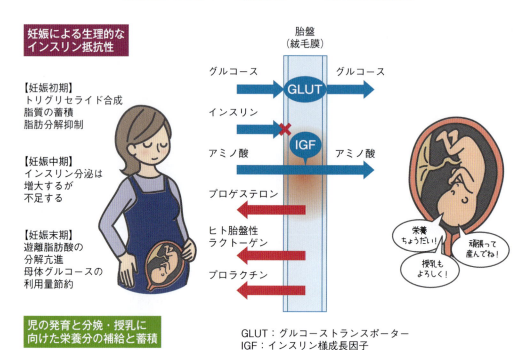

★ 胎盤を介した胎児への栄養補給 ★

GLUT：グルコーストランスポーター
IGF：インスリン様成長因子

インスリンの役割は血糖（グルコース）を分解してエネルギーに変え、また脂質を生成して貯蓄していくことである。妊娠中はインスリン分泌が増え、経過とともに増加していくが、正常・異常にかかわらず血糖値も高い値を示す。これは、インスリンの効きにくい状態（インスリン抵抗性）が増していくからである。原因として、胎盤から分泌される黄体ホルモン（プロゲステロン）、ヒト胎盤性ラクトーゲン（hPL）、プロラクチンの影響がある。通常、胎盤での物質の受け渡しはほとんどが単純拡散輸送であり、絨毛膜を挟んでの濃度差は大きくないが、グルコースはグルコーストランスポーター（GLUT）によって促進拡散輸送が行われるため、胎児の血糖値は母体とイコールにならない。これはヒトの種の生存のための機構であり、飢餓により母体が低血糖に陥っても胎児が低血糖にならず生き延びられるようにする、優れたメカニズムである。

糖代謝の変化のメカニズム

インスリンの分泌亢進

　ヒトに必須の物質の一つがインスリンであり、その作用は血糖（グルコース）を分解してエネルギーに変え、また脂質を生成して貯蓄していくことである。妊娠中は初期からインスリン分泌が増え、経過中にさらに増加していくが、一方で血糖値も正常・異常にかかわらず高い値を示す（特に食後）。これはインスリンの効きにくい状態（インスリン抵抗性）が増していくからである。

　原因として多くの因子が考えられているが、胎盤から分泌される黄体ホルモン（プロゲステロン）、ヒト胎盤性ラクトーゲン（hPL）、およびプロラクチンの影響は確実である[1]。特にプロラクチンは授乳にも影響し、またインスリン感受性に関わる脂肪由来のサイトカインであるアディポネクチンを抑える作用もあることが授乳婦でも確認されている[2]ことから、妊産婦の栄養代謝に大きな影響を及ぼすことは間違いない。

　これらの変化は全て、胎児への栄養供給、分娩のための体力の蓄積、産後の授乳に向けた、哺乳類の合目的的な変化である。よく知られていることとして、クマは冬眠中に分娩し、そのまま絶食状態で授乳を行うことができる。ヒトはそのようには産んでくれないので、産科医や助産師の出番となるわけだが、代謝に関しては同様の傾向が備わっていると考えられる。

　妊娠期間中のインスリンと血糖、および関連した液性因子（サイトカイン）の動態については多くの研究がなされている（表1）。基本的な知識として、インスリンの分泌は亢進する（しない場合はいわゆる「やせの糖尿病」ならぬ「やせの妊娠糖尿病（gestational diabetes mellitus；GDM）」となり得る。アジア人はインスリン分泌能が低い場合も多く、分泌不全も起こりやすい）。

表1　血糖値・インスリン抵抗性／感受性に関与する因子の妊娠中の増減

血糖値上昇・インスリン抵抗性		血糖値下降・インスリン感受性	
コレステロール	↑↑	インスリン	↑
遊離脂肪酸	↑	アディポネクチン	↓
プロゲステロン	↑↑		
プロラクチン	↑↑		
TNFとレセプター	↑		
レプチン	↑		

（文献3より作成）

空腹時の低血糖と食後の高血糖

　血糖値については、端的にいえば振れ幅が大きくなり、空腹時の低血糖と食後の高血糖とが認められる。この動態を理解しておくと、GDM や糖尿病合併妊娠における適切なインスリン強化療法の管理に生かすことができる。GDM は食後のみのインスリン使用で適切に管理できることが多いが、糖尿病合併妊娠などでは基礎・追加インスリン療法（Basal-Bolus 療法）での小まめな管理が望ましい。また、妊娠期間中にインスリンの増量が必要になるのも、GDM・糖尿病合併妊娠を問わず一般的な経過である。

　なお、インスリンは胎盤を通過しないため、妊娠中の耐糖能異常の治療については第一選択である（このことを個人的には「神が与えた奇跡」と呼んでいる）。内服の経口血糖降下薬は、日本では妊婦禁忌のものがほとんどであるが、使用されることのある海外でも血糖値の大きな日内変動に対応できないことから、妊娠中の使用はあくまでインスリンが使えない場合の第二選択の扱いである。

胎児への影響：グルコーストランスポーター

　妊娠中の血糖管理を行う上で、妊婦自身の糖代謝だけでなく、胎児にどのようにグルコースが輸送されるかの知識も欠かすことができない。通常、胎盤での物資の受け渡しはほとんどが単純拡散輸送であり、絨毛膜を挟んでの濃度差は大きくないのだが、グルコースはグルコーストランスポーター（GLUT）によって促進拡散輸送が行われるため、胎児の血糖値は母体とイコールにならない。

　過去の研究では、GLUT に高過ぎる母体血糖値を抑える効果があるとされており、母体高血糖による胎児への影響を抑えると考えられているが、臨床上はやや疑問がある。そもそも GLUT はヒトの種の生存のための機構であり、飢餓によって母体が低血糖になっていても胎児が低血糖にならず生き延びられるようにする優れたメカニズムである。

　われわれは GDM や糖尿病合併妊娠の日常診療において、妊娠初期の高血糖による胎児形態異常や胎児死亡（コントロール不良の糖尿病合併妊娠が主）、末期以降での巨大児や新生児高血糖／低血糖などが発症するのを目の当たりにしている。全ての妊婦ではないにせよ、GLUT の優れた機能がアダとなって、胎児側では母体で実測できるものよりはるかに高い血糖値になってしまっている可能性も考えておかなくてはならない。実際、そのことを想定して妊娠中の血糖値管理目標はかなり厳しい（食前血糖値 100mg/dL 以下、食後 2 時間値 120mg/dL 未満など）。食事療法で基準を満たせない場合は、速やかにインスリン強化療法の開始もしくは増量が必要となる。

topics

日本の妊産婦の特徴を踏まえた対応を

　妊娠糖尿病の診断基準が厳しくなり（②妊娠糖尿病→ 86p 参照）、またその基準を各国に先駆けてわが国のみが採用したこともあって、産科の臨床上、糖代謝異常に接する機会が増えているが、その基準を定めた研究に日本の患者が含まれていなかったこと、またアウトカムは巨大児が生まれたかどうかだけであることはあまり知られていない。糖代謝は受け手側のインスリン抵抗性と攻め手側のインスリン分泌の変化、ならびに助演役のその他の脂質やサイトカイン動態によって制御される。欧米に圧倒的に多いのは「インスリン分泌はしっかり増えるが、それを超えるインスリン抵抗性の亢進から血糖値が上がる肥満妊婦」の妊娠糖尿病であるが、日本では決してそうではなく「インスリン抵抗性の亢進は（おそらく）生理的範囲であるが、インスリン分泌が増えないため血糖値が乱高下するやせ～普通体格の妊婦」に起こる場合も多い。その違いを把握していなければ、その母児に対して行う治療が全く的外れなものになってしまうだけでなく、産婦の加齢後までを見通したヘルスケアの指導も全く逆のものになってしまいかねない。成書[1]を参考にしながら、妊娠女性の糖代謝について十分理解を深めて診療に当たっていただきたい。

引用・参考文献

1) 日本糖尿病・妊娠学会編. 妊婦の糖代謝異常　診療・管理マニュアル. 改訂第2版. 東京, メジカルビュー社, 2018, 208p.
2) Asai-Sato, M. et al. Hypoadiponectinemia in lean lactating women : Prolactin inhibits adiponectin secretion from human adipocytes. Endocr J. 53 (4), 2006, 555-62.
3) Naruse, K. Saito, S. (eds.) "Preeclampsia ; Basic, Genomic and Clinical". Comprehensive Gynecology and Obstetrics. Springer Inc., 2018, 113-24.

第7章 糖代謝の変化

❷ 妊娠糖尿病

成瀬勝彦 なるせ かつひこ
奈良県立医科大学産婦人科学教室 講師
前・聖バルナバ病院 院長／聖バルナバ助産師学院 学院長

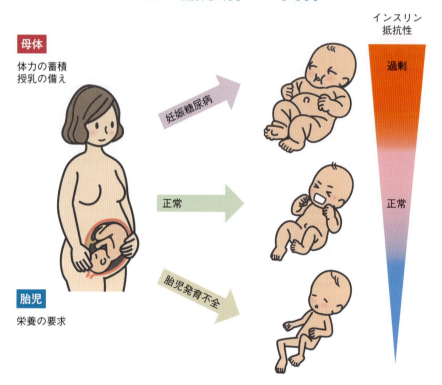

★ 妊娠と糖尿病との関係 ★

胎児発育不全の原因は多岐にわたる

> **コンパクト解説**
>
> **患者の半数が加齢後に耐糖能異常を発症する**
>
> 妊娠糖尿病は妊娠を契機に発症する耐糖能異常であり、日本糖尿病・妊娠学会と日本糖尿病学会との合同委員会が決定した、経口糖負荷試験（75g OGTT）による診断の基準に従う。また日常の臨床では妊娠糖尿病だけでなく、より早急な対応が必要とされる糖尿病合併妊娠や、妊娠して初めて気付かれた妊娠前からの糖尿病（妊娠中の明らかな糖尿病：overt diabetes in pregnancy）にも注意を払わなくてはならない。巨大児を筆頭に母児の異常が懸念されるほか、妊娠糖尿病を経験した女性の半数が加齢後に耐糖能異常を発症するとされ、生涯の健診受診のための動機付けとしても重要である。

妊娠糖尿病を発症するメカニズム

　妊娠中にいきなりインスリンが分泌できなくなる劇症1型糖尿病（母体死亡につながる可能性があり、極めて重篤である）を発症した報告もあるが、ほぼ全ての妊娠糖尿病に起こっているのは過剰なインスリン抵抗性である。前項に示した通り、妊娠中は正常な経過として児の発育、分娩に向けた体力の蓄積、および授乳の準備のためにインスリン抵抗性が亢進する。これが何らかの理由で行き過ぎるか、母体のインスリン分泌が追いつかない場合（元来、東アジア人はインスリン分泌能が低いとされている）には高血糖が遷延する。

　母体の高血糖が続くことで、胎児も高血糖の状態にさらされる。胎盤におけるグルコースの輸送はトランスポーター（GLUT）を通じた促進拡散輸送であり（本来は母体が飢餓状態にあっても児に栄養分を送ることができるようにするシステム）、母体の血糖値と胎児のそれが完全に一致するものではない。母体が高血糖状態の場合にも胎児側の血糖はやや低めに抑えられると考えられているものの、胎児の血糖値がどのくらいなのかは完全には把握できないことも認識しておかなくてはならない。なお、高血糖によって起こる児の形態異常については、妊娠前からのコントロールの悪い糖尿病では問題になるが、多くが妊娠中期に明らかになる妊娠糖尿病では、大きな問題とはならない。

　在胎中に高血糖状態に置かれた胎児は、過剰な発育による巨大児傾向を示すことが多い。特徴は軀幹が大きく、頭部や大腿骨長などはそれほどでもないことが多い。このタイプの巨大児は、分娩停止はもちろん、肩甲難産の発生にも十分注意を払う必要がある。その発生を完全に予測することは不可能であり、スタッフ間で定期的に「肩甲難産の出し方」（および「骨盤位の出し方」）のシミュレーション訓練と若手への教育を行っておく必要があるだろう。

妊娠糖尿病の診断

　妊娠糖尿病については、妊娠初期と中期にスクリーニング検査（図1）を行う。また、繰り返す尿糖や、超音波下に明らかな巨大児傾向・羊水過多を認める場合も精査の対象となる。いずれの場合も75g OGTTで診断することとされており、診断基準を表1に示す。

　ただし、随時血糖値で200mg/dLを超えている場合など、妊娠中の明らかな糖尿病が疑われる場合や、すでに診断されている糖尿病には、75g OGTTを行ってはならない。

　なお、インスリン抵抗性は妊娠経過中を通じて増大する。妊娠初期と中期以降のスクリーニングは全く別のものと考えた方がよい。

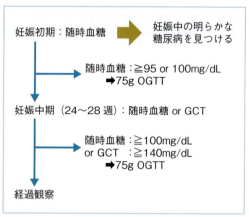

図1 妊娠中の GDM のスクリーニング法

(文献1より引用)

表1 妊娠中の糖代謝異常と診断基準

1) 妊娠糖尿病 gestational diabetes mellitus（GDM）
75g OGTT において次の基準の1点以上を満たした場合に診断する ①空腹時血糖値　　≧ 92mg/dL（5.1mmol/L） ②1時間値　　　　≧ 180mg/dL（10.0mmol/L） ③2時間値　　　　≧ 153mg/dL（8.5mmol/L）
2) 妊娠中の明らかな糖尿病 overt diabetes in pregnancy
以下のいずれかを満たした場合に診断する ①空腹時血糖値　　≧ 126mg/dL ② HbA1c 値　　　≧ 6.5% ＊随時血糖値≧ 200mg/dL あるいは 75g OGTT で2時間値≧ 200mg/dL の場合は妊娠中の明らかな糖尿病の存在を念頭に置き、①または②の基準を満たすかどうか確認する
3) 糖尿病合併妊娠 pregestational diabetes mellitus
①妊娠前にすでに診断されている糖尿病 ②確実な糖尿病網膜症があるもの

妊娠糖尿病の治療

　コントロールの悪い糖尿病については直ちに入院させる。内科医とも連携し食事管理の上、血糖値を評価し、できるだけ早期にインスリン強化療法を導入するが、内科のレスポンスの悪い病院では産科側が主導してでも行わなくてはならない。胎児死亡や形態異常を防ぐため一刻の猶予も許されないからである。

　これに対して、妊娠糖尿病についての対応には議論がある。1ポイントの異常で全て内科に相談する施設も多いが、食事指導と血糖自己測定までは産科・栄養管理室などで行ってほしいとする意見も多い。その上で目標値（おおむね早朝空腹時の血糖値が≦ 95、食前≦ 100、食後2時間≦ 120mg/dL）を達成できない場合はインスリン強化療法を考慮し、内

科との連携が必要になる。

　出生した児は高血糖から切り離されるため、高血糖・低血糖のいずれにもなり得る。新生児低血糖は児の不可逆的な脳障害を引き起こす可能性があり、GDM・糖尿病合併妊婦から出生した児については施設ごとに新生児の血糖値を検査する間隔を定め、定期的に児血にて測定する（当初は 1〜2 時間おき）。各施設ごとに値の基準を定め、児への輸液や早めの授乳、小児科・新生児科への相談、また高次医療施設への新生児搬送などを決して遅らせることがないようにする。

助産師へのアドバイス

産科でもある程度の指導が行える体制づくりを

　診断基準の改定で、妊娠糖尿病の患者数は 4 倍に増えるとの試算[2]があります。それら全ての管理を内科医に依頼するのは現実的でなく、ある程度までの指導を産科でもできる体制づくりが必要な時代になっています。糖尿病・内分泌内科に勤務経験のある看護師や栄養士の助けを借りながら、一緒に勉強していきましょう。その一方で、妊娠糖尿病は妊娠経過において必要なインスリン抵抗性が行き過ぎただけの一過性の状態であり、血糖自己測定などで母親に過度の罪悪感やプレッシャーを与えない気遣いも大切です。

　産後のフォローも大切です。妊娠糖尿病妊婦の産後の OGTT で、20〜30％に糖代謝異常を認めたという報告があるほか、現在の基準ではデータがありませんが、加齢後に真の糖尿病を発症する率もかなり高いとされてきました。妊娠は女性にとって、少なくとも糖尿病と高血圧（妊娠高血圧妊婦の加齢後高血圧発症リスクは 3〜7 倍）の面で「ストレステスト」と考えてよく、その説明に当たっては母体自身の生涯のヘルスケアに寄与できるような動機付けが極めて大切です。

引用・参考文献
1) 横山真紀ほか. 妊娠糖尿病の診断基準. ペリネイタルケア. 37（7）, 2018, 617-24.
2) 日本糖尿病・妊娠学会編. 妊婦の糖代謝異常　診療・管理マニュアル. 改訂第 2 版. 東京, メジカルビュー社, 2018, 208p.

第III部

胎児発育の生理

第1章 胎芽期の発育

① 胎芽期の発育のメカニズム

齋藤水絵　さいとう みずえ
昭和大学医学部産婦人科学講座 助教

★ 胎芽期の発育（妊娠4～11週）★

4～5週
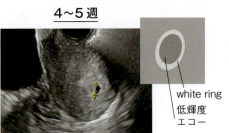
胎嚢が子宮内膜内に観察できる

6週
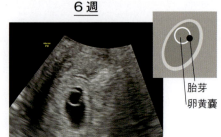
胎芽は小さくはっきりしない 指輪のように見える（卵黄嚢がリング、胎芽がダイヤ）

7週
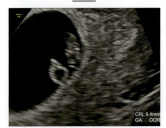
7週以降はCRLを用いて発育を評価する。CRL 9.4mm

9週
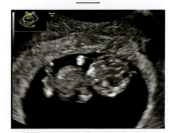
四肢がはっきり見える

10週
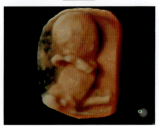
外形が人の形になってくる

11週
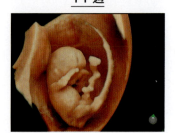
上下肢が伸び新生児のプロポーションに近くなる

妊娠初期においては、週数単位で妊卵・胎児の形態が変化する。正常妊娠の発生や妊娠初期の超音波画像を理解することで、流産などの異常経過の診断に役立てることができる。

第III部 胎児発育の生理

第1章 胎芽期の発育 ❶ 胎芽期の発育のメカニズム

★★★★★ 胎児全体の発育 ★★★★★

妊娠4週

胎嚢（gestational sac；GS）が出現する。比較的均一で高輝度な子宮内膜像の中に、直径2〜4mmの円形構造物として描出される。GS中央部には低輝度の絨毛膜腔を、また周囲には栄養膜と脱落膜の細胞融合だと考えられる領域が高輝度のコロナ状（white ring）に観察できる。GSの内径は1日当たり1mm程度増加する。

妊娠5週

胎嚢径が5mmを超え、内部に直径3〜7mmのリング状構造として卵黄嚢（yolk sac；YS）が現れる。GS径が10mmを超えれば卵黄嚢は必ず描出される。妊娠5週半ばを過ぎ、GS径が16mmに達するころからは、卵黄嚢に接して胎芽が最初は点状から棒状に描出され始める。胎芽が3mm程度になると、ほぼ全例で心拍動を観察することができる。

妊娠6週

妊娠6週4日でGS径が15mmに達し、胎芽は5mm程度になる。超音波での胎芽の同定は可能だが、形態や構造の観察は難しい。胎児心拍の検出はほぼ確実に行える時期に入る。

妊娠7週

妊娠7週0日でGS径が20mm、胎芽の頭殿長（crown rump length；CRL）が10mmに達する。ほぼ円形の絨毛膜腔であったGSは、妊娠7週以降、子宮腔内を満たす方向に発育するため、一定の形をとらなくなる（扉図）。従って、妊娠7週以降は発育の評価としてGSではなくCRLの計測が用いられる。図1に経腟超音波検査による拡大写真を示す。1cm弱ではあるが、すでに臓器は完成しつつある。

妊娠8週

妊娠8週半ばでCRLが15mmになる。胎児の頭部と体幹部が明瞭に区別できるようになってくる。四肢が肢芽として観察可能になる。

妊娠9週

妊娠9週になると、胎児の外形は胎児らしい形態を示すようになり、解剖学的形態もかなり詳細に描出できるようになる。CRL計測に必要な断面を正しく求めることが可能となる週数に到達したと考えてよい。これ以降、妊娠11週（CRL ≦ 40mm）までが分娩予定日決定のために最適なCRL計測のタイミングである。

妊娠10週

CRLが30mmを超える。外形は明らかにヒトの形を示し、体幹に比べて頭部の大きい胎

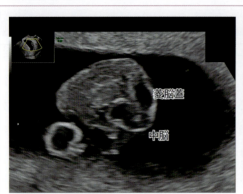
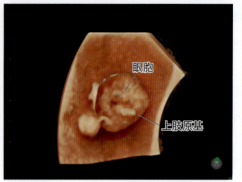

7週4日の胎児矢状断面拡大図
脳室の形態が大きく見えるが正常

3D 超音波
眼胞（眼球になる部分）、上肢原基が 3D 超音波で観察できる

図1 妊娠 7 週の経腟超音波画像

児らしいプロポーションとなる。四肢も明らかになる。臓器の描出も可能となる。

妊娠 11 週以降

妊娠 11 週で CRL が 40mm に達し、外形はますますヒトの形態を示すようになって、新生児のプロポーションに近くなる。四肢は伸び、上肢では上腕・前腕・手を、下肢では大腿・下腿・足の形を明らかにできる。

12 週以降は中枢神経系、循環器系、消化器系、泌尿器系などの主要臓器がそれぞれ描出可能となる。胎児計測には発育が安定している中枢神経、すなわち頭部の大横径（BPD）計測が採用される。絨毛膜腔は胚外体腔とその中の卵黄嚢が消失し羊膜腔のみで満たされる。

各臓器の発育

頭部、中枢神経系

胎児構造の中で最も早期に描出・観察が可能となる部分である。妊娠 7 週から初期の脳室が描出され、各脳室構造を形成していく。妊娠 9 週に入ると側脳室が発達し、内部に脈絡叢が現れ、頭部全体が膨隆してくる。妊娠 11 週で小脳の発生が認められ、側脳室と脳幹部を中心とした脳形態が明らかになる。

脊柱管は 7 週末で 2 本の平行線構造として現れ、11 週でその中に脊髄を描出できる。妊娠 9〜10 週ごろは頭部中枢神経系の正常発生を確認するのに至適な時期である。

第III部 胎児発育の生理

第1章 胎芽期の発育 ❶ 胎芽期の発育のメカニズム

胸部、循環器系

妊娠5週末より心臓の拍動運動が確認される。心拍開始確認は当初100回／分程度であるが、9週ごろには150回／分を超える頻脈傾向になる。4腔心形態は10～11週で観察が可能になる。

腹部、消化器・泌尿器系

消化器系臓器で最初に確認されるのは胃胞である。通常は10週以降に観察される。生理的臍帯ヘルニア（中腸の腹壁外臍帯内への一時的脱出）は、妊娠7週から11週までの臍帯付着部位の膨隆像として容易に観察される。腎臓は10週から腹部両側の高輝度の塊状像として認識可能であり、同時に膀胱への尿貯留も認められる。

四肢、骨格系

胎芽はおよそ8週で描出可能となる。11週になると、上肢では上腕・前腕・手を、下肢では大腿・下腿・足をそれぞれ描出できる。超音波による骨の描出には骨化の存在が必要であり、発生学的所見からは妊娠9週で下顎骨・鎖骨が、10週で上顎骨・四肢長管骨・肋骨が、11週で肩甲骨・腸骨・指節骨・脊椎骨が、それぞれ描出されてよいことになる。

topics

妊娠初期超音波検査

妊婦健診の超音波検査において、妊娠初期にNT（nuchal translucency：胎児頸部浮腫）肥厚を指摘され、不安を覚える妊婦をしばしば見かける。NTは妊娠初期に見られるもので、中期には消退し、それ自体は異常所見ではない。また、NTの測定には精度の高い断面での計測を必要とする。FMF（The Fetal Medicine Foundation）がこの精度を保つためにライセンスを発行しており、有資格者は日本では60名程しかいない。誤った測定や知識により、妊婦を不用意に不安にさせていることがある。

最近では妊娠初期から胎児の構造異常を超音波で検査している施設もある。従来は妊娠中期に胎児形態異常スクリーニング検査を行っている施設が多かったが、超音波機器の進歩により妊娠11～13週でも胎児や胎盤、臍帯の検査が可能となってきた。世界的にも妊娠初期の超音波画像から児の予後を推測する研究が進んでいる。本項では胎芽の発生を学んできたが、超音波画像は想像以上にその発生を鮮明に捉え、有益な情報を含んでいるといえる。

引用・参考文献

1) 佐藤昌司ほか．"妊娠の成立と胎嚢の発生・発育"．産婦人科超音波診断アトラス．千葉喜英編著．東京，ベクトル・コア，2004，12-3，(Atras Series 超音波編 VOL.9)．
2) 武内久彌．正常妊娠の超音波像．臨床婦人科産科．64 (4)，2010，514-7．
3) 武内久彌．胎芽の発生・発達と超音波像．前掲書2．519-21．

第1章 胎芽期の発育

❷ 流　産

齋藤水絵 さいとう みずえ
昭和大学医学部産婦人科学講座 助教

★ 流産の分類と進行　臨床的分類 ★

	切迫流産	進行流産	完全流産	不全流産	稽留流産
病態	流産発生の危険がある状態	流産が進行している状態	胎児（胎芽）およびその付属物が完全に排出された状態	胎児（胎芽）およびその付属物が完全に排出されず、一部が残留した状態	胎児（胎芽）が子宮内で死亡し、子宮内に停滞しているが、母体に自覚症状がない状態
内診	子宮口閉鎖	子宮頸管開大	子宮口閉鎖	子宮頸管開大	子宮頸管未開大
症状	少量の性器出血　軽度の下腹痛、下腹部緊満感、腰痛	切迫流産に比べて多量の性器出血	今まで存在した出血や腹痛が軽減または消失	出血、下腹部痛が持続	無症状
超音波検査	胎芽（胎児）、心拍動を認める　一部に絨毛膜下血腫を認める	子宮内および頸管内に子宮内容物がある　胎芽（胎児）を認めない、または胎芽（胎児）を認めても心拍動がない	胎芽（胎児）を認めない　胎囊の消失を認める	子宮内または子宮頸管内に内容物の一部を認める　胎芽（胎児）を認めない、または胎芽（胎児）を認めても心拍動がない	枯死卵を認める
妊娠の継続	可能	不可能			
治療	1 安静・臥床　2 感染の精査・治療	子宮内容除去術　待期的管理	不要（自然に子宮収縮が起こり復古が進む）	子宮内容除去術　待期的管理	子宮内容除去術　待期的管理

（文献1より改変）

コンパクト解説

全妊娠の8〜15％ほどに認められる

流産とは、妊娠22週未満の妊娠中絶（妊娠の終了）をいう。胎児または母体の病的原因などにより自然に生じるものを自然流産、人為的に中絶される場合を人工流産という。自然流産は全妊娠の8〜15％ほどに認められ、そのほとんどが妊娠12週未満である。本稿では自然流産について解説する。

第 III 部 胎児発育の生理

第1章 胎芽期の発育 ❷ 流産

流産が発生するメカニズム

　初期流産は、基底脱落膜と隣接した組織の壊死により子宮収縮と出血が起こり、その出血が基底脱落膜へと流れ込み、胎芽または胎児死亡へとつながり、流産へと進行していく。一方、後期流産は通常、流産前に児が死亡しておらず、初期とは異なったメカニズムで起こる。流産は臨床的に、切迫流産、進行流産、稽留流産、感染流産、化学流産、習慣流産、反復流産に分類される。また、子宮内容物が完全に排出された場合を完全流産、一部が子宮内に残留した場合を不全流産と呼ぶ。

切迫流産
　少量の出血があるが、子宮口は閉鎖しており、正常妊娠への回復が可能である。絨毛膜下血腫があれば流産のリスクは高くなる。

進行流産
　流産が開始し、子宮頸管が開大し、出血が増量している場合。

稽留流産
　胎芽あるいは胎児が子宮内で死亡後、症状なく子宮内に停滞している場合。

感染流産
　性器感染を伴った流産であり、多くは流産経過中に子宮内感染が起こったことによる。放置すれば敗血症へ進行することもある。

化学流産
　血清中または尿中の hCG の検出によってのみ妊娠と診断され、超音波検査では胎嚢などの所見が確認できず、腹痛や子宮口開大などの流産徴候を伴うことなく月経様の出血を見た場合。

	早期流産	後期流産
頻度	13.3%	1.6%
主な原因	胎児の染色体異常 胎児の遺伝子病 多胎妊娠 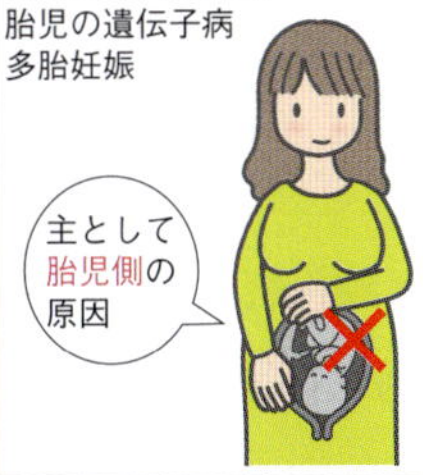 主として胎児側の原因	絨毛膜羊膜炎 頸管無力症 子宮奇形 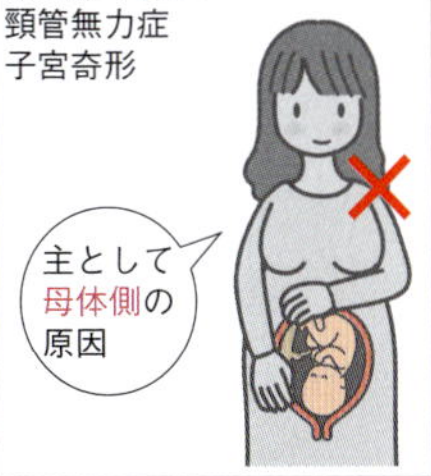 主として母体側の原因

早期流産：妊娠12週未満の流産
後期流産：妊娠12週以降22週未満の流産

図1 早期流産と後期流産

（文献1より引用）

習慣流産
連続3回以上自然流産を繰り返すもの。
反復流産
2回流産を繰り返すもの。

流産の原因

　流産の原因は、胎児側、母体側、母児間の要因など多岐にわたり、個々の症例において原因を明らかにすることは必ずしも容易ではなく、原因不明が約50%を占める。
胎児側因子
　妊卵異常（妊娠初期の自然流産の50〜60%は染色体異常）、着床異常、胎盤・臍帯など胎児付属物の異常。
母体側因子
　子宮の器質的異常（子宮発育不全、子宮奇形、子宮筋腫、子宮腺筋症、頸管無力症、アッシャーマン症候群など）、内分泌的異常（高プロラクチン血症、黄体機能不全、甲状腺機能異常）、感染症、血液凝固異常、自己免疫疾患など。
母児間・夫婦間因子
　染色体異常保因者、血液型不適合妊娠、ヒト白血球抗原（HLA）適合性。
外的因子
　放射線、薬物、タバコ、事故、外傷。
　母体年齢が高いほど流産率は高くなり、BMI 25以上の肥満あるいはBMI 18.5未満の痩せなども流産率の上昇と関与する。

流産の診断

　流産の主な症状は性器出血と下腹部痛である。流産を診断する上で大切なポイントは「異所性妊娠」を除外し、「最終月経から起算した妊娠週数と実際の排卵日から起算した妊娠週数」を取り違えないことである。臨床症状（無月経、下腹部痛、出血）、内診所見（子宮頸管の開大）、排出物、血中hCG値、超音波画像の所見を総合して診断する。超音波所見のみで診断する場合は、胎嚢、卵黄嚢、胎芽、胎児心拍の発生周期を踏まえると、約2週間以上の間隔を空けて経時的変化を見ることが大切である。

第III部　胎児発育の生理

第1章　胎芽期の発育　❷流産

胎嚢

　胎嚢が平均径 25mm 以上になっても卵黄嚢や胎芽が見られない場合は稽留流産の診断となる。内膜肥厚（15mm が目安）はあるが胎嚢が確認できない場合、正常妊娠（妊娠4週相当）または異所性妊娠の可能性がある。2週間後も内膜肥厚のみであれば、異所性妊娠の可能性があるので注意が必要である。

胎児心拍

　妊娠5週から胎児心拍は確認され、8週で100%確認される。この妊娠週数は、最終月経ではなく、胎児発育から推定したものである。頭殿長が 7mm 以上を超えても胎児心拍が見られない場合、卵黄嚢を伴わない胎嚢を確認した2週間後に胎児心拍を確認できない場合、卵黄嚢を伴う胎嚢を確認した11日後以降に胎児心拍を確認できない場合は、稽留流産の診断となる。

　また、妊娠反応のみ陽性で、GS や内膜肥厚を認めない場合は、化学流産の可能性がある。鑑別疾患は、機能性出血、異所性妊娠、絨毛性疾患である。生殖補助医療後妊娠を中心に子宮内外同時妊娠の頻度が上昇しているという指摘があり、注意が必要である。

★★★★★　流産への対応　★★★★★

　胎児心拍が確認できる前の切迫流産に対する有効な治療は存在しない。感染があれば早期の診断・治療が必要となる。完全流産では子宮内容除去術を行わずに経過を観察する。この際、異所性妊娠や子宮内外同時妊娠の否定が必要である。稽留流産・不全流産・進行流産ともに、待機的管理または子宮内容除去術を行う。

　待機管理と外科的治療において、子宮内感染や心理社会的なダメージは同等であるが、待機的管理では子宮内遺残や出血のリスクが高く、緊急入院や予定外手術率、輸血のリスクが高い。また、胞状奇胎や異所性妊娠に気付きにくい可能性がある。これらのリスクを提示した上で治療法を選択する。出血リスク（出血傾向、粘膜下筋腫など）を有している患者は待機的管理から除外することも必要である。待機的管理は原則2週間を限度とすべき意見もあるが、一定の見解はない。また、診察時に多量の出血や感染兆候がある場合は緊急で子宮内容除去術を行うべきである。

流産後の管理

　子宮内容物の確認（胞状奇胎の除外）、子宮内遺残の確認、流産後の月経周期の確認が必要である。流産から次回妊娠までの期間の長さと次回妊娠の成功率とは関連がない。正常月

経周期に戻ったことが確認できれば、長期間の避妊を指導する必要はない。通常の月経周期に戻らない場合にはhCG値を計測し、絨毛遺残、異所性妊娠、絨毛性疾患の可能性について検索する。典型的には、流産後2〜4週でhCG値が陰性化し、4〜6週で正常月経周期に戻るとされている。

> **助産師へのアドバイス**
>
> ### 一つひとつの症例を大切に
>
> 　流産と診断された方の中には、悲しみを表現できず、無理して気丈に振る舞っている方がいます。約15％が自然流産となるわけですが、裏を返せば85％の人は流産しないということです。流産は日常診療の中ではよくあることであっても、患者さんにとっては特別なことです。一番近いところにいる助産師だからこそ患者さんも話しやすく、心を開きやすいと思います。悲しみを共有し、患者さんが事実を受け止めて乗り越えられるようなサポートをお願いします。
>
> 　妊娠初期の流産は受精卵そのものに原因がある場合がほとんどです。自分のことを責めてしまう方を見かけたら、その点を伝えてあげられるといいと思います。また、次回以降の妊娠を不安に思う方もいらっしゃいます。約80％の女性が流産後5年以内に生児を得ることができたと報告されています。こういった事実を知っておくことで、患者さんに接する際の言葉掛けが変わってくると思います。目の前の患者さんが発した言葉は、次回以降の患者さんへの言葉掛けにつながります。流産はよくある症例ですが、一つひとつの症例を大切にしていきましょう。

引用・参考文献

1) 医療情報科学研究所編．"流産"．病気がみえる vol.10 産科．第4版．東京，メディックメディア，2018，90．
2) 日本産科婦人科学会／日本産婦人科医会編．"CQ203 異所性妊娠の取り扱いは？"．産婦人科診療ガイドライン：産科編2017．東京，日本産科婦人科学会，2017，127-9．
3) 日本産科婦人科学会編．"切迫流産・流産"．産婦人科研修の必修知識2016-2018．東京，日本産科婦人科学会，2016，134-6．
4) Cunningham, FG. et al. "Abortion". Williams Obstetrics. 25th ed. New York, McGraw-Hill Education, 2018, 346-70.

第III部 胎児発育の生理

第1章 胎芽期の発育
❷ 流産

第2章 胎児循環

① 胎児循環のメカニズム

山本祐華　やまもと ゆか
順天堂大学医学部附属浦安病院産婦人科 准教授

★ 胎児循環の特徴 ★

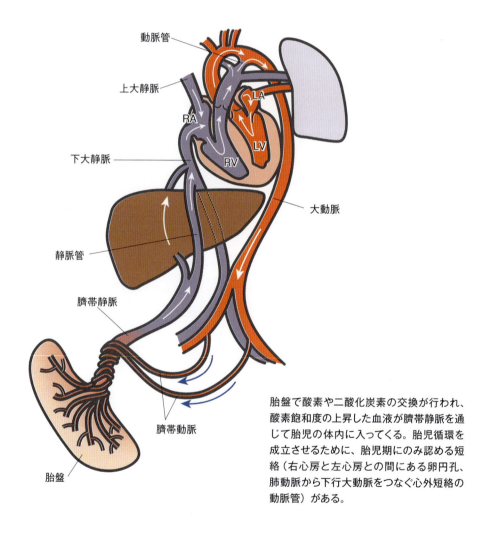

胎盤で酸素や二酸化炭素の交換が行われ、酸素飽和度の上昇した血液が臍帯静脈を通じて胎児の体内に入ってくる。胎児循環を成立させるために、胎児期にのみ認める短絡（右心房と左心房との間にある卵円孔、肺動脈から下行大動脈をつなぐ心外短絡の動脈管）がある。

（文献1を参考に作成）

第III部 胎児発育の生理

第2章 胎児循環
❶ 胎児循環のメカニズム

胎児循環の特徴[1]

　ガス交換は、出生後は肺で行われるが、胎児の間は胎盤で酸素や二酸化炭素の交換を行い、酸素飽和度の上昇した血液が臍帯静脈を通じて胎児の体内に入ってくる。胎児循環を成立させるために、胎児期にのみ認める短絡がある。右心房と左心房との間にある卵円孔と、肺動脈から下行大動脈をつなぐ心外短絡の動脈管である。そして胎児循環で鍵となるのが静脈管であり、その血流波形により胎児の心不全の評価が行われることがある。

　胎児は出生と同時に胎盤から切り離され、肺循環を開始することで肺血流が上昇し、引き続き肺静脈血流量も上昇することで、左心房への還流血が増加し、左心房圧が上昇して卵円孔の閉鎖が起こる。出生後に左心室からの心拍出量が55％に上昇し、右心室からの心拍出量を上回ることで、肺動脈から大動脈に流れていた動脈管血流は大動脈から肺動脈へのシャントに変わる。動脈管は pO_2 レベルの上昇によって収縮するが、pO_2 レベルの上昇も伴い、出生後12〜15時間以内に動脈管も閉鎖し、胎児循環から体循環へ完全に移行する。

胎児循環の経路

　酸素を多く含んだ血液は臍帯静脈から静脈管を通り、下大静脈→卵円孔→左心房→左心室→大動脈を通じて、酸素を循環させている。下半身から戻ってくる下大静脈の血流と上半身から戻ってくる上大静脈からの血液は酸素飽和度がやや低いが、その血流と混ざらずに効率よく循環させるための解剖学的に重要な部分が二つある。

　その一つとして静脈管がある。静脈管は sphincter（括約筋）のように働いて臍帯静脈からの血流の流速を55〜60cm/秒まで上昇させ、右心房に入る血流が卵円孔に直接当たるようにしている。血流速度が上昇した静脈管血流は、低流速の下大静脈から戻ってきた血流（約15cm/秒）といったん合流するが混ざることはなく、卵円孔に至ることができる。

　二つ目として、下大静脈弁（eustachian valve；EV、図1）が下大静脈から右心房に入るところに位置しているが、EVの存在により下大静脈からの主な血流が右心室に向かうのではなく、卵円孔に向かっていくように方向付けられている。卵円孔から左心室に流れた血流は大動脈を通じて、冠動脈や頭部といった重要な臓器に優先的に酸素を供給できる。

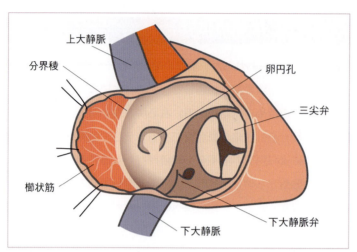

図1 右心房の解剖（下大静脈弁）

★★★★★ 胎児循環に影響を与える因子 ★★★★★

　さまざまな要因が胎児循環に関わっている。心房圧が安静時から 2〜4mmHg 上昇すると心拍出量は増加するといわれているが、心房圧がさらに増加しても心拍出量は増加せず、胎児心筋の特徴として前負荷増大に対する心拍出量の増大には限りがある[2]。胎児が循環不全＝胎児水腫になる原因として代表的なものは以下に挙げるものが考えられる。

前負荷（循環血液量）を増大させるもの

胎児貧血（血液型不適合妊娠、パルボウイルス B19 感染［図 2a］、胎児母体間輸血症候群など）

　上記の原疾患により胎児貧血を引き起こし、循環血液量の増大→心拍出量の増大につながる。中大脳動脈の最大血流速度の上昇で診断が可能である。

双胎間輸血症候群の受血児（図 2b）、無心体双胎の健常児

　双胎間輸血症候群の受血児では、レニン─アンジオテンシン系およびバソプレシンの刺激により羊水過多を引き起こし、また高拍出性心不全を来す。

腫瘍性病変（仙尾部奇形腫など）

　腫瘍内に存在する動静脈間短絡により高拍出性心不全を引き起こす。

動静脈奇形（図 2c）

　ガレン動静脈奇形のような場合には上大静脈が著しく拡張する。

a パルボウイルスB19感染

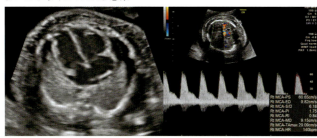

b 双胎間輸血症候群

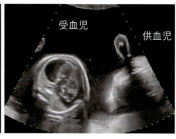

c ガレン大動脈静脈奇形

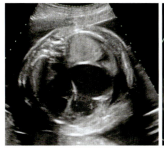

d 静脈管欠損

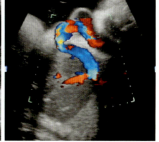

図2 胎児循環に影響を与える因子

静脈管欠損（図2d）

静脈管はsphincterの役割をしているため、静脈管の欠損により胎盤からの血流が直接心臓に戻ってくる。そのため心臓へのかなりの容量負荷となり、心不全へのリスクとなる。

後負荷（末梢血管抵抗）を増大させるもの

胎盤循環の抵抗の増加は右心室の後負荷となり、脳循環の血圧変化は左心室の後負荷となる。妊娠高血圧症候群によって引き起こされる胎盤機能不全は後負荷を増大させる代表的な原因となる。

topics

胎内からの血流変化による影響

先天性心疾患（congenital heart disease；CHD）による胎児循環への変化がもたらす神経学的予後の影響が最近注目されている。今まではCHD特有の出生後に行う手術の影響が考えられていたが、胎内からの血流変化による影響が懸念されている。例えば左心低形成症候群（HLHS）では、頭部への血流は動脈管から逆流した血液が、細い横行大動脈から供給される。大血管転位症（d-TGA）では大動脈が右心室から流出するため、並行循環とはいえ本来予想される酸素濃度よりやや低い血流が横行大動脈に供給される。いずれの場合も通常の胎児より出生時の頭囲が小さく、中大脳動脈の血管抵抗が低いことが報告されている[3,4]。治療成績が改善されるなか、できるだけ良好な長期予後に到達するための取り組みが期待される。

引用・参考文献

1) Rudolph, A. Congenital Diseases of the Heart: Clinical- Physiological considerations. 3rd ed. West Sussex, Wiley-Blackwell, 2009, 544p.
2) Gilbert, RD. Control of fetal cardiac output during changes in blood volume. Am J Physiol. 238 (1), 1980, H80-6.
3) Yamamoto, Y. et al. Severe left heart obstruction with retrograde arch flow influences fetal cerebral and placental blood flow. Ultrasound Obstet Gynecol. 42 (3), 2013, 294-9.
4) Kinnear, C. et al. Abnormal fetal cerebral and vascular development in hypoplastic left heart syndrome. Prenat Diagn. 39 (1), 2019, 38-44.

第2章 胎児循環

❷ 胎児動脈管早期閉鎖

山本祐華　やまもと ゆか
順天堂大学医学部附属浦安病院産婦人科 准教授

★ 動脈管早期収縮の症例 ★

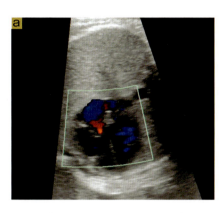
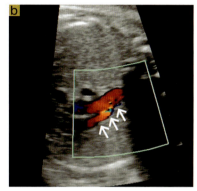
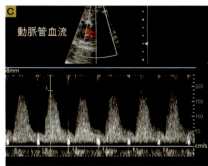

a 三尖弁逆流

b 動脈管のカラードプラ（モザイク様）

c 動脈管血流波形
　　PSV（収縮期最大血流速度）　＞140cm/秒
　　EDV（拡張末期血流速度）　　＞30cm/秒
　　PI（拍動係数）　　　　　　　＜2.2

コンパクト解説

妊娠末期に認める心拡大の原因

動脈管は胎児循環を維持するための重要な血管であるが、早期閉鎖することで右心不全を起こし、場合によっては胎児機能不全に陥ることもある。妊娠末期に認める心拡大の原因として念頭に置いておくべき疾患の一つである。妊婦の嗜好によってもリスクが上昇するので、正しい知識と保健指導が重要である。

動脈管早期閉鎖が起こるメカニズム[1]

　動脈管の壁は通常の血管組織とは異なり、平滑筋からできている。右心室から駆出される血液の約 60％が動脈管を通過するといわれていて、妊娠中は広く開存し、肺動脈と下行大動脈との間には圧較差は認めない。しかし収縮期圧が 5〜8mmHg 低下すると、妊娠末期に軽度の狭窄を生じることがある。

　動脈管は酸素分圧（pO_2）のレベルにより弛緩・収縮するといわれている。動脈管組織標本を用いた実験では、pO_2 20〜35mmHg で動脈管は弛緩し、pO_2 がその範囲から増加しても減少しても動脈管は収縮する。この動脈管の酸素に対する反応は、妊娠週数と相関するといわれている。胎児が未熟であると、より収縮反応が少なく、狭窄が始まる pO_2 レベルはより高くなる。また、動脈管はプロスタグランジンに高い感受性を持っている。PGE_2 と PGI_2 は動脈管の平滑筋を弛緩させるが、PGE_2 も PGI_2 も動脈管の壁で産生される。大量の PGI_2 が動脈管で産生されるにもかかわらず、動脈管の筋層が PGE_2 により鋭敏であるために、筋緊張の調整には PGE_2 がより重要である。

　動脈管早期閉鎖の詳細なメカニズムにはいまだ不明な点もあるが、上記の動脈管の特徴のために母体が摂取したインドメタシンや抗炎症物質によりプロスタグランジン代謝経路が阻害されると、動脈管の収縮を引き起こす。最近ではその抗炎症物質がハーブやナッツ、フルーツにも含まれるとされ、代表的な因子としてポリフェノールが知られている。アラキドン酸から PGE_2 への変換を阻害することで動脈管の収縮を引き起こすと考えられる（図1）[2]。

動脈管早期閉鎖の診断

　胎児心臓超音波検査で右心室拡大、右室心筋肥厚、三尖弁逆流（扉図 a）などが認められた際には、動脈管の形態や血流を確認する。three vessel trachea view で動脈管の位置に血流を確認できない場合は確定診断となる。場合によっては胎児心拍数モニタリング（CTG）で胎児機能不全の所見を認める。

　動脈管早期閉鎖の前段階として動脈管早期収縮があるが、その際には動脈管血流の評価で鑑別することができる。

- 動脈管血流において、カラードプラでモザイク様の色が乗る（扉図 b）
- PSV（収縮期最大血流速度）＞ 140cm/ 秒、EDV（拡張末期血流速度）＞ 30cm/ 秒
- PI（pulsatility index：拍動係数）＜ 2.2

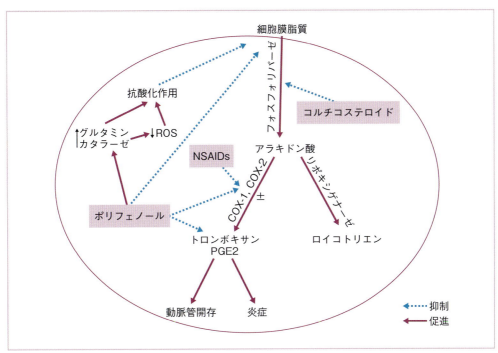

図1 ポリフェノールやNSAIDsと動脈管との関係

（文献2を参考に作成）

この3点が診断基準となる（扉図c）。PIは週数による変化がなく、角度による影響を考慮しなくてもよいので、有用な指標となる[2]。

動脈管早期閉鎖への対応

　原因となる薬剤や摂取物が特定できれば、速やかに原因を除去し、注意深くモニタリングしながら胎児心臓超音波やCTGの変化を確認する。心不全が軽度であり、原因薬剤中止後に改善を認める場合にはそのまま経過観察して、分娩に備える。心不全徴候が改善しない、または増悪する際には、胎児の早期娩出（帝王切開術）が必要となる。分娩後は新生児肺高血圧に関して厳重な管理が予想される。

助産師へのアドバイス

ポリフェノールを含む食品に注意

　妊婦が摂取しているものや、使用している薬剤について、細やかな問診を行いましょう。湿布などにもNSAIDsが含有されているので使用は控えるよう伝えます。ポリフェノールと動脈管早期閉鎖との関係[3]（特にハーブティの過剰摂取に注意）についてはあまり知られていないので、表1を参考に、過剰摂取とならないように指導しましょう。

表1 ポリフェノール含有量の参考値

食　品	ポリフェノール含有量（mg/100mL）
赤ワイン	241 ± 32
インスタントコーヒー	133 ± 9
ホワイトティ	104 ± 5
グリーンティ	85 ± 3
紅茶	72 ± 15
オレンジジュース	72 ± 1
ロイボスティ	54 ± 2
アップルジュース	40 ± 2
ホットココア	30 ± 7
ダークチョコレート	1,617 ± 161
セミスイートチョコレート	1,483 ± 202
ミルクチョコレート	515 ± 79
ホワイトチョコレート	222 ± 60
ドライウォールナッツ	3,733 ± 1,190
ドライピスタチオ	642 ± 50
ドライピーナッツ	460 ± 90

引用・参考文献

1) Rudolph, A. Congenital Diseases of the Heart: Clinical- Physiological considerations. 3rd ed. West Sussex, Wiley-Blackwell, 2009, 544p.
2) Zielinsky, P. et al. Prenatal effects of maternal consumption of polyphenol-rich foods in late pregnancy upon fetal ductus arteriosus. Birth Defects Res C Embryo Today. 99 (4), 2013, 256-74.
3) Zujko, ME. et al. Antioxidant Potential and Polyphenol Content of Beverages, Chocolates, Nuts, and Seeds. Int J Food Prop. 17, 2014, 86-92.

memo

第3章　胎児発育

① 胎児発育のメカニズム

仲村将光　なかむら まさみつ
昭和大学医学部産婦人科学講座 講師

★ 胎生期の分類 ★

卵胎期	胎芽期	胎児期
〜妊娠4週	妊娠5〜10週	妊娠11週〜分娩

受精後2週

3〜8週
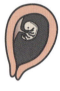

9週〜
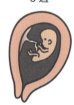

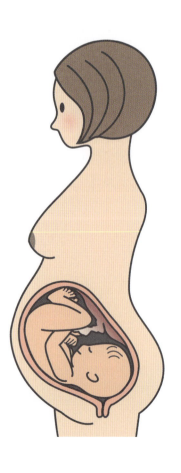

受精後から分娩までの胎生期は、卵胎期、胎芽期を経て胎児期に至る。妊娠11週（受精後9週）以降の胎児は、一部の主要な臓器では各器官の形成が完了する時期にある。その後、胎盤および臍帯が形成されることで、胎児のさらなる発育・発達が可能になる。

第III部 胎児発育の生理

第3章 胎児発育
❶ 胎児発育のメカニズム

胎児発育のメカニズム

　胎児は器官形成が完了した後、出生までに出生後の生活を可能にするために子宮内で機能的にも発育する。胎児発育に関わる要因はさまざまであるが、それらが複雑に関連し、児の体重が胎児発育の良否を評価する指標となる。肉眼では見えない受精卵が約280日かけて子宮内で発育し、3,000g前後で分娩となる。胎児側から見た発育に関わる要因は、遺伝的要因と環境的要因とに分類される。この2つの要因がそれぞれ、または互いに影響して、胎児発育の良否が決定される。

　胎児発育の評価は、母体の腹囲および子宮底の計測だけでなく、超音波胎児計測による推定体重を評価することが一般的になった。推定体重だけでなく各計測値（biparietal diameter；BPD、abdominal circumference；AC、femur length；FL）をそれぞれ評価した胎児の体型（proportion）にも注意が必要である。各計測値のSD（standard deviation：標準偏差）値が±1.5以内であれば生理的範囲であるといえる一方で、±1.5SDを超えた場合にも異常であるとは診断できないので、その評価を妊婦に伝える際には不安を与えないような配慮が必要である。

遺伝的要因

　遺伝的要因とは、児の性別や両親の体格などといったものを含む、児が本来持つ遺伝情報によって規定されたものである。出生体重には男女差があることが分かっており、在胎期間別出生時体格標準値は男女別になっている[1]。また親の体型にも出生体重は影響を受ける。胎児発育不全を認める場合、両親の体型を確認する必要はあるが、性別や遺伝的要因により重篤な発育不全を起こすことはあまりない。

　胎盤の遺伝情報は胎児と同一である。しかし、まれに胎盤にのみ染色体異常を認める「胎盤モザイク」[2]では胎盤発育障害に伴う胎盤機能不全により胎児発育不全が生ずることがある。

環境的要因

循環血液量

　胎児発育に最も影響すると考えられるのは、胎盤－臍帯－胎児循環である。この循環系を維持するためには、胎盤および臍帯の発育が重要である。

　妊娠初期において、胎盤の基礎となる絨毛組織が子宮内膜（脱落膜）のらせん動脈の血管内皮細胞と十分に置換できるかどうかが、胎盤発育の良否に大きく影響する[3]。らせん動脈の血管内皮が絨毛細胞に十分に置換された場合には血管が開き、大量の母体血がらせん動脈

から絨毛間腔に入ることで絨毛の発育が促進され、胎児発育に必要な胎盤機能が維持される。

　また、絨毛発育環境に関する説（trophotropism theory）[4]によると、絨毛組織は着床部位から子宮内膜の血流が十分な部位で発育するといわれている。着床部位周囲における血流分布が均一であれば、胎盤（絨毛組織）は着床部位を中心に同心円状に形成され、それに伴い臍帯と胎児も発育する。一方、着床部位周囲の子宮内膜における血流分布が不均一の場合には、絨毛組織の発育が均等に進まず、臍帯付着部異常（辺縁付着、卵膜付着）や胎盤の不整形および副胎盤といった異常が引き起こされる。このような病的な胎盤や臍帯では、胎盤－臍帯－胎児循環が障害され、胎児発育不全の原因となる。

　胎盤、臍帯および胎児は遺伝的および環境的要因に問題がなければ、分娩まで発育し続ける。妊娠経過とともに母体の循環血液量が増加し、胎盤－臍帯－胎児の循環血液量も増加する。また、胎児発育に伴って胎児の酸素、電解質および栄養分の需要は増加するため、胎児心拍出量を増加させることによって胎盤－臍帯－胎児循環を維持する必要がある。

　このように胎盤－臍帯－胎児の循環が維持されていれば、胎児は生理的かつ順調に発育すると考えられる。胎盤や臍帯の形成・発育が障害されることによる胎盤－臍帯－胎児循環血液量の不足および胎児の心機能障害がそれぞれ、または互いに関連し、胎盤－臍帯－胎児の血液循環が障害されることで胎児発育は妨げられる。

糖代謝

　細胞分裂により器官形成が完了した各臓器の細胞はその後発育を続けるが、胎児に供給される栄養分の中でも、糖は胎児の発育に影響することが分かっている。血液中のブドウ糖（血糖）は胎盤を通過し、母体と同様に胎児血中ではインスリンでその値がコントロールされている。母体と胎児の血糖は相関するため、母体の糖代謝異常は胎児にも影響する。つまり、母体の高血糖では胎児も高血糖となり、それに対して反応して胎児膵臓から分泌されたインスリンにより胎児は高インスリン血症の状態になる。インスリンにより細胞内に取り込まれたブドウ糖は胎児の発育を促進させ、それが巨大児につながる。

　母体の糖代謝異常（妊娠糖尿病・糖尿病合併妊娠）を認めた場合には上記の原因で胎児発育がより促進される。

topics
タダラフィルを用いた胎児発育不全の管理

　胎児発育不全（fetal growth restriction；FGR）に対し、胎児の発育を促すことを目的とする治療は実質的にはなかった。胎児発育を推定体重で評価し、胎児循環の状態を超音波ドプラやCTGで評価することによって娩出時期を決定するのみである。発育不全児では妊娠週数が28週を超えているかどうかが予後決定の重要な因子となる[5]ため、それ以前にFGRと診断された場合には、可能な限り妊娠延長に努めることになる。

　そのような中で、血管拡張作用がある原発性肺高血圧症に用いられる薬剤であるタダラフィルを投与することで、母体の末梢血管を拡張させ、胎盤－臍帯－胎児循環血液量を増やすことにより胎児発育が促進されるとの仮説のもと、研究が行われている[6]。

　欧州では、それに類似した作用を持つシルデナフィルクエン酸塩（バイアグラ）の胎児発育不全に対する臨床研究で、胎児死亡例（19/93人）が出たことから中止となっている。これらの薬物は同様の血管拡張作用があるものの、半減期が大きく異なるため、タダラフィル研究が同じような結果になるとは限らない。タダラフィルの有効性が明らかとなり、胎児発育不全の管理が今後大きく変化する可能性が期待される。

引用・参考文献

1) Itabashi, K. et al. New Japanese neonatal anthropometric charts for gestational age at birth. Pediatr Int. 56 (5), 2014, 702-8.
2) Yong, PJ. et al. Placental weight in pregnancies with trisomy confined to the placenta. J Obstet Gynaecol Can. 31 (7), 2009, 605-10.
3) Bulla, R. et al. VE-cadherin is a critical molecule for trophoblast-endothelial cell interaction in decidual spiral arteries. Exp Cell Res. 303 (1), 2005, 101-13.
4) Ramos-Arroyo, MA. et al. Twin study: relationship between birth weight, zygosity, placentation, and pathologic placental changes. Acta Genet Med Gemell (Roma). 37 (3-4), 1988, 229-38.
5) Yoshida, A. et al. Prenatal risk stratification of severe small-for-gestational-age infants: a Japanese multicenter study. J Matern Fetal Neonatal Med. 29 (8), 2016, 1353-7.
6) Umekawa, T. et al. TADAFER II : Tadalafil treatment for fetal growth restriction - a study protocol for a multicenter randomised controlled phase II trial. BMJ open. 8 (10), 2018, e020948.

第3章 胎児発育

❷ 胎児発育不全

仲村将光　なかむら まさみつ
昭和大学医学部産婦人科学講座 講師

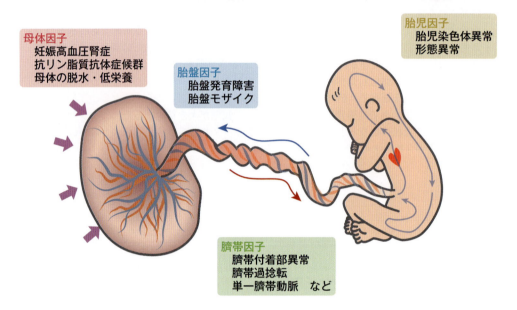

★ 胎盤−臍帯−胎児循環障害および胎児発育不全の原因 ★

胎児発育不全は、胎盤−臍帯−胎児循環が障害されることによって、本来到達するはずであった胎児体重まで発育しなかった状態である。その原因は、妊娠高血圧腎症などの母体因子、胎盤発育障害などの胎盤因子、臍帯異常による臍帯因子、胎児異常による胎児因子に分類される。

> **コンパクト解説**
>
> **何らかの制限を受けたのかどうかが児の予後に影響する**
>
> 胎児発育不全（fetal growth restriction；FGR）は「妊娠中の推定体重が該当週数の一般的な胎児体重に比較して明らかに小さい場合」と定義され、日本では推定体重が該当週数相当の−1.5SD 未満が診断基準となっている。例えば、妊娠40週に3,000gで出生するはずが2,200gなのか、もともと2,200gで出生するはずの児だったのかは区別できない。いずれの場合も定義上はFGRとなるが、後者は発育が制限されたのかは不明である。妊娠週数（日数）が同じ場合でも、児の体重はそれぞれ異なり、ばらつきがあると思われるが、体重が軽い順に並べて前から7〜8番目までの児がFGRと診断されることになる。何らかの制限を受けたのかどうかが児の予後に影響するため、その評価は重要である。

第III部 胎児発育の生理

第3章 胎児発育 ❷ 胎児発育不全

★★★★★ 胎児発育不全が起こるメカニズム ★★★★★

児の発育が障害されて起こる胎児発育不全（fetal growth restriction；FGR）のメカニズムについては、以下のように考えられている。

胎盤や臍帯の発育障害

胎児は生理的に器官形成期を終えた後、遺伝的要因である胎児染色体異常の有無にかかわらず、器官形成が正常に行われなかった場合に組織が欠損することによって、その分体重が減少することにより、胎児発育が障害される場合がある。また、FGRの一部には、胎盤にのみ染色体異常を認める「胎盤モザイク」があり、胎盤発育が障害されることによって胎盤－臍帯－胎児循環に障害が生じ、FGRとなることもある。

FGRと診断される症例には、前述した遺伝的な要因に比較して、胎盤や臍帯の発育障害に起因する環境的要因を原因とするものである頻度が高い。子宮内における血流分布は均一ではなく、血流分布が極端に少ない場所では絨毛組織や臍帯が十分に発育しないことがある。胎盤および臍帯の発育が十分でなければ、発育に伴って増加する胎盤－臍帯－胎児の循環が障害される。胎児の発育は胎盤および臍帯の発育の良否によって影響されると考えられる。

らせん動脈血管内皮細胞の置換が不十分

妊娠初期において、胎盤の基礎となる絨毛組織からの子宮内膜（脱落膜）のらせん動脈血管内皮細胞の置換（remodeling）が胎盤発育に大きく影響する[1]。このとき置換が十分でないと、絨毛間腔への母体血の流入が不足することで相対的に低酸素状態となり、抗血管増殖因子の産生が増加するなどしてそれらが母体の血管内皮障害を引き起こし、妊娠高血圧腎症（preeclampsia；PE）を発症することがあるが、PEではFGRが先行することが多い。

臍帯付着部異常・臍帯異常

子宮内において、血流分布が比較的少ない子宮体下部や卵管角付近に受精卵が着床すると、本来発育するべき絨毛組織が発育不良または萎縮し、臍帯につながる胎盤表面の血管や臍帯血管そのものが胎盤実質上に存在しない臍帯卵膜付着や前置血管となることがある。また、胎盤実質の辺縁に臍帯付着部が存在する臍帯辺縁付着では、絨毛組織の発育障害の程度は、卵膜付着や前置血管ほどではないが、児のFGRの頻度は有意に高い[2]。また、臍帯過捻転や単一臍帯動脈、細い臍帯といった臍帯異常が胎児発育不全の有意なリスクとなり得るとの報告[3]があり、健診中にこのような臍帯異常を指摘された妊婦の胎児発育には注意が必要である。

こうした問題がない場合でも、母体の極端な低栄養や脱水は循環血液量の減少も影響して

FGR となる場合があるため、妊娠中の体重の推移にも注意する必要がある。

胎児発育不全の診断

『産婦人科診療ガイドライン：産科編 2017』[4] では、「FGR は胎児体重基準値の− 1.5SD 以下を診断の目安とし、推定体重の推移、胎児腹囲、および羊水量なども考慮して総合的に診断する（推奨度 C）」とされている。ただし、胎児超音波計測の所見よりも重要なのは、妊娠週数が正しく決定されているかどうかである。最終月経から算出した妊娠週数と、妊娠 8〜10 週の胎児頭殿長による妊娠週数との乖離の有無や、週数の修正の有無を確認する必要がある（推奨度 B）。

健診で胎児超音波計測を行っていれば子宮底長測定は省略可能となっている現在、FGR の診断は超音波検査に頼るところが大きい。しかし、ガイドラインの Answer からも分かるように、超音波検査による FGR の診断は絶対的なものではなく、総合的に判断する必要がある。また、推定体重が− 1.5SD 以下であっても、胎児循環が障害されていることを示すものではない。

胎児発育不全への対応

FGR が疑われる場合には、胎盤−臍帯−胎児の循環障害の程度を把握することが児の管理に重要である。循環障害が悪化すると胎児死亡となるため、それを回避するためには、超音波ドプラや胎児心拍数陣痛図波形の所見をもとに胎児の well-being を評価する。

このような検査は連日または隔日で行われることが多いため、入院管理とする場合が多い。入院した場合でも 24 時間胎児をモニタリングすることは困難であり、胎児死亡のリスクについては診断時に説明しておく方がよい。

胎児循環不全が認められる時期が早産期、特に妊娠 28 週以前の場合、児の未熟性が新生児治療および管理の問題になるといったジレンマが生じる。胎児循環障害の程度を評価し、胎児にとってより良い娩出時期を考慮した管理が必要である。胎児循環障害を改善し、正期産まで妊娠期間を延長することが可能な胎児治療の開発が期待されている。

助産師へのアドバイス

児の状態に応じて精神的にもサポートしていく

　FGRは、治療によってその状態を改善することは困難で、医師から早い時期に診断された場合、母体の不安は大きいと思われます。児の発育を評価することを目的とした超音波検査は連日または隔日で行われますが、推定体重には測定誤差があり、前回の検査から測定値が減少していたとしても、実際に子宮内で胎児の体重が減少しているとは考えられません。適切な娩出時期決定のために胎児循環不全の状態を評価するに当たっては、それぞれの検査所見単独で判断するのは困難で、超音波ドプラ所見や胎児心拍数陣痛図の波形を総合的に評価することになります。

　FGRと診断された妊婦は不安を抱えていることが多く、その不安から出てくる疑問に対しては、胎盤－臍帯－胎児循環の生理学を理解した上で丁寧に回答すべきです。医療側のちょっとした一言によって不安が増すといったことがないように配慮しましょう。FGRの原因が母体にある場合、自分を責める妊婦がいるかもしれません。特に、合併症のある妊婦ではその傾向が強くなると推測されます。FGRのリスクとなる母児の背景や、管理中の検査所見から児の状態を把握し、児の状態に応じて精神的にもサポートしていく姿勢が重要です。

引用・参考文献

1) Pijnenborg, R. et al. Uteroplacental arterial changes related to interstitial trophoblast migration in early human pregnancy. Placenta. 4 (4), 1983, 397-413.
2) Cai, LY. et al. Abnormal placental cord insertion may induce intrauterine growth restriction in IVF-twin pregnancies. Human reproduction. 21 (5), 2006, 1285-90.
3) Tantbirojn, P. et al. Gross abnormalities of the umbilical cord: related placental histology and clinical significance. Placenta. 30 (12), 2009, 1083-8.
4) 日本産科婦人科学会／日本産婦人科医会. "CQ307-1 胎児発育不全（FGR）のスクリーニングは？". 産婦人科診療ガイドライン：産科編2017. 東京, 日本産科婦人科学会, 2017, 177-81.

第IV部

胎盤・臍帯・羊水の生理

第1章 胎盤の機能

❶ 胎盤の機能のメカニズム

後藤未奈子 ごとう みなこ
昭和大学医学部産婦人科学講座

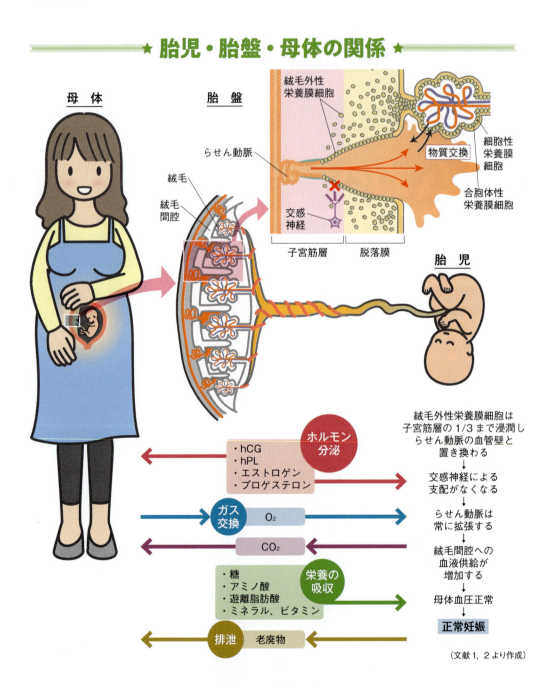

★ 胎児・胎盤・母体の関係 ★

（文献1, 2 より作成）

第IV部 胎盤・臍帯・羊水の生理

第1章 胎盤の機能

❶ 胎盤の機能のメカニズム

胎盤の形成は妊娠7週ごろから始まり、妊娠4カ月末までに形態的・機能的に完成し、その後妊娠10カ月ごろまで増大を続ける。胎盤は妊娠することにより形成される母体由来の成分と、胎児由来の成分とから成る特殊な臓器であり、胎児の生命維持の役割を果たす。

受精卵は受精後6〜7日で子宮内膜に胚盤胞の状態で着床し、その後、胎芽、卵黄嚢、羊膜、絨毛膜が形成される。母体側胎盤では柱状に細胞が増殖侵入することで胎盤が子宮壁に強固に固定され、母体血液に満たされた絨毛間腔が形成される。らせん動脈内への栄養膜細胞の浸潤は、妊娠10週前後に筋層内にまで至る。この栄養膜細胞の浸潤は、子宮動脈血管抵抗の減弱と絨毛間腔への血流増加を可能にする。これは、その後急速に発育する胎盤と胎児への酸素や栄養の供給に応えるための生理メカニズムである。

栄養膜細胞のらせん動脈への浸潤不全は、妊娠高血圧症候群と密接に関連していると考えられており、着床時の胎盤形成過程がその後の妊娠維持に非常に重要であることが分かる。栄養膜細胞の浸潤は、それ自身から分泌される細胞増殖因子やサイトカインなど、さまざまな因子によって制御されている[3,4]。

胎盤は胎児の絨毛が絨毛間腔（母体血のプール）に浸かっているような構造であり、絨毛を介して胎児−母体間で栄養・代謝物質の輸送やガス交換が行われている。胎盤における物質交換には4種類の輸送方法があり、呼吸器、消化器、内分泌、排泄器としての役割を果たす（表1）[2]。

胎盤は血液ガス交換の場としてだけでなく、ステロイドの代謝などを行う内分泌器官としての役割がある蛋白ホルモン（hCG・hPL）とステロイドホルモン（エストロゲン・プロ

表1 胎盤における物質交換

方　法	機　序	主に輸送される物質
単純拡散 ・電解質（Na、Kなど） ・尿素、遊離脂肪酸、脂溶性ビタミン	濃度勾配に従って移動する	・気体（O_2、CO_2など）
促進拡散	担体を利用し、かつ濃度勾配に従って移動する	・ブドウ糖
能動輸送 ・電解質（Ca、Mgなど） ・水溶性ビタミン	エネルギーと担体を利用して濃度勾配に逆らって移動する	・アミノ酸
生物学的輸送（ピノサイトーシス） ・LDL-コレステロール	絨毛上皮細胞が飲み込み、反対側に吐き出す	・IgG

（文献2より引用改変）

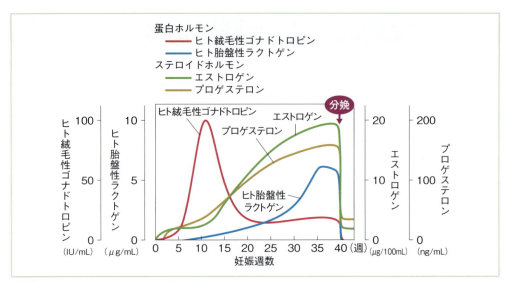

図1 妊娠経過に伴うホルモン濃度の変動

(文献1より引用)

ゲステロン)を産生する。妊娠7週ごろにエストロゲン・プロゲステロンの産生場所は妊娠黄体から胎盤へと移り、胎盤が排出されると母体血中のホルモンも減少する(図1)。

topics

妊娠維持と胎盤ステロイド

妊娠初期より胎盤でステロイド代謝酵素が発現するのは、妊娠維持と胎児発育にエストロゲンの上昇が重要な役割を担うためだと考えられてきたが、最近、大量に産生される胎盤エストロゲンは必ずしも妊娠の維持には必要なく、胎児を高濃度アンドロゲン曝露から保護する意味合いが強いことが示唆された。

胎盤形成不全による妊娠高血圧腎症、胎児発育不全による新規治療

らせん動脈のリモデリングが障害され、栄養膜細胞の侵入不全が生じると、胎児−胎盤循環の悪化および胎盤の虚血や低酸素状態が生じ、胎児の発育が障害され、児は胎児発育不全に陥る。近年、胎児発育不全や妊娠高血圧症候群などの妊娠初期の胎盤形成不全に起因する疾患に対する新規胎児治療法として、血管平滑筋を弛緩させるホスホジエステラーゼ5(PDE5)阻害薬が注目されている。

母体血漿中の胎盤特異的 micro RNA 定量化の可能性

　胎盤に由来する micro RNA は母体血液から検出が可能であり、胎盤の情報を得ることができる。妊娠高血圧症候群の胎盤において、micro RNA の発現異常が起こっていることが報告されている[5]。他の胎盤のマーカーと同様、血漿 micro RNA もいかに妊娠初期に妊娠高血圧腎症が予知できるかが有用性に関わる。妊娠高血圧腎症の早期の予知が可能となれば、予防や新規治療法の開発も可能となる。また、陣痛により母体血漿 micro RNA が上昇することが明らかとなっている[6]。このマーカーが陣痛発来のメカニズム解明の手掛かりとなる可能性や、ひいては胎盤機能を評価できる可能性が期待されている。

引用・参考文献

1) 医療情報科学研究所編."正常妊娠 胎児－胎盤系".病気がみえる vol.10 産科.第 4 版.東京,メディックメディア,2018,34.
2) 医療情報科学研究所編."妊娠高血圧症候群".前掲書 1.92-9.
3) Ahmed, A. et al. Regulation of placental vascular endothelial growth factor (VEGF) and placenta growth factor (PlGF) and soluble Flt-1 by oxygen-a review. Placenta. 21 suppl A, 2000, S16-24.
4) Cartwright, JE. et al. Remodelling at the maternal-fetal interface: relevance to human pregnancy disorders. Reproduction. 140 (6), 2010, 803-13.
5) Pineles, BL. et al. Distinct subsets of microRNAs are expressed differentially in the human placentas of patients with preeclampsia. Am J Obstet Gynecol. 196 (3), 2007, 261.e1-6.
6) Morisaki, S. et al. Effect of labor on plasma concentrations and postpartum clearance of cell-free, pregnancy-associated, placenta-specific micro RNAs. Prenat Diagn. 35 (1), 2015, 44-50.

第1章 胎盤の機能

❷ 妊娠高血圧症候群

後藤未奈子　ごとう みなこ
昭和大学医学部産婦人科学講座

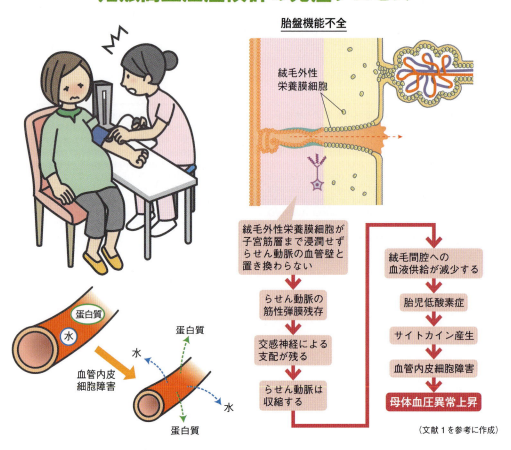

妊娠高血圧症候群の発症プロセス

（文献1を参考に作成）

コンパクト解説

全妊娠の5〜10％に合併する

妊娠高血圧症候群（hypertensive disorders of pregnanacy；HDP）は、全妊娠の5〜10％に合併する、頻度の高い周産期の内科的合併症である。妊娠時に高血圧を認めた場合は妊娠高血圧症候群とし、「妊娠高血圧腎症」「妊娠高血圧」「加重型妊娠高血圧腎症」「高血圧合併妊娠」に分類される。妊娠高血圧は約15〜25％であり、その後に妊娠高血圧腎症へ進行する[2]。

妊娠高血圧症候群が起こるメカニズム

　妊娠高血圧症候群の最重症型とされる妊娠高血圧腎症は、血管内皮障害による血管攣縮を基本病態とする多臓器機能障害である。妊娠高血圧腎症の発症病態は「"two-stage disorder" theory」[3] と称される。

　近年、これまで詳細不明であった血管内皮障害の発症メカニズムが、らせん動脈のリモデリング不全によることが明らかになってきた。正常例では着床後 10～12 週すると母体血管から絨毛間腔に還流が始まり、酸素分圧が上昇するが、妊娠高血圧腎症ではらせん動脈のリモデリング不全のため、妊娠初期から胎盤循環の低酸素状態での悪循環が起こっており、これが "two-stage disorder" theory の first stage である。過剰産生された抗血管新生因子は胎盤を通過して母体循環系に移行し、血管内皮細胞の機能を障害して高血圧や蛋白尿を惹起する。これが second stage である。

妊娠高血圧症候群の診断

　最近、妊娠高血圧症候群の英文表記を「pregnancy-induced hypertension；PIH)」から諸外国と同様の「HDP」へ変更することとなった。新たな HDP 分類（表 1）では、妊娠高血圧腎症に蛋白尿が必須項目ではなくなり、代わって胎児発育不全や臓器障害などの有無が診断項目に加わった。そのため、妊娠高血圧を疑われた場合は尿検査だけでなく、血液検査や胎児発育不全の有無を確認する必要がある。

高血圧合併妊娠と妊娠高血圧症候群との鑑別

　高血圧合併妊娠と妊娠高血圧症候群との鑑別において最も重要な所見は、高血圧発症の時期である。妊娠高血圧症候群の血管感受性の変化は妊娠 18 週ごろから起こると考えられているため[4]、妊娠 20 週未満に高血圧が存在する場合は高血圧合併妊娠と考えるのが妥当である。妊娠 20 週以降に初めて高血圧を指摘された場合、高血圧合併妊娠と妊娠高血圧症候群との鑑別に最長で分娩後 12 週まで経過を観察する。また、妊娠高血圧腎症では降圧薬で血圧は低下しても胎児胎盤循環不全は改善できないのに対し、高血圧合併妊娠では妊娠初期より厳重な血圧管理を行うことで妊娠中の悪化を防ぐことも可能である。

表1 妊娠高血圧症候群（HDP）の分類：日本産科婦人科学会新分類（2018）

①妊娠高血圧腎症：preeclampsia（PE）
　1）妊娠20週以降に初めて高血圧を発症し、かつ蛋白尿を伴うもので分娩12週までに復する場合
　2）妊娠20週以降に初めて発症した高血圧に、蛋白尿を認めなくても以下のいずれかを認める場合で、分娩12週までに正常に復する場合
　　i）基礎疾患のない肝機能障害〔肝酵素上昇（ALTもしくはAST＞40 IU/L）、治療に反応せず他の診断がつかない重度の持続する右季肋部もしくは心窩部痛〕
　　ii）進行性の腎障害（Cr＞1.0 mg/dL、他の腎疾患は否定）
　　iii）脳卒中、神経障害（間代性痙攣・子癇・視野障害・一次性頭痛を除く頭痛など）
　　iv）血液凝固障害〔HDPに伴う血小板減少（＜15万/μL）・DIC・溶血〕
　3）妊娠20週以降に初めて発症した高血圧に、蛋白尿を認めなくても子宮胎盤機能不全〔*胎児発育不全（FGR）、臍帯動脈血流波形異常、死産〕を伴う場合

②妊娠高血圧：gestational hypertension（GH）
　妊娠20週以降に初めて高血圧を発症し、分娩12週までに正常に復する場合で、かつ妊娠高血圧腎症の定義に当てはまらないもの

③加重型妊娠高血圧腎症：superimposed preeclampsia（SPE）
　1）高血圧が妊娠前あるいは妊娠20週までに存在し、妊娠20週以前に蛋白尿、もしくは基礎疾患のない肝腎機能障害、脳卒中、神経障害、血液凝固障害のいずれかを伴う場合
　2）高血圧と蛋白尿が妊娠前あるいは妊娠20週までに存在し、妊娠20週以降にいずれかまたは両症状が増悪する場合
　3）蛋白尿のみを呈する腎疾患が妊娠前あるいは妊娠20週までに存在し、妊娠20週以降に高血圧が発症する場合
　4）高血圧が妊娠前あるいは妊娠20週までに存在し、妊娠20週以降に子宮胎盤機能不全を伴う場合

④高血圧合併妊娠：chronic hypertension（CH）
　高血圧が妊娠前あるいは妊娠20週までに存在し、加重型妊娠高血圧腎症を発症していない場合

*FGRの定義は、日本超音波医学会分類「超音波胎児計測の標準化と日本人の基準値」に従い、胎児推定体重が−1.5 SD以下となる場合とする。染色体異常のない、もしくは奇形症候群のないものとする

（文献5より引用）

妊娠高血圧症候群への対応

管理方法

軽症例の場合

　軽症例で血圧が安定し、母体症状や血液検査異常が見られず、胎児の状態も良好である場合は、外来管理を行う場合がある。ただし、自宅血圧測定の指示や来院した方がよい状態については、十分な説明が必要である。妊娠高血圧症候群の一番の治療は妊娠の終了であるため、妊娠40週未満で分娩を終了させることが望ましい。

重症例の場合

　全例に入院管理が必要となる。妊娠高血圧腎症で血圧コントロールが不良である場合、34週での分娩を検討する場合もある。管理中に病態が悪化した場合（母体の血液検査異常や肺水腫などの母体臓器障害）には、妊娠週数にかかわらず妊娠を終了させる場合もある。

降圧薬の使用

　経口投与が可能な降圧薬として、メチルドパ水和物、ラベタロール塩酸塩、ヒドララジン塩酸塩、ニフェジピンなどがある。ACE阻害薬やARBは妊婦には使用しない。

　急激な血圧上昇の場合、母体高血圧による合併症を避けるため、子癇発作予防目的に硫酸マグネシウム製剤を、降圧薬としてニフェジピン持続静脈内投与を選択されることがよくある。これらの投与はあくまで母体合併症を避ける目的であり、妊娠高血圧症候群の根本的な治療ではないことを忘れてはならない。必ず母体臓器障害の有無や血液検査で異常所見がないか、胎児の評価も併せて施行し、適切な分娩時期を決定していく必要がある。

降圧目標は収縮期血圧・拡張期血圧

　急激な降圧は子宮胎盤循環の障害を招き、特に胎児発育不全の児においては胎児機能不全を起こしやすいため、胎児モニタリングを行いながら、降圧は平均血圧で治療開始前の血圧の20％以内に維持することが望ましいとされている。

分娩中の血圧測定

　陣痛発来中は痛みにより交感神経が緊張し血圧が上昇する。さらに子宮収縮により子宮の血流が減少し、その分母体循環血漿量が増加、心拍出量が増加することで一時的に心拍数や血圧も上昇する。そのため、分娩時の血圧測定は陣痛間欠期に行う必要がある。妊娠高血圧症候群や分娩時に高血圧を認めた症例に対しては、少なくとも2時間以内での血圧測定が推奨されている。

＼ 助産師への アドバイス ／

正しい血圧測定方法とその評価

　外来血圧測定は、水銀血圧計による聴診法がゴールドスタンダードですが、簡便性から自動血圧計が汎用されています。血圧は変動性の高い測定項目であり、正確な測定が望まれます。血圧測定は5分以上の安静後、座位にて上腕で測定します。カフの位置は心臓の高さに保持し、1〜2分間隔で2回測定し、その平均値を取ることを原則とします。高血圧の診断は少なくとも2回以上の異なる機会における血圧値に基づいて行うべきです。なお、妊婦の収縮期血圧においては、血圧が高いほど聴診法に比べて自動血圧測定値の方が低くなることに留意します。

家庭血圧測定の指導

　白衣高血圧を疑う場合は家庭血圧測定を指導します。血圧は日内変動、日間変動、週間変動、季節変動があることに留意し、上に示した適切な測定を心掛けましょう。高血圧を発症している可能性が高い家庭血圧は135/85mmHg以上です。基本は数日間の測定により評価しますが、数日以内に急速な変化を呈して妊娠高血圧腎症や子癇を発症することもある[6]ため、

下記のような場合には病院へ連絡するように指導しましょう。
- 数日の平均値が 135/85mmHg 以上である場合
- 2 機会連続で 140/90mmHg 以上の場合
- 1 回でも 160/110mmHg 以上の場合

　なお、非妊婦における白衣高血圧の定義は、複数回測定した外来血圧の平均が 140/90mmHg 以上で、かつ家庭血圧測定や 24 時間自由行動下血圧測定で複数回測定した昼間血圧の平均が 135/85mmHg 未満、もしくは平均 24 時間血圧が 130/80mmHg 未満とされています。

引用・参考文献

1) 医療情報科学研究所編."妊娠高血圧症候群".病気がみえる vol.10 産科.第 2 版.東京,メディックメディア,2009,92-9.
2) Morikawa, M. et al. Pregnancy outcome of women who developed proteinuria in the absence of hypertension after mid-gestation. J Perinat Med. 36 (5), 2008, 419-24.
3) Robert, JM. Preeclampsia: What we know and what we do not know. Semin Perinatol. 24 (1), 2000, 24-8.
4) Gant, NF. et al. A study of angiotensin II pressor response thoughout primigravida pregnancy. J Clin Invest. 52 (11), 1973, 2682-9.
5) 日本妊娠高血圧学会.http://www.jsshp.jp/
6) Morikawa, M. et al. Risk factors for eclampsia in Japan between 2005 and 2019. Int J Gynecol Obstet. 117 (1), 2012, 66-8.

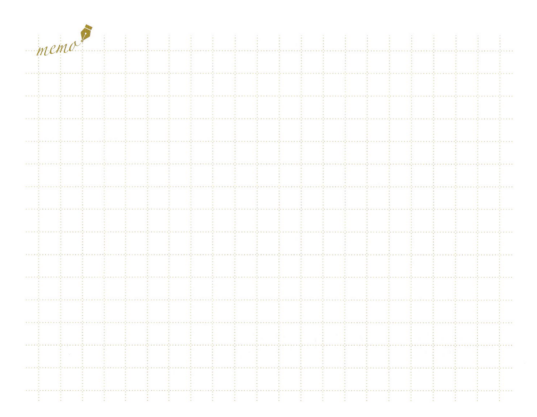

第1章 胎盤の機能

❸ 常位胎盤早期剝離

後藤未奈子 ごとう みなこ
昭和大学医学部産婦人科学講座

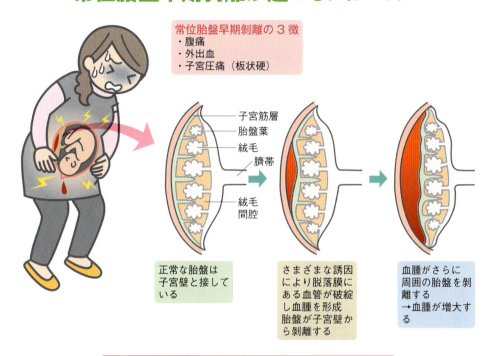

★ 常位胎盤早期剝離が起こるメカニズム ★

常位胎盤早期剝離の3徴
・腹痛
・外出血
・子宮圧痛（板状硬）

正常な胎盤は子宮壁と接している

さまざまな誘因により脱落膜にある血管が破綻し血腫を形成 胎盤が子宮壁から剝離する

血腫がさらに周囲の胎盤を剝離する
→血腫が増大する

母体：胎盤組織内の組織因子が母体血中に流入→産科DIC
胎児：胎盤からの酸素供給の低下ないし遮断→胎児機能不全

> **コンパクト解説**
>
> **発症後短時間で児が死亡に至る、あるいは脳性麻痺を発症することがある**
>
> 常位胎盤早期剝離とは、正常位置に付着していた胎盤が妊娠中および胎児娩出前（＝早期）に剝離する現象である。病理学的には脱落膜の基底層にある小動脈の破綻により血腫が形成され、これに接する胎盤が剝離することをいう。胎児は胎盤を介して母体から酸素や栄養を供給されているため、胎盤が剝離すると十分な酸素供給を受けられなくなり、低酸素状態から酸血症へ陥る。剝離面積が広い場合、発症後短時間で児が死亡に至る、あるいは脳性麻痺を発症することがある。全分娩の約1％に認められ、妊産婦死亡の原因となり得る。本症による死亡率は周産期死亡率全体に比して10倍以上高く、新生児の予後不良因子でもある[1]。報告された重症脳性麻痺のうち、原因が特定できた病態の約20％を占め、最も多い[2]。

常位胎盤早期剝離が起こるメカニズム

　常位胎盤早期剝離は、病理学的には脱落膜基底層にある小動脈の破綻による出血から脱落膜基底層に血腫を形成して胎盤が子宮壁より剝離するものである。原因や厳密な病態は明らかではないが、機械的な外力により突然起こるものや、慢性的な血管攣縮、血管変性、血管低形成、炎症細胞浸潤、アポトーシスなど、さまざまな誘因がある（表1）[3]。

表1　常位胎盤早期剝離の危険因子

妊娠高血圧症候群
常位胎盤早期剝離の既往
子宮内感染
切迫早産
前期破水
外　傷
喫　煙　など

常位胎盤早期剝離の診断

　早剝の診断は、下腹部痛、背部痛、子宮に限局する圧痛、性器出血、胎動減少・消失などの症状を訴えた患者に早剝を疑うことから始まる。初期症状は切迫早産徴候と類似しているが、早剝の子宮収縮は頻回あるいは持続的であることが多く、鑑別ポイントとして重要である。

全身状態の把握
　バイタルサインを測定し、腹部触診で板状硬の有無を、内診で異常出血の有無を確認する。

胎児心拍数モニタリング
　早剝による胎児機能不全を認める場合、胎児適応による早期の娩出が必要となる[4]。

血液検査
　Hb、血小板、AT-Ⅲ、FDP あるいは D ダイマー、フィブリノゲン、AST、LDH などの検査が推奨される。フィブリノゲン値 150mg/dL 未満では出血傾向が高まるため輸血を考慮する。早剝では脱落膜血腫部での凝固因子の消費と活性化組織トロンボプラスチン様物質の母体血管内流入により DIC を発症する。そのため、DIC の治療も並行して行う必要があることが多い。検査結果がそろわなくとも、臨床症状や他の所見により早剝を疑った場合、

第IV部 胎盤・臍帯・羊水の生理

第1章 胎盤の機能 ❸ 常位胎盤早期剝離

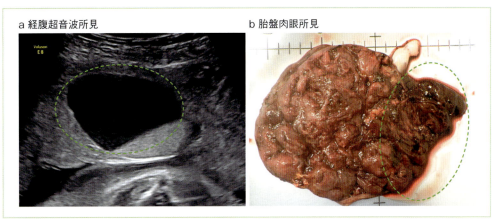

図1 常位胎盤早期剝離の超音波所見と肉眼所見

躊躇することなく早期娩出などの治療を開始すべきである。

経腹超音波検査（図1）

　超音波診断所見として、胎盤後血腫、胎盤肥厚、胎盤辺縁鈍化が知られている。出血部は発症早期である場合、胎盤に比べ高輝度から等輝度を呈し、1週間以内に低輝度となる。後方視的な超音波による早剝診断は感度24％、特異度96％であり、超音波で早剝所見を認めた場合の的中率は高いが、所見がなくても早剝を否定できない[5]。

★★★★★ 常位胎盤早期剝離の治療 ★★★★★

　急速遂娩が原則であるが、母体の全身状態の把握と児の評価を行い、その結果により分娩方法やその後の対応を決定する。胎児徐脈を伴った臨床的に明らかな早剝症例の検討では、分娩までの時間が短いと児の後遺症なき生存の機会が上昇することがいわれている[4]。そのため、急速遂娩が必要であれば手術室への搬入を優先するが、そうでない場合は全身状態を把握し、諸検査を行って早剝の診断を行う。

　母体DICが高度であり、すでに出血によるバイタルサインの異常を認める場合には、帝王切開術そのものが母体の生命を危険にさらす場合があるため、輸血やDIC治療により母体の安定を優先させるか、急速遂娩を並行して行う。胎児が死亡している場合、安易な帝王切開術の選択は母体DICを悪化させる可能性が高いので、慎重な評価と方針決定の必要がある。

　外出血は認めない状態であっても、その後DICが進行し、分娩時に大量出血によって循環血液量減少性ショックを引き起こしやすいため、末梢静脈ルートの確保、輸液、輸血の準

備をしっかり行う。DICや凝固障害への対応として、新鮮凍結血漿・濃厚血小板・抗DIC製剤の確保も必要である。

> **助産師へのアドバイス**
>
> ### 情報提供と情報収集
>
> 　常位胎盤早期剝離の初期症状（出血、腹痛）に関する情報を、妊娠30週ごろまでに全妊婦へ提供しておくことが重要です[6]。常位胎盤早期剝離を疑う電話相談があったら、出血の量、性状、いつ始まったか、持続しているか、また腹痛の部位、強さ、子宮の硬さ、胎動の有無などを聴取します。胎盤早期剝離は発症から時間が経過するにつれDICの発症が多くなるため、症状から疾患を疑った場合、たとえ性器出血がなくとも来院を指示しましょう。腹痛が必要以上に強い場合、胎動を感じない場合は救急車を呼ぶように促す必要があります[7]。
>
> ### 前回常位胎盤早期剝離妊婦への対応
>
> 　前回常位胎盤早期剝離の既往がある場合は再発の可能性が高く、繰り返す頻度は3.8〜27％と報告されています。しかし、有用な予知法や予防法はなく、厳重に観察するしかないのが現状です。早期発見、早期介入のためにも、妊婦に初期症状や、発症週数が前回より早まる傾向にあることを説明し、注意喚起することが大切です。甲状腺機能低下症、糖尿病、凝固異常症など、その他の常位胎盤早期剝離のリスク因子を認める場合には、その疾患のコントロールを行い、喫煙や飲酒は控えるように指示しましょう。

引用・参考文献

1) Ananth, CV. et al. Placental abruption and perinatal mortality in the United States. Am J Epidemiol. 153 (4), 2001, 332-7.
2) 日本医療機能評価機構．第6回 産科医療補償制度再発防止に関する報告書：産科医療の質の向上に向けて．2016. http://www.sanka-hp.jcqhc.or.jp/documents/prevention/report/pdf/Saihatsu_Report_06_All.pdf
3) Atkinson, AL. et al. Risk factors for perinatal mortality in patients admitted to the hospital with the diagnosis of placental abruption. J Matern Fetal Neonatal Med. 28 (5), 2015, 594-7.
4) Kayani, SI. et al. Pregnancy outcome in severe placental abruption. BJOG. 110 (7), 2003, 679-83.
5) Glantz, C. et al. Clinical utility of sonography in the diagnosis and treatment of placental abruption. J Ultrasound Med. 21 (8), 2002, 837-40.
6) 日本産科婦人科学会／日本産婦人科医会．"CQ308 常位胎盤早期剝離の診断・管理は？"．産婦人科診療ガイドライン：産科編2017．東京，日本産科婦人科学会，2017, 186-90.
7) 長田久夫．"出血したのですが"．周産期医学．45 (11), 2015, 1533-4.

第IV部 胎盤・臍帯・羊水の生理

第1章 胎盤の機能
❸ 常位胎盤早期剥離

memo

第2章 臍帯の機能

① 臍帯の機能のメカニズム

瀧田寛子 たきた ひろこ
昭和大学医学部産婦人科学講座 講師

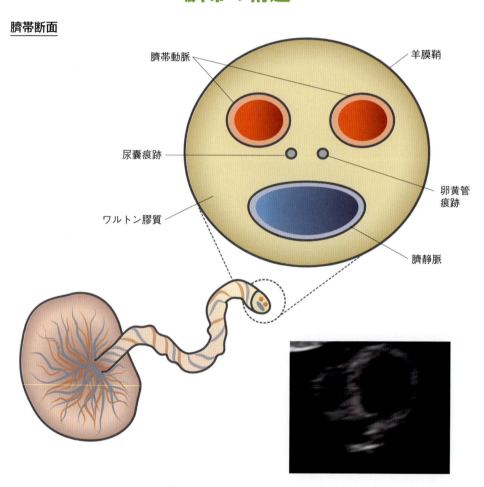

★ 臍帯の構造 ★

臍帯断面

胎盤と胎児とをつなぐ命綱

臍帯は胎盤と胎児とをつなぐ命綱であり、固定されていない臓器である。ワルトン膠質の存在や生理的捻転など、さまざまなメカニズムで胎児血流を保つように工夫されている。臍帯の異常は捻転の異常や付着の異常、巻絡などさまざまであるが、胎児にとって命綱である臍帯の異常を適切に評価し、介入していくことで、児の周産期予後の改善が期待される。

第Ⅳ部 胎盤・臍帯・羊水の生理

第2章 臍帯の機能
❶ 臍帯の機能のメカニズム

臍帯の構造

　臍帯は胎児と胎盤をつなぐ索状の構造物である。胎児腹部の臍輪から出て、胎盤の胎児面までつながっている。臍帯は内部に臍帯動脈2本と臍帯静脈1本が走行し、3本の血管はワルトン膠質に包まれた状態で存在し、臍帯の外側は羊膜鞘という羊膜で包まれている。

　臍帯動脈は胎児側から胎盤側に静脈血を運ぶ血管で、胎児内腸骨動脈から分岐し、胎児膀胱外側を走行する2本の動脈である。臍帯静脈は胎盤と子宮壁との間の絨毛間腔にて酸素化された血液を胎児側に運ぶ1本の血管である。ワルトン膠質はその3本の血管を包み、臍帯内を埋めている。ワルトン膠質は弾性に富むため、臍帯が圧迫されても緩衝材となり臍帯血管を圧力から守る役割を果たす。臍帯内部には退化した卵黄管、尿嚢の痕跡も認められる。

臍帯の長さ

　臍帯は直径も全長も妊娠とともに成長し、妊娠末期には直径は約2cm、全長はおおよそ50cm程度に成長する。臍帯の長さが25cm未満であるものを過短臍帯、全75cm以上であるものを過長臍帯と定義する[1]。長さの異常は妊娠中や分娩時のトラブルの原因にもなる[2]。

臍帯の捻転

　臍帯はらせん状の捻転を妊娠10週前後より形成し、捻転を形成することで内部の血管を衝撃や不意の圧迫から守っている（図1）。捻転の異常には臍帯過捻転と臍帯過少捻転とがあり、臍帯の血流障害を引き起こす。臍帯過捻転は、胎児発育不全やnon-reassuring fetal status、胎児死亡の原因となる[3]。臍帯過少捻転は、non-reassuring fetal status

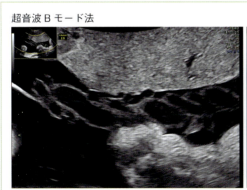
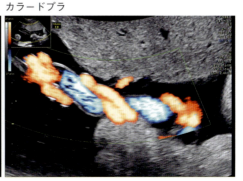

図1 臍帯の捻転

超音波Bモード法 ／ カラードプラ

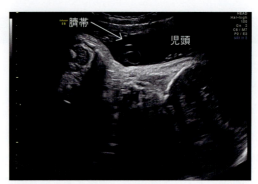

図2 胎児頸部巻絡

の原因となり、羊水混濁や低 Apgar スコアとの関連が報告されている[4]。

臍帯巻絡

　臍帯は羊水腔に浮遊する臓器なので、胎児の軀幹や頸部に巻絡を起こすことがある。臍帯巻絡は、胎児が羊水腔を活発に動き回る間に、羊水腔を浮遊する臍帯をくぐったり回旋したりすることによって発生する（図2）。全分娩の約3割に認められ、日常臨床ではよく遭遇する疾患である。臍帯巻絡の部位別の頻度は頸部巻絡が最も多く全体の80〜95％を占める[5]。

引用・参考文献

1) 日本超音波医学会. 医用超音波用語集. https://www.jsum.or.jp/terminologies
2) Weiner, E. et al. The association between umbilical cord abnormalities and the development of non-reassuring fetal heart rate leading to emergent cesarean deliveries. J Perinatol. 35 (11), 2015, 919-23.
3) Hasegawa, J. et al. Ultrasound diagnosis and management of umbilical cord abnormalities. Taiwan J Obstet Gynecol. 48 (1), 2009, 23-7.
4) Ma'ayeh, M. Hypercoiling of the umbilical cord in uncomplicated singleton pregnancies. J Perinat Med. 46 (6), 2018, 593-8.
5) Larson, JD. et al. Nuchal cord entanglements and gestational age. Am J Perinatol. 14 (9), 1997, 555-7.

第2章 臍帯の機能

❷ 臍帯過捻転・臍帯過少捻転

瀧田寛子　たきた ひろこ
昭和大学医学部産婦人科学講座 講師

★ 臍帯過捻転・臍帯過少捻転 ★

臍帯過捻転

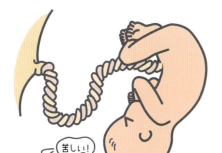

臍帯過少捻転

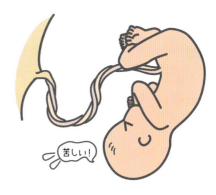

臍帯過捻転

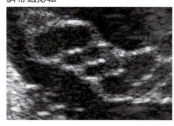

臍帯過少捻転

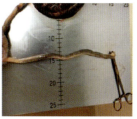

> **コンパクト解説**
>
> **いずれも臍帯の血流障害を引き起こす**
>
> 臍帯はらせん状の捻転を妊娠10週前後より形成し、捻転を形成することで内部の血管を衝撃や不意の圧迫から守っている。捻転の異常には臍帯過捻転と臍帯過少捻転とがあり、いずれも臍帯の血流障害を引き起こす。臍帯過捻転は胎児発育不全やnon-reassuring fetal status、胎児死亡の原因となる[1]。臍帯過少捻転はnon-reassuring fetal statusの原因となり、羊水混濁や低Apgarスコアとの関連が報告されている[2]。

臍帯過捻転・過少捻転が起こるメカニズム

　臍帯の捻転は、胎児の胎動と臍帯巻絡などによる牽引力など、さまざまな要素によって形成される。一概に過捻転、過少捻転が一つの要因で決定付けられることは難しく、どのような臍帯が過捻転を呈し、どのような臍帯が過少捻転に発育するのかは解明されていない。

臍帯過捻転・過少捻転の診断

　捻転の診断は見た目や印象も重要な指標になるが、客観的な指標として coiling index（捻転回数を臍帯全長で割ったもの）がよく知られている。分娩前の過捻転の診断は超音波で臍帯の1周期長を測定し、90パーセンタイル以上を過捻転、10パーセンタイル未満を過少捻転と定義する文献が多い[3]。分娩後の過捻転および過少捻転の診断は、coiling index がおよそ 0.3 以上であれば過捻転、0.1 未満であれば過少捻転とする報告が多い[4]。

臍帯過捻転・過少捻転への対応

　過捻転や過少捻転は、それだけでは妊娠中に異常とはいえない。臍帯過捻転には胎児発育不全や子宮内胎児死亡との関連があること、臍帯過少捻転は分娩時の臍帯圧迫を起こしやすいため分娩時低 Apgar スコアや羊水混濁と関連していることなどが報告されている。

　捻転の異常を認めた場合には、臍帯動静脈のドプラ所見などを参考に胎児の well-being を評価し、娩出時期を検討していくことになるが、一概に捻転異常のみによる評価は難しく、胎児発育不全や血流異常所見などの合併に応じて管理方法や娩出時期を検討する。

> **助産師へのアドバイス**
>
> ### 週数に応じた適切な管理を
>
> 　臍帯の捻転の異常には臍帯過捻転と臍帯過少捻転とがあり、臍帯の血流障害を引き起こすこともありますが、それだけでは異常とはいえません。臍帯過捻転もしくは臍帯過少捻転に加えて、胎児発育不全や臍帯動静脈の異常血流所見、胎児心拍数モニタリング異常などの所見が認められたとき、その週数に応じた適切な管理が求められます。

引用・参考文献

1) Ezimokhai, M. et al. Maternal risk factors for abnormal vascular coiling of the umbilical cord. Am J Perinatol. 17 (8), 2000, 441-5.
2) Patil, NS. et al. Umbilical cord coiling index and perinatal outcome. J Clin Diagn Res. 7 (8), 2013, 1675-7.
3) Kurita, M. et al. Ultrasound evaluation of the amount of Wharton's jelly and the umbilical coiling index. Fetal Diagn Ther. 26 (2), 2009, 85-9.
4) Degani, S. et al. Sonographic estimation of umbilical coiling index and correlation with Doppler flow characteristics. Obstet Gynecol. 86 (6), 1995, 990-3.

第2章 臍帯の機能

❸ 卵膜付着・前置血管

瀧田寛子　たきた ひろこ
昭和大学医学部産婦人科学講座 講師

臍帯卵膜付着・前置血管

側方付着
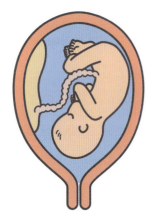
臍帯は通常
胎盤上に付着する

卵膜付着
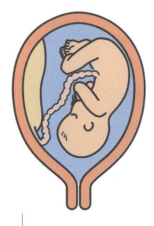

前置血管
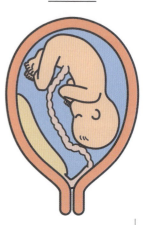

本来包まれるはずのワルトン膠質に包まれることなく
走行するため脆弱な血管がむき出しの状態となる

臍帯卵膜付着
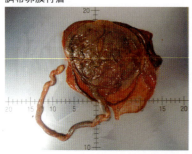

前置血管
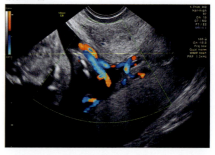

コンパクト解説

分娩前の診断が周産期予後の改善につながる

臍帯が胎盤から離れた卵膜に付着する疾患が卵膜付着、卵膜付着が内子宮口近傍に存在するものが前置血管である。どちらも妊娠中に一度診断しておけばいい疾患で、分娩前に診断しハイリスクとしてピックアップされていれば、周産期予後の改善につながる。

第Ⅳ部 胎盤・臍帯・羊水の生理

臍帯卵膜付着・前置血管が起こるメカニズム

　妊娠によって着床した卵の一部が胎盤となり、一部が胎児となる。胎盤や臍帯の位置は変えることができない。trophotropism theory[1] に基づいて、胎盤は血流の少ない子宮下部ではなく、血流の豊富な子宮体部に発育しようとする。そうすると臍帯付着部位から胎盤実質までに距離が生まれ、卵膜付着や前置血管が形成されると考えられる。

臍帯卵膜付着・前置血管の診断

　臍帯付着部位が胎盤から離れた場所に存在する状態を臍帯卵膜付着という。卵膜上を走行する臍帯動静脈は、本来包まれるはずのワルトン膠質に包まれることなく走行するため、膠質が欠損した脆弱な血管がむき出しの状態となる。前置血管はその極形であり、卵膜血管が内子宮口近傍に存在するものである。前置血管の診断は経腟超音波で行う。妊娠中期に前置胎盤や低置胎盤や分葉胎盤であった症例では、特に注意して内子宮口近傍に臍帯を形成する血管がないか観察する[2]。

　臍帯は通常、胎盤中央に付着する。妊娠末期になると胎児も大きくなるため臍帯付着部位は確認しにくいが、妊娠中期であれば比較的容易に見つけることができる。胎盤上をゆっくりと大きくプローブを動かし、臍帯付着部位を確認する。胎盤に臍帯付着部位を同定できないときは、胎児側から臍帯を追視したり胎盤辺縁を大きく観察したりして、臍帯を形成する血管の走行を確認する。臍帯の2本の動脈と1本の静脈とがどこで集束し胎盤につながるのかを必ず確認する。カラードプラを用いたり、母体の体位を変えたりすることも診断の一助となる。

臍帯卵膜付着・前置血管への対応

　臍帯卵膜付着で遊走血管が長い場合や、子宮下部に存在している場合、胎児機能不全（non-reassuring fetal status；NRFS）や緊急帝王切開術の頻度が上昇する[3]。そのため、当院では子宮下部の卵膜付着や長い卵膜付着は予定帝王切開術としている。前置血管は破水時の血管断裂の可能性があるため、陣痛発来前の予定帝王切開術が必須である。子宮口近傍に遊走血管が存在するため、頸管長短縮や子宮収縮増強時に胎児心拍異常が起こる恐れがあり、胎児心拍数モニタリングや超音波による血流評価は外来でも必須である。前置血管症例は遅くとも妊娠36週までに分娩とするのが安全である。

> **＼助産師へのアドバイス／**
>
> **破水後は一刻を争う**
> 　卵膜付着や前置血管が外来にて診断されている妊婦から子宮収縮の訴えがあったときは、NSTモニターを装着し、胎児心拍に異常がないか速やかに確認する必要があります。またそのような症例の破水は一刻を争う帝王切開術を必要とするため、速やかな準備が必要です。

引用・参考文献
1) Kouyoumdjian, A. Velamentous insertion of the umbilical cord. Obstet Gynecol. 56 (6), 1980, 737-42.
2) Oyelese, Y. et al. Placenta previa, placenta accreta, and vasa previa. Obstet Gynecol, 107 (4), 2006, 927-41.
3) Hasegawa, J. et al. Umbilical cord insertion to the lower uterine segment is a risk factor for vasa previa. Fetal Diagn Ther. 22 (5), 2007, 358-60.

第IV部 胎盤・臍帯・羊水の生理

第2章 臍帯の機能

❸ 卵膜付着・前置血管

memo

第3章 羊水の機能

❶ 羊水の機能のメカニズム

小松篤史　こまつ あつし
日本大学医学部産婦人科学系産婦人科学分野 准教授

★ 羊水の機能のメカニズム ★

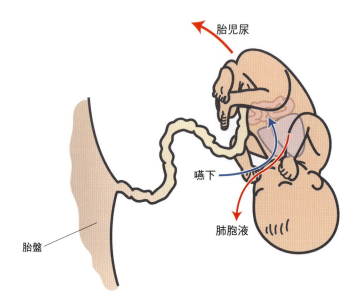

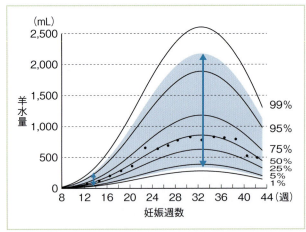

妊娠経過に伴う羊水量の変化

（文献1より引用）

羊水の役割

羊水の役割は以下のように多岐にわたると考えられている。

抗菌作用

羊水には抗菌作用を有する成分が含まれ、妊娠中および分娩時の児への感染のリスクを減らしている。

衝撃吸収作用

外からの衝撃を和らげ、児の損傷のリスクを減らしている。陣痛における子宮収縮時の臍帯圧迫も羊水により軽減される。破水後・羊水過少例では、臍帯圧迫による一過性徐脈が発生しやすい。

肺や消化管の成熟

胎児は羊水を嚥下し、肺胞液を吐き出すことで肺が成熟していく。長期間羊水過少であった例では、肺が未熟で呼吸管理が困難である。胎児が嚥下した羊水は食道・胃・小腸・大腸へと移行し、消化管の成熟を助ける。

胎児の運動スペースを確保

胎児は羊水によりできているスペースで手足を動かして各関節拘縮を防ぎ、かつ骨や筋肉が発達していく。従って、重症な羊水過少が長期間持続すると手足の関節拘縮を来すことがある（Potter 症候群）。

温度調節

外気温、母体体温などの急激な変化を緩衝して、胎児の体温をある程度一定に保つ。

分娩進行の手助け

未破水であれば胎胞を形成して、緩徐に子宮口を開大させる。破水すれば、産道を湿潤させて潤滑油の役割も果たす。

妊娠経過に伴う羊水量の変化

羊水量は妊娠経過中を通して厳密にコントロールされており、絶えず入れ替わっている。妊娠初期から増加し始め、妊娠 30～32 週前後にピークを迎え、その後は徐々に減少してくる（扉図下）[1]。従って、通常でも多くなる妊娠 30 週ごろにやや羊水が多めであっても、その後減少してくるような場合には正常胎児である可能性が十分に考えられ、一方で、通常はあまり羊水が多くない妊娠 20 週ごろから羊水が多い場合には、胎児に何らかの異常があ

る可能性が十分に考えられる。妊娠41週になれば、羊水が少ない傾向になることは十分に想定され得る。羊水量の異常を評価する場合は、正常な羊水量の推移を理解しておくと同時に、妊娠週数を考慮することが重要である。

羊水量調節のメカニズム

　妊娠初期における羊水量調節のメカニズムは、妊娠中・末期に比べて知見が少ない。これは妊娠初期では胎児や臍帯・胎盤が小さ過ぎて有意義な動物実験を行えないことが影響している。胎児尿産生や嚥下、呼吸様運動が開始されるのは妊娠8〜10週ごろである。従って、妊娠のごく初期には胎児尿や嚥下・肺胞液の影響は少ないものと考えられ、羊水は母体血漿由来で静水圧および浸透圧により卵膜より浸出してくると考えられている。

　胎盤や胎児血管が発達してくると、水や電解質は妊娠中・末期と同様に母体→胎盤→胎児→羊水の順に移動する。妊娠20週までには羊水組成は胎児血漿とほぼ同様となり、角化していない皮膚や羊膜表面、胎盤、臍帯を介して胎児と羊水は水・電解質の交換を行っていると考えられる。妊娠20〜25週には胎児皮膚の角化が終了し、胎児皮膚を介した水分の移行は行われなくなり、妊娠中・末期における羊水量調節機構に移行すると考えられる。

　妊娠中期および末期では、羊水の産生は主に胎児尿依存となり、他に肺胞液も産生源となる。従って腎無形成であるPotter症候群では、妊娠初期の羊水は正常であるが、羊水の産生源が胎児尿に依存するようになると急激に羊水過少となる。近年は行われないが、羊水中から検出される胎児肺由来の肺サーファクタントにおけるレシチンとスフィンゴミエリンの比（L/S比）で胎児肺の成熟度を評価していた時代がある。このことも、肺胞液が羊水の源の一つであることを示している。さらに先天性気道閉鎖症例では肺胞液が排出されないことによる肺過膨張が起こり得ることも、肺胞液が羊水中に排出されていることを示唆する所見である。

　一方で、羊水の吸収は胎児の嚥下が主であり、他に臍帯・胎盤表面の血管を介した膜間移行（intramembranous pathway）がある。これは、食道閉鎖をはじめとした上部消化管閉鎖では嚥下障害により羊水過多を来すことからも分かる。また、先天性筋緊張性ジストロフィーなどの先天性神経・筋疾患で嚥下が十分に行えない症例でも羊水過多が見られる。動物実験では胎仔食道を結紮しても羊水過多を来さないことや、胎仔食道を結紮した状態で羊水中に放射性同位元素を注入しても胎仔から同じ放射性同位元素が確認されたことから、嚥下以外の羊水吸収ルートがあることが考えられる。これは羊水と広い面積で接する羊膜およ

び臍帯・胎盤血管を介した水の移行によると推測され、膜間移行と呼ばれている。ヒトでは膜間移行がどの程度羊水の吸収に寄与しているかについては不明である。

> **topics**
>
> **臍帯潰瘍**
>
> 　胎児先天性上部消化管閉鎖（先天性十二指腸閉鎖・空腸閉鎖）では、臍帯潰瘍による胎児貧血および胎児死亡のリスクがあることが報告されている。臍帯潰瘍とは、1991 年に Bendon らによって新たに提唱された疾患概念で、臍帯のワルトン膠質が変性・脱落し、むき出しとなった臍帯血管の血管壁が破綻して突然の出血（失血）を来すものであり、ひとたび出血すると胎児の救命率は非常に低い。
>
> 　Bendon らは臍帯潰瘍の成因について、①臍帯血管の異常反応、②胃内容液や腸液など胎児吐物による臍帯の変性、③臍帯および上部消化管上皮の発生異常、の 3 つの可能性を挙げた。中でも②に関しては、胎児先天性上部消化管閉鎖症例では胎児が胆汁酸を含む消化管内容液を嘔吐することにより羊水中の胆汁酸濃度が上昇し、これが臍帯のワルトン膠質の変性をもたらし、臍帯血管の破綻・失血を起こす可能性が示唆されている。しかし、羊水穿刺で胆汁酸濃度を計測し、臍帯潰瘍を予測することも試みられたが、羊水中の胆汁酸濃度により臍帯潰瘍発生を予見することは困難であると報告されている。
>
> 　胎児先天性上部消化管閉鎖症例 20 例の臍帯の病理学的検査において、19 例にワルトン膠質の変性を認めたという報告もあり、胎児先天性上部消化管閉鎖症例では臍帯潰瘍にまで至らなくても、高頻度にワルトン膠質の変性が起こっていることが推測される。従って、先天性十二指腸閉鎖・空腸閉鎖が疑われる症例においては、臍帯潰瘍の可能性を考慮し、入院管理・超音波や胎児心拍数モニタリングによる厳重監視も選択肢となるであろう。

引用・参考文献

1) Brace, RA. et al. Normal amniotic fluid volume changes throughout pregnancy. Am J Obstet Gynecol. 161 (2), 1989, 382-8.

第3章 羊水の機能

❷ 羊水過多・羊水過少

小松篤史 こまつ あつし
日本大学医学部産婦人科学系産婦人科学分野 准教授

★ 羊水過多・羊水過少 ★

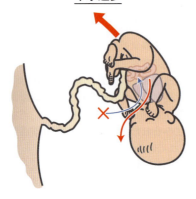

羊水過多

羊水過多の原因
- 胎児の嚥下低下（上部消化管閉鎖、中枢神経障害、筋骨格系異常、染色体異常）
- 胎児の尿量増加（MD双胎［TTTS受血児］、胎児腫瘍・胎盤血管腫）
- 原因がはっきりしない特発性羊水過多
- 母体の糖尿病／妊娠糖尿病　など

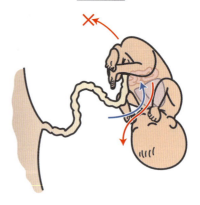

羊水過少

羊水過少の原因
- 前期破水による羊水過少
- 胎児尿量の減少（Potter症候群、両側多嚢胞性異形成腎、常染色体劣性多発性嚢胞腎、尿道閉鎖、FGR、胎児胎盤機能不全、過期妊娠、MD双胎［TTTS供血児］）　など
- 母体の薬物摂取（ARB、ACE阻害薬など）

コンパクト解説

最深羊水ポケット2cm以下は羊水過少、2〜8cmは正常域、8cm以上は羊水過多

通常、羊水量は妊娠期間を通じて、ある一定の範囲内でコントロールされている。そのコントロールに破綻が生じると、羊水量の異常が惹起される。『産科婦人科用語集・用語解説集』[1]では、羊水過多は「800mLを超えると判断される場合」、羊水過少は「羊水量が異常に少ないもの」とあり、同時に「超音波断層法で羊水腔の長さが測定され、最深羊水ポケット、羊水インデックス（AFI）が用いられる。前者では2cm以下を羊水過少、2〜8cmを正常域、8cm以上を羊水過多としている。AFIでは5以下を羊水過少、5〜24または25を正常域、24または25以上を羊水過多とすることが多い」と記載されている。

第IV部 胎盤・臍帯・羊水の生理

第3章 羊水の機能 ❷ 羊水過多・羊水過少

羊水過多・羊水過少が起こるメカニズム

羊水産生の主体は胎児尿、羊水吸収の主体は嚥下である。従って、胎児尿の産生過多で羊水過多、産生減少で羊水過少となり、一方、嚥下減少で羊水過多となる。嚥下亢進で羊水過少となることは一般に見られない。羊水量異常の原因は表1を参照されたい。

羊水過多

多くは胎児側の要因だが、母体の糖尿病もしくは妊娠糖尿病による羊水過多も重要である。これは高血糖による浸透圧利尿が原因だと考えられる。

胎児側の要因として、嚥下が低下する上部消化管閉鎖、中枢神経障害、筋骨格系異常、染色体異常が多くを占める。尿量が増加する病態として、MD双胎（TTTS受血児）、胎児腫瘍・胎盤血管腫などの胎児高拍出状態がある。また、原因がはっきりしない特発性羊水過多も存在する。

羊水過多と胎児発育不全（fetal growth restriction；FGR）の関係を見ることで、病態を推測することが可能である。羊水過多にFGRを合併する場合には、染色体異常など先天性疾患によるものが多い。一方、羊水過多で胎児発育が正常もしくは胎児が大きめの場合には、特発性である可能性が高いと考えられる。もちろん、胎児消化管閉鎖や先天性心疾患など、超音波検査による胎児スクリーニングが必須であることはいうまでもない。

表1　羊水量異常の原因

羊水過多	1　母体側原因 　　糖尿病（妊娠糖尿病も含む） 2　胎児側原因 　　上部消化管通過障害（食道閉鎖、十二指腸／小腸上部閉鎖、横隔膜ヘルニア） 　　中枢神経系異常（無脳症、全前脳胞症、二分脊椎、水頭症） 　　筋骨格系異常（筋緊張性ジストロフィー、致死性四肢短縮症） 　　染色体異常（ダウン症候群、13・18トリソミー） 　　胎児尿崩症 　　一絨毛膜性双胎（双胎間輸血症候群の受血児）、TRAPシークエンス 　　胎児腫瘍（仙尾部奇形腫）など胎児高心拍出量状態（hyperdynamic state） 　　胎児水腫（免疫性および非免疫性）、胎盤異常（胎盤血管腫） 3　特発性
羊水過少	1　羊水流出：（前）前期破水 2　胎児腎尿路系の器質的異常：腎の無形成・形成不全、多嚢胞性異形成腎（両側）、 　　　　　　　　　　　　　　常染色体劣性多発性嚢胞腎、尿路閉鎖 3　胎児尿量産生の機能的減少：胎児発育不全、胎児胎盤機能不全、過期妊娠、 　　　　　　　　　　　　　双胎間輸血症候群の供血児 4　医原性：ARBもしくはACE阻害薬・NSAIDs・利尿薬 5　特発性

羊水過少

　羊水量は主に嚥下と尿量とのバランスで決まるが、嚥下亢進による羊水過少となることは考えにくい。羊水過少の原因は胎児尿量の減少である。しかし、忘れてはならないのが前期破水による羊水過少である。筆者も他院から羊水過少の精査目的で紹介された症例が前期破水であった経験がある。

　尿量が減少する病態として、胎児腎尿路系の異常（Potter 症候群、両側多囊胞性異形成腎、常染色体劣性多発性囊胞腎、尿道閉鎖など）、胎児尿量の機能的減少（FGR、胎児胎盤機能不全、過期妊娠、MD 双胎［TTTS 供血児］）が挙げられる。また妊娠中の使用が禁忌である降圧薬アンジオテンシンⅡ受容体拮抗薬（ARB）、アンジオテンシン変換酵素阻害薬（ACE 阻害薬）なども羊水過少の原因となるため、母体の問診も重要である。

★★★★★ 羊水過多・羊水過少の診断 ★★★★★

　羊水量の評価方法として広く用いられているものに、羊水ポケットと羊水インデックス（AFI）がある。羊水ポケットは腹壁に垂直に超音波プローブを当て、最も羊水腔が広くなるような断面を描出し、子宮内壁から胎児部分に至る羊水腔部分（羊水ポケット）の距離を測定する。Manning らの原法では、最大の羊水ポケットが 1cm 未満の場合に羊水過少と判定したが、その後の検討から、1〜2cm の場合にも羊水過少と評価することによってハイリスク胎児診断の感度が上昇すると報告されている。そのことに従い、biophysical profile scoring（BPS）測定の際の羊水量評価においても 2cm を基準として判定されている。一方で、羊水過多の基準は 8cm 以上とされている。

　羊水インデックス（AFI）は、仰臥位をとらせた妊婦の腹壁表面を臍を中心にして上下左右の 4 つに分画し、超音波プローブを母体矢状断面に平行に、冠状断面に垂直に保ちながら動かして（腹壁面に対し垂直になるのではないことに注意）、各分画ごとの最大の羊水深度を合計して cm で表現する。羊水深度の測定に際しては、胎児部分や臍帯を含まない部分で計測することが必要である。カラードプラ法を併用すると臍帯を容易に鑑別でき、便利である。

羊水過多・羊水過少への対応

　母体糖尿病もしくは妊娠糖尿病による羊水過多症例では、母体血糖を正常にコントロールすることにより羊水量の正常化が期待される。また、母体に投与される薬剤が引き起こす羊水過少でも、当然ながら薬剤を中止すれば羊水量が正常化すると考えられる。

　胎児が原因である羊水量異常に対する根本的な治療は基本的にはないが、近年はいくつかの胎児治療が行われている。MD 双胎における双胎間輸血症候群では胎児鏡下胎盤吻合血管レーザー凝固術が、また無心体双胎に対し吻合血管をラジオ波焼灼する治療も行われている。

　羊水過多は母体腹満感および切迫早産のリスクとなるため、羊水除去は一つの選択肢となる。しかし多くの症例では数日から 1 週間以内には元の量に戻ることから、姑息的なものに過ぎない。しかも羊水除去には早産・前期破水・子宮内感染などのリスクも伴うことから、頻繁に施行することは困難である。

　羊水過多・過少ともに、胎児の well-being 悪化のハイリスク、また羊水過多では早産・前期破水のハイリスクであることに間違いなく、管理入院として超音波検査・胎児心拍数モニタリングなどにより厳重に監視し、well-being 悪化が明らかとなれば分娩終了を余儀なくされる。

＼助産師へのアドバイス／

胎児心拍数モニタリングと並んで最も重要視される項目

　羊水量は胎児 well-being の評価において必要不可欠な要素で、胎児心拍数モニタリングと並んで最も重要視される項目です。BPS はもちろんのこと、modified BPS においても、羊水量は NST とともにまず評価すべき項目となっています。

　羊水量が正常に保たれていれば、胎児の well-being に大きな問題がないと判断することができますが、well-being 悪化の急性期では羊水量に変化は生じないので、羊水量異常を来した場合には慢性的な変化が起こっていると考えるべきです。

　羊水過多・過少の原因は多岐にわたり、全てを記憶する必要はないのですが、いずれにせよ胎児 well-being 悪化のハイリスク症例であると認識して管理する必要があります。中でも羊水過多症例では、加えて早産・前期破水・胎位異常・臍帯下垂・臍帯脱出のハイリスクでもあり、陣痛発来・破水時には特に注意が必要です。羊水量異常の症例の中には胎児異常の可能性を指摘されている症例もあり、不安を抱えている妊婦がいるため、精神的な面でもフォローが必要です。

引用・参考文献

1）日本産科婦人科学会編. 産科婦人科用語集・用語解説集. 改訂第 4 版. 東京, 日本産科婦人科学会, 2018, 592p.

第Ⅴ部

分娩の生理

第1章 陣痛の発来

❶ 陣痛発来のメカニズム

森川　守　もりかわ　まもる
北海道大学大学院医学研究院専門医学系部門
生殖・発達医学分野産婦人科学教室 准教授
北海道大学病院産科・周産母子センター 副センター長

★ 分娩過程におけるホルモンの regulation ★

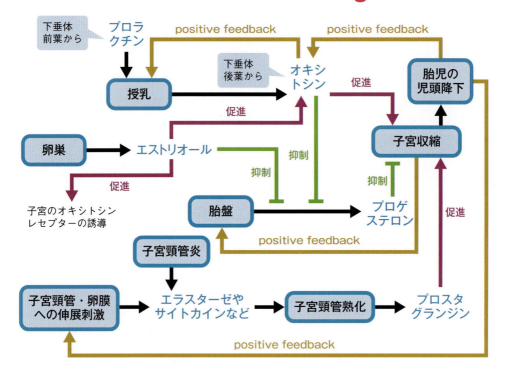

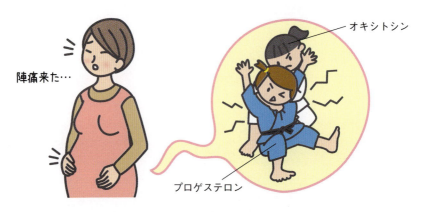

第V部 分娩の生理

第1章 陣痛の発来

❶ 陣痛発来のメカニズム

陣痛発来の正常なメカニズム

オキシトシンとプロスタグランジン

　陣痛発来の正常なメカニズムに関わる代表的な物質は、オキシトシン（oxytocin）とプロスタグランジン（prostaglandin）である。オキシトシンは、英国人の脳科学者ヘンリー・デール（アセチルコリンが神経インパルスの伝達物質であることを発見し、1936年にノーベル生理学・医学賞を受賞）が1906年に「脳下垂体をすりつぶして抽出した液体に陣痛を引き起こす物質が含まれていること」を発見したのがきっかけである。「迅速な出産」という意味のギリシア語から命名された。

　プロスタグランジンはゴールドブラットが1933年に「ヒトの精漿内に存在する」ことを発見し、続いてウルフ・スファンテ・フォン・オイラー（ノルアドレナリンがシナプスの末端にたまることを発見し、1970年にノーベル生理学・医学賞を受賞）が1934年に「羊の精嚢腺に平滑筋を収縮させる生理活性物質が含まれている」ことを発見、1936年に初めて精液中から分離した。このような歴史的背景から、当時は前立腺（prostate gland）由来であると考えられたために「prostaglandin」と名付けられた。プロスタグランジン（PG）類は11種類（A、B、C、D_2、E_1、E_2、$E_2\alpha$、G、H_2、I_2、J）あり、コーリーが1969年にプロスタグランジン類の全合成を完了した。なお、子宮収縮薬としてのプロスタグランジンは、PGE_1、PGE_2、$PGE_2\alpha$である。

子宮の収縮

　下垂体後葉から分泌され子宮収縮を起こし分娩として妊娠を終了させるオキシトシンの働きが、胎盤から分泌され妊娠を継続させるプロゲステロンの働きを上回ると、子宮収縮が増強し、陣痛が発来する。卵巣から分泌されるエストリオールは、子宮でのオキシトシンレセプターの誘導を促進し、オキシトシンの効果を増強させる（扉図の左中）。

　分娩では、次のpositive feedback loopが形成されている（扉図の右上）。

①母体脳が下垂体を刺激しオキシトシンを分泌させる

→②オキシトシンは血液循環で子宮に運ばれる

→③オキシトシンが子宮を収縮させ、胎児を頸管へ押す

→④児頭が子宮頸部を押す

→⑤子宮頸管からの神経刺激が母体脳に伝達される

→①へ

　このpositive feedback loopが回り出すと、オキシトシンの効果がさらに増強され続け、

閾値を超えると陣痛発来に至る。

児頭の降下

また、子宮収縮によって児頭が降下する。児頭による子宮頸管や卵膜への伸展刺激がプロスタグランジンを合成させ、子宮収縮を増強させる。この際にもPositive feedback loopが存在する（扉図の下）。この陣痛による周期的な子宮頸部の伸展刺激では、エラスターゼやサイトカイン（PGF2α、IL-1α、TNF-αなど）、子宮頸部の線維芽細胞から分泌されるMMP-1を介して子宮頸管の熟化を促進する。その際、サイトカインがプロスタグランジンの産生を亢進し、子宮収縮を促進させる。

抗利尿ホルモン

下垂体後葉から分泌されるホルモンとしては、室傍核からは主にオキシトシンが、視索上核からは主に抗利尿ホルモンが分泌される。下垂体後葉への刺激が室傍核のみならず視索上核に伝わると、オキシトシンのみならず抗利尿ホルモンの分泌が増加する。抗利尿ホルモンの作用により、尿量が減少すると膀胱が空虚になり、胎児の児頭降下がスムーズになり、さらなる子宮収縮を起こしやすくなる（扉図には記載なし）。

乳汁の分泌

産後の授乳とオキシトシン分泌においてもpositive feedback loopが形成されている（扉図の左上）。下垂体前葉から分泌されるプロラクチンにより乳汁分泌が促され、授乳に伴ってオキシトシンの分泌が促進される。

①新生児の吸啜反応による母体乳頭刺激が母体脳活動を亢進する
→②母体脳活動が視床下部細胞を刺激し下垂体後葉からオキシトシンを分泌する
→③オキシトシンが乳腺細胞を収縮させ母乳が分泌される
→④母乳を得た新生児は満足するまで吸啜を続ける
→①へ

従って、授乳により子宮収縮が生じ、産後の過多出血を予防する。

上記の陣痛発来の正常なメカニズムをもとにすると、陣痛を発来させたり促進させたりするには、オキシトシンの分泌あるいはプロスタグランジンの分泌を促進する必要がある。人工的には、子宮収縮薬（陣痛促進薬）である、オキシトシン製剤やプロスタグランジン製剤の母体への投与は有効な手段となる。

合併症と陣痛

産科合併症としては、子宮頸管炎や絨毛膜羊膜炎（子宮内感染）でエラスターゼやサイトカインの活性化が生じ、プロスタグランジン産生によって陣痛発来が起こる。これは、しば

第V部 分娩の生理

第1章 陣痛の発来 ❶ 陣痛発来のメカニズム

しば早産期にも起きる（扉図の左下～右下）。

　自然破水や人為的な人工破膜による人工破水は、児頭による子宮頸部への直接的な圧迫で子宮頸部の伸展刺激が促される可能性があり、有効な場合もある。逆に、胎児頸部での臍帯巻絡では児頭降下が不良なため、児頭圧迫による子宮頸部の伸展刺激ならびに陣痛発来は起こりにくい。このほか、妊娠中の授乳の継続は子宮収縮を引き起こすため、流産や早産につながるリスクがある。

topics

オキシトシンに関する諸研究

　近年、オキシトシンは「幸せホルモン」とも呼ばれることもあり、飼い主とイヌが触れ合うことで互いにオキシトシンが分泌されるとされ[1]、愛情を深める作用がある。また、オキシトシン投与は自閉スペクトラム症に有効かつ安全との報告が日本から発表された。2010年に金沢大学で「自閉症患者にオキシトシンを投与し有効だった」との報告がなされたのをきっかけに、2014年には東京大学、金沢大学、福井大学、名古屋大学の4大学で大規模な臨床試験が開始され、2018年に「オキシトシン投与は自閉スペクトラム症に有効かつ安全だった」ことが報告された[2]。無表情、喜び、驚き、恐怖、嫌悪、怒り、悲しみの7項目について数値化し、コミュニケーション能力を表情、声色、視線などから評価した結果、自閉症男性患者において、オキシトシンの点鼻薬を投与した群では、しなかった群に比べて改善を認めた。なお、オキシトシンには愛情を深める作用のほか、同時に攻撃性を高める作用があることもわかってきている。

引用・参考文献

1) Nagasawa, M. et. al. Social evolution. Oxytocin-gaze positive loop and the coevolution of human-dog bonds. Science. 348 (6232), 2015, 333-6.
2) Yamasue, H. et. al. Effect of intranasal oxytocin on the core social symptoms of autism spectrum disorder: a randomized clinical trial. Mol Psychiatry. 2018 Jun 29. doi: 10.1038/s41380-018-0097-2. [Epub ahead of print]

第1章 陣痛の発来

❷ 過期妊娠

森川　守 もりかわ まもる
北海道大学大学院医学研究院専門医学系部門
生殖・発達医学分野産婦人科学教室 准教授
北海道大学病院産科・周産母子センター 副センター長

★ 過期妊娠と分娩の3要素 ★

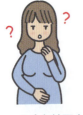
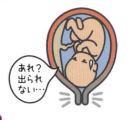

子宮頸管からの神経刺激が母体脳に伝達
下垂体を刺激しオキシトシンが分泌され
子宮へ運ばれて子宮を収縮させる

あれ？出られない…

子宮収縮不全（微弱陣痛）　　陣痛 power　　産道 pathway　　頸管熟化不全（軟産道強靭）

オキシトシンが子宮を収縮させ胎児を頸管へ押す　　児頭が子宮頸部を押し、伸展させる

胎児 passenger

胎児回旋異常
臍帯頸部巻絡
など　→　児頭降下不良　→　妊娠期間延長による胎児巨大化に伴う難産や胎児機能不全　など

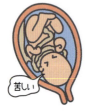
苦しい
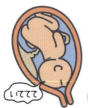
いててて
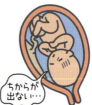
ちからが出ない…
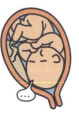
…

> **コンパクト解説**
>
> **日本における過期妊娠の頻度は1％前後**
>
> 『産婦人科診療ガイドライン：産科編2017』では、「CQ-409 妊娠41週以降妊婦の取り扱いは？」[1]の解説の冒頭に「妊娠42週0日（満294日）以降の妊娠を過期妊娠（post-term）という」と記載されている。日本における過期妊娠の頻度は1％前後とされている。同じCQの中では「妊娠41週0日～41週6日をlate-termとする」としている。わが国の単胎妊娠の周産期死亡率（1,000分娩当たり）は、妊娠39週が1.5と最低で、40週で1.6、41週で2.2、42週で4.3、43週で9.8と、児の罹患率は妊娠40週以降では週数とともに上昇する[2]。これは米国でも同様である[3]。

過期妊娠が起こるメカニズム

分娩の3要素

　過期妊娠が起こるメカニズムを、分娩の3要素（3p）である①陣痛：power、②産道：pathway、③胎児：passenger に沿って解説する。

　過期妊娠の最大の原因は「陣痛未発来（①の障害）」である。陣痛発来のメカニズムの詳細に関しては、前項を参照されたい（→ 156p～）。陣痛発来に重要なオキシトシンの分泌不全あるいは低感受性（オキシトシンレセプターの発現不全）などが予想される。

　子宮頸管熟化不全（②の障害）も、子宮収縮を引き起こすオキシトシン分泌やプロスタグランジン産生が不良になり、陣痛未発来となる。子宮頸管熟化は、児頭降下不良（③ならびに②の障害）による子宮頸管の伸展不良によっても起こるが、子宮頸管炎でも起こる。頸管炎や子宮内感染ではエラスターゼやサイトカインの活性化が生じ、プロスタグランジン産生によって陣痛発来が起こる。

　児頭降下不良は児頭骨盤不均衡や臍帯の胎児頸部巻絡などでも生じる。なお、陣痛未発来であっても胎児機能不全（③の障害）では急速遂娩（帝王切開術など）により、過期妊娠には至らない。

母体・胎児・付属物（胎盤、臍帯）

　次に母体・胎児・付属物（胎盤、臍帯）の観点から、過期妊娠の影響について述べる。妊娠期間が長い方が、胎児にとっては脳や肺などの臓器の発育が亢進するため、出生後の予後の観点から有利に働く。しかし、母体にとっては心臓、腎臓、肝臓、膵臓などの臓器への負担が続くため、分娩後の身体的回復の観点から不利に働く可能性がある。付属物のうち胎盤（分娩後は廃棄される）にとっては機能を維持することが困難になり、胎盤機能不全やそれに伴う胎児機能不全が生じるリスクがある。時には常位胎盤早期剥離が生じる場合もあり、不利に働く可能性がある。

過期妊娠の診断

　前述の通り、妊娠42週0日以降の妊娠を「過期妊娠」と定義するが、その診断において「分娩予定日が正確である」ことが大前提である。『産婦人科診療ガイドライン：産科編2017』のCQ-409では、「妊娠初期の胎児計測値などから妊娠週数が正しいことを再確認する（推奨レベルA）」とされている[1]。加えて「CQ-009 分娩予定日決定法については？」[4]

における特に重要な点として、「最終月経開始日から予定日を決定するが、排卵日や胚移植日が特定できる場合には排卵日や胚移植日から起算した予定日を用いる（同A）」ならびに「最終月経開始日からの予定日と正確に測定された頭殿長（CRL）からの予定日（CRLが14～41mmの時期）との間に7日以上のずれがある場合にはCRLからの予定日を採用する（同B）」がある。前者よりも後者を優先して分娩予定日を算出している施設が散見される。他院から紹介された妊婦に対しては分娩予定日を再確認し、必要があれば修正することが肝要である。なお、同ガイドライン産科編2020（2020年4月発行予定）では、分娩予定日の算出方法に変更があるかもしれないので、留意していただきたい。

過期妊娠への対応

前述のCQ409では「胎児well-beingを2回／週以上評価する（同B）」とされている[1]。また「妊娠42週0日以降では原則として分娩誘発を勧める（同B）」ともある。米国でも分娩誘発を推奨している（同A）。同じCQに「妊娠41週台では分娩誘発を行うか、陣痛発来待機する（同B）」とあり、分娩誘発を行うと「過期妊娠は回避される」ことになる。

このCQの解説に、「post-termではNST（non-stress test）がreactiveであっても1週間後の児のwell-beingは保証されないのでCST（contraction stress test）を積極的に採用した方がよいとの報告もある。羊水量に関しては、late-term以降に羊水過少が認められた場合、分娩誘発が考慮される」とされている。なお、海外で広く使用されている子宮頸管熟化促進薬である「ジノプロストン徐放性ペッサリー」（腟内投与用PGE_2製剤）が、日本でも2019年（もしくは2020年）に発売予定である。発売後は、特に初産婦でしばしば認められる「子宮頸管熟化不全の過期妊娠での分娩誘発成功率（経腟分娩率）」が上昇する可能性がある。ただし、過強陣痛の出現に注意が必要とされている。

助産師へのアドバイス

分娩予定日が正確であれば分娩誘発を勧める

　過期妊娠は異常妊娠で、児死亡率は急上昇します（→ 160p「コンパクト解説」参照）。妊娠 41 週以降では、分娩誘発は分娩待機に比べ、児の罹患率が低い可能性が高く、分娩予定日が正確であれば分娩誘発を勧めます。分娩待機とする場合には、胎児 well-being を厳重に監視し（入院管理が理想的）、過期妊娠では児罹患率が急上昇することを妊婦ならびに家族に説明し、同意を取りましょう。

　お産の目標を自然経腟分娩することに置く妊婦もいますが、その場合も児が罹患することを望むはずはなく、本来の最大の目標は児を無事に分娩することであるはずです。妊娠・分娩では、妊婦の思い通りにならないことがしばしばあります。そのことをご理解いただくことが肝要です。

引用・参考文献

1) 日本産科婦人科学会／日本産婦人科医会．"CQ-409 妊娠 41 週以降妊婦の取り扱いは？"．産婦人科診療ガイドライン：産科編 2017．東京，日本産科婦人科学会，2017，274-7．
2) Minakami, H. et al. Reestimating date of delivery in multifetal pregnancies. JAMA. 275 (8), 1996, 1432-4.
3) American College of Obstetricians and Gynecologists. Practice bulletin no.146: Management of late-term and postterm pregnancies. Obstet Gynecol. 124 (2 Pt 1), 2014, 390-6.
4) 日本産科婦人科学会／日本産婦人科医会．"CQ-009 分娩予定日決定法については？"．前掲書 1. 48-52．

第2章 分娩の3要素

❶ 分娩の3要素のメカニズム

神保正利 じんぼ まさとし
福島県立医科大学ふくしま子ども・女性医療支援センター 特任教授

★ 分娩の3要素 ★

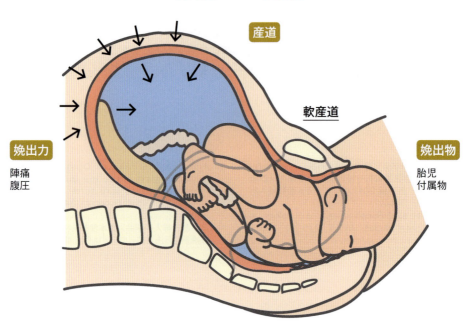

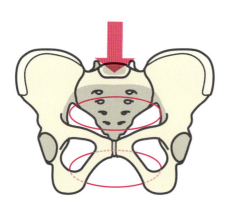

骨産道（正面）

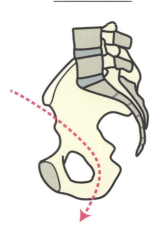

骨産道（側面）

第Ⅴ部 分娩の生理

第2章 分娩の3要素 ❶ 分娩の3要素のメカニズム

★★★★★ 分娩の3要素のメカニズム ★★★★★

　分娩とは娩出物（胎児およびその付属物）が娩出力によって産道を経て母体外に排出される一連の現象をいう。経腟的な分娩が成功するためには「分娩の3要素：産道・娩出力・娩出物」がきちんと備わり、相互に関係し合う必要がある。しかし正常分娩として経過していても、異常や合併症は突発的に予告なしに起こることがある。母体や胎児の絶えざる観察と評価は分娩を管理する上での基本事項であり、もし、正常から逸脱した分娩経過になっている場合には「分娩の3要素」のうち、何がおかしいかを考えて適切に対応する必要がある。

産　道[1]

　産道は胎児が通過する円筒状の経路であり、骨産道と軟産道とに分けられる。骨産道は骨盤で構成され、寛骨（腸骨、坐骨、恥骨）、仙骨、尾骨より成る。骨産道は部位によって広さや形状が異なるため、児頭は産道に対して抵抗が少なくなるように回旋し、児頭の応形機能も働いて産道を通過していく。また、寛骨と仙骨とをつなぐ仙腸関節が動いて骨盤を広げることにより胎児を通過しやすくする。一方、軟産道は骨産道の内側に存在していて、子宮下部、子宮頸部、腟、外陰といった軟部組織で構成されており、伸縮性があるために組織が伸展、開大して児が下降してくる。ただし、組織が硬く伸展が悪いと児への抵抗が増大し、分娩進行の妨げとなる。

　骨産道の異常の原因となる狭骨盤、骨盤変形（骨盤骨折の既往など）、児頭骨盤不均衡、軟産道の異常である軟産道強靭の原因となる器質的要因（子宮筋腫、子宮頸部手術〔円錐切除術など〕による瘢痕）や機能的要因（高年初産婦らに起こり得る頸管熟化不全、腟管熟化不全）の多くは分娩開始前に診断が可能である。

娩出力[2]

　娩出力とは胎児を押し出す力であり、陣痛（子宮収縮）と腹圧（いきみ）との合計で生み出される。陣痛は不随意に周期的に反復して起こる子宮洞筋の収縮であり、陣痛発作と陣痛間欠を繰り返す。陣痛発作により先進している硬い児頭が押されて子宮下部が伸展し、頸管熟化を促して子宮口を広げていく。そして子宮口が全開大した後は腹圧が反射的に生じやすい状態となる。すなわち分娩第2期に入ると不随意に腹圧がかかったり、助産師のいきみ指導により腹圧をかけたりすることでより強い娩出力となり、胎児が娩出される。胎児が娩出された後は胎盤、臍帯、卵膜が娩出、そして後陣痛となって子宮を復古させる。

　子宮口がいくら開大していても陣痛がなければ分娩に至らず、また、当然のことながら陣痛がない状態でいくら腹圧をかけても胎児を娩出することはできない。規則正しい陣痛があ

って分娩は進行し、分娩第 2 期に腹圧が加わることで有効な娩出力が生み出され、児の娩出に至る。

娩出力の異常である微弱陣痛と過強陣痛は、起こり得る原因は抽出できるが、実際に陣痛異常を来すか否かは分娩が開始しないと分からないことが多い。

娩出物[3]

娩出物には、胎児と付属物である胎盤、臍帯、羊水、卵膜が含まれる。胎児は娩出力によって細長い産道を下降してくる。円滑に下降する要因に児の胎位、胎勢、回旋、大きさが関係する。児の胎位は横位や斜位では細長い産道を通過できない。頭位や骨盤位では物理的に産道を通過できる。しかし頸管を押し広げていくためにはしっかりした先進部が必要であり、骨盤位のうち、足位では経腟分娩は難しい。

先進部の面積が広い殿位では経腟分娩が可能であるが、近年、臍帯脱出や遷延分娩などのリスクを回避するため、経腟分娩を行わない医療機関が増えている。頭位分娩では胎児は狭い産道を通過する上で効果的な胎勢をとり回旋を行う。すなわち、第 1 回旋で顎をひく屈位の胎勢をとることにより、児頭横断面積が最小となる小斜径周囲で骨盤入口部に進入する。そして横長の入口部から円形で最も広い濶部、縦長の峡部に進むにしたがい第 2、第 3 回旋を行い、児頭娩出後に第 4 回旋を行って分娩となる。

児は小さければ小さいほど産道への抵抗が減ってスムーズな分娩につながるが、胎児発育不全が疑われれば分娩経過中に胎児機能不全が顕在化して経腟分娩が困難となる場合がある。逆に胎児が大きければ産道への抵抗が増す要因となり、しばしば分娩停止となって帝王切開術に移行することがあるが、産道に余裕があれば問題なく分娩に至る。従って、胎児の大きさのみから経腟分娩成功の可否を判定するのは難しい。

胎位の異常は分娩前に診断可能であるが、胎勢や回旋の異常は分娩が開始しなければ診断が難しい。

引用・参考文献
1) 医療情報科学研究所編. "分娩の三要素". 病気がみえる vol.10 産科. 第 2 版. 東京, メディックメディア, 2009, 188-97.
2) 医療情報科学研究所編. "正常分娩の経過". 前掲書 1. 198-205.
3) 医療情報科学研究所編. "回旋". 前掲書 1. 206-9.

第2章 分娩の3要素

❷ 微弱陣痛・過強陣痛

神保正利　じんぼ まさとし
福島県立医科大学ふくしま子ども・女性医療支援センター 特任教授

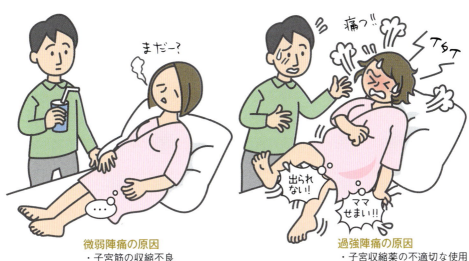

微弱陣痛の原因
・子宮筋の収縮不良
・子宮筋の過伸展
・子宮筋の機能不全　など

過強陣痛の原因
・子宮収縮薬の不適切な使用
・児の回旋異常
・児頭胎盤不均衡　など

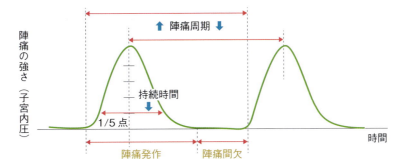

コンパクト解説

分娩が長引く！　とても痛い！

微弱陣痛とは、分娩開始後より陣痛が自覚的あるいは他覚的に微弱で、発作の持続が短く、かつ周期が長く分娩が進行しない状態をいい[1]、原発性と続発性とに分類される。過強陣痛とは、子宮収縮が異常に強く、長い陣痛発作と短い間欠によって子宮内圧が上昇した状態をいう[2]。

★★★★★ 微弱陣痛・過強陣痛が起こるメカニズム ★★★★★

微弱陣痛

　微弱陣痛は分娩の開始から陣痛が微弱である原発性微弱陣痛と、分娩の開始時には正常であった陣痛が分娩の途中から微弱となる続発性微弱陣痛とに分けられる（表1）。

　原発性微弱陣痛は、子宮筋自体による収縮不良が原因となっている場合が多く、子宮容量の増大による子宮筋の過伸展、子宮筋腫や子宮腺筋症の存在による子宮筋の変化、そして既往子宮手術創部の菲薄化や子宮奇形などによる子宮筋の機能不全が挙げられる。

　一方、続発性微弱陣痛は「分娩の3要素」とは別の因子が絡んでくる場合がある。狭骨盤、児頭骨盤不均衡、軟産道強靱による産道因子、巨大児や水頭症などの胎児因子、それに先進部が非頭位である胎位異常、反屈位などの胎勢異常が原因として挙げられる。その他、続発性微弱陣痛の原因として、母体の膀胱や直腸の充満、母体疲労や心理的要因も関係する場合が多い。

過強陣痛

　過強陣痛の原因としては、子宮収縮促進薬（オキシトシン、プロスタグランジン）の不適切な使用によるものが多い。その他に回旋異常、児頭骨盤不均衡、軟産道強靱などにより、産道の抵抗が大きくなり過ぎた場合に過強陣痛となる場合がある。

★★★★★ 微弱陣痛・過強陣痛の診断 ★★★★★

　日本産科婦人科学会は、「分娩の開始時期は陣痛が規則正しく発来し、胎児娩出まで続く陣痛で、陣痛の周期が10分以内または1時間に6回の頻度となった時点」と定めている[3]。陣痛の評価方法には触診法、外測法、内測法がある（表2）。陣痛の強さは内測法によって

表1 微弱陣痛

	特　徴	原　因
原発性 微弱陣痛	分娩開始時より陣痛が微弱なもの	子宮筋の過伸展⇒多胎妊娠、羊水過多 子宮筋の変化⇒子宮筋腫 子宮筋の機能不全⇒既往帝王切開創部の菲薄化、頻回の分娩、子宮奇形
続発性 微弱陣痛	初めは正常であった陣痛が分娩の途中より微弱になったもの	産道の異常⇒狭骨盤、児頭骨盤不均衡、軟産道強靱など 胎児の異常⇒巨大児、水頭症 胎位・胎勢の異常⇒反屈位など 膀胱・直腸充満、母体疲労、心理的要因

第 V 部　分娩の生理

第2章　分娩の3要素 ❷ 微弱陣痛・過強陣痛

表2 陣痛の評価方法

触診法	産婦の腹壁に手を当ててその硬さを観察する方法 検者の主観が入るが、外測法で子宮収縮がうまく記録できないときには有用
外測法	トランスデューサを産婦腹壁に装着して陣痛曲線を記録する方法 母体、胎児への侵襲が少なく、簡便で最も一般的な方法
内測法	子宮腔内にカテーテルを挿入して子宮内圧を測定する方法 子宮収縮を絶対値として測定、記録することができるが侵襲的で一般的でない 感染やカテーテル挿入による子宮損傷などに注意が必要

表3 陣痛の評価基準

子宮口開大		4～6cm	7～8cm	9～10cm	分娩第2期
子宮内圧	平均	40mmHg	45mmHg	50mmHg	
	過強陣痛	70mmHg 以上	80mmHg 以上	55mmHg 以上	
	微弱陣痛	10mmHg 以下	10mmHg 以下	40mmHg 未満	
陣痛周期	平均	3分	2分30秒	2分	
	過強陣痛	1分30秒以内	1分以内	1分以内	
	微弱陣痛	6分30秒以上	6分以上	4分以上	初産4分以上 経産3分30秒以上
持続時間	平均	70秒		60秒	
	過強陣痛	2分以上		1分30秒以上	
	微弱陣痛	40秒以内		30秒以内	

（文献4より引用）

測定された子宮内圧によって定義するとされているが、全ての分娩管理において子宮腔内にカテーテルを留置して子宮内圧を測定記録することは侵襲的で一般的ではない。そのため、実際の臨床現場において陣痛は外測法を用いた陣痛周期と陣痛の持続時間によって評価されることが多く、微弱陣痛や過強陣痛の診断に利用されている（表3）[4]。触診法は検者が産婦の腹壁に直接手を当ててその硬さを観察する方法であり、検者の主観が入るが、外測法で子宮収縮がうまく記録できないときには有用である。

微弱陣痛・過強陣痛への対応

　まず、微弱陣痛や過強陣痛となっている原因を考える必要がある。微弱陣痛では産道の異常（児頭骨盤不均衡、軟産道強靱など）や娩出物の異常（巨大児や胎位、胎勢の異常など）があれば帝王切開術も考慮される。微弱陣痛への対応は、待機的管理と積極的治療とに分けられる。
　微弱陣痛により分娩進行に遅延を来していても、母児の健康状態に異常を認めなければ病

的意義は少ないと判断し、定期的な母体のバイタルサインの測定や胎児心拍数モニタリングを行いつつ、基本的には待機的な管理を行うことを考慮する[5]。水分摂取、食事摂取、睡眠が可能であれば、母体休養や精神的サポートに努め[6]、水分摂取が不十分な場合には経口水分摂取を勧め、摂取不可あるいは脱水が改善されない場合には補液を行う。精神的サポートは、産痛の緩和や子宮収縮薬による陣痛促進率の減少、帝王切開術や吸引・鉗子分娩率の減少に寄与するとされ、経腟分娩を促すのに有効とされている。

微弱陣痛によって分娩が遷延して母体疲労が顕著となれば、子宮収縮薬(オキシトシン、プロスタグランジン)を使用して積極的に分娩の進行を促すことも考慮される。過強陣痛では、子宮収縮薬を使用している場合には直ちに中止し、必要に応じて子宮収縮抑制薬(リトドリン塩酸塩など)を投与する。また、胎児機能不全や切迫子宮破裂と診断した場合には、帝王切開術を行う。

助産師への アドバイス

痛みへの対応

入院した産婦の陣痛が増強し、苦痛の訴えが多くなると、多くの助産師が少しでも楽にしてあげたいと考えることと思います。分娩第1期から第2期にかけての痛みは総称して産痛といい、分娩時の子宮収縮、軟産道の開大、骨盤壁や骨盤底の圧迫、会陰の伸展などによる下腹部や腰部、会陰の痛みが含まれます。産痛に影響を及ぼす要因として、児の大きさや産道の広さや硬さなどが挙げられ、分娩所要時間が短くて腟や会陰の伸展が良い経産婦では一般的に産痛は軽度で済む場合が多いです。

痛みの感じ方には個人差があり、陣痛開始時より痛みを強く感じる産婦もいれば、分娩進行中でも強い痛みとして自覚しない産婦もいます。産痛の訴えが強い場合にはまず切迫子宮破裂や狭骨盤など、過強陣痛となり得る臨床的な異常がないことを確認し、子宮収縮薬使用時はその使用法や投与量について検討を行います。そして痛みの訴えが精神的・神経的な要因が大きいと判断した場合には、分娩進行に支障を来さない範囲で産痛緩和(マッサージ、温罨法、アロマテラピーなど)を行ってください。

引用・参考文献

1) 日本産科婦人科学会編."10 異常分娩". 産婦人科研修の必修知識 2016-2018. 東京, 日本産科婦人科学会, 2016, 257-301.
2) 池ノ上克ほか."異常分娩 娩出力の異常". NEW エッセンシャル産科学・婦人科学. 第3版. 東京, 医歯薬出版, 2004, 436-40.
3) 日本産科婦人科学会."分娩開始". 産科婦人科用語集・用語解説集. 改訂第4版. 東京, 日本産科婦人科学会, 2018, 325.
4) 鈴村正勝. 産科婦人科用語問題委員会報告. 日本産科婦人科学会雑誌. 28, 1976, 213-5.
5) Caughey, AB. et al. Safe prevention of the primary cesarean delivery. Am J Obstet Gynecol. 210 (3), 2014, 179-93.
6) ACOG Practice Bulletin, No.49. Dystocia and the augmentation of labor. Obstet Gynecol. 102 (6), 2003, 1445-54.

第V部 分娩の生理

第2章 分娩の3要素
❷ 微弱陣痛・過強陣痛

memo

第3章 胎児の回旋

❶ 回旋のメカニズム

松岡　隆　まつおか りゅう
昭和大学医学部産婦人科学講座 准教授

★ 胎児の回旋 ★

正常回旋　第一頭位　第一回旋

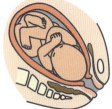 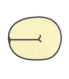 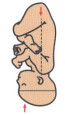 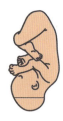

骨盤入口面に児頭が進入すると、小泉門が下降し、頤部を引く屈位をとる回旋が起こる。第一頭位の場合、矢状縫合は3時－9時を向き、小泉門を触知できるようになる

脊椎が児頭の中心より背側についているので、陣痛により下方へ力がかかると、自然と前頭部が押されることにより屈位の胎勢となる

正常回旋　第一頭位　第二回旋

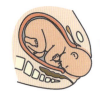 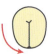

後頭部が母体前方へ、前頭部が母体後方へ向かって回旋しつつ骨盤内を下降する。骨盤底に達し、矢状縫合は骨盤前後径に一致するようになり、小泉門が恥骨結合に、大泉門が仙骨窩に向かう

正常回旋　第一頭位　第三回旋

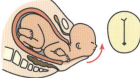 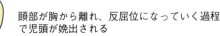

頤部が胸から離れ、反屈位になっていく過程で児頭が娩出される

正常回旋　第一頭位　第四回旋

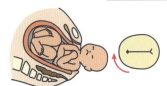

第四回旋は肩にとっての第二回旋であり、第四回旋により胎位胎勢は骨盤入口面進入前の元の胎位胎勢へ戻る

第3章 胎児の回旋
❶ 回旋のメカニズム

　分娩の3要素は娩出物・娩出力・産道であり、それぞれは相互に影響し合い、うまくかみ合わないと分娩が完遂できない。産道は骨産道と軟産道とからなり、骨盤の大きさは母体の体格（＝身長）と相関が強い。しかし、低身長の母体からも3,000g以上の胎児が娩出されることからも、ただ単にサイズの大小だけでなく、形状（仙骨の形、骨盤入口面の形）や娩出力（＝陣痛）が大きく影響していることが分かる。

　ヒトの分娩は、2足歩行により90度に曲がってしまった産道を、大きくなった頭部が無事に通過するために「回旋」という知恵を編み出した。図1はヒトとイヌの骨盤・産道の比較である。4足歩行のイヌでは、産道は後方に真っすぐであるのに比べ、ヒトでは脊椎が重い頭部を支えるためS字に湾曲し、産道が緩いカーブを描いており、真っすぐではなくなってしまった。この緩いカーブを大きな児頭が通るため、児は頭の形を変えながら（応形機能）、体をくねらせながら（第一回旋～第四回旋）、母体の体外へ出て出生となる。

第一回旋

　骨盤入口面に児頭が進入すると、小泉門が下降し、頤部を引く屈位をとる回旋が起こる。この第一回旋の意義は、児頭の産道を通過する断面を最も小さくすることである。つまり、児頭周囲中で最も小さい小斜径を通過断面にしている。第一頭位の場合、矢状縫合は3時－9時を向き、小泉門を触知できるようになる（扉図1段目左）。結果的にこのように最小周囲で骨盤に進入することになるが、脊椎が児頭の中心より背側についているので、陣痛により下方へ力がかかると、自然と前頭部が押されることにより屈位の胎勢をとるようになる

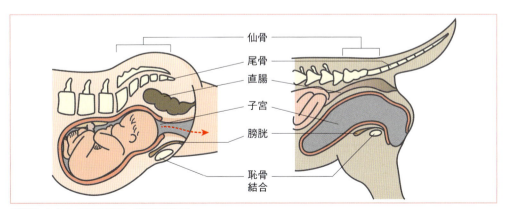

図1 ヒトとイヌの骨盤・産道の比較

（文献1を参考に作成）

（扉図1段目右）。

第二回旋

　第一回旋を完了し、さらに骨盤内へ進入すると、後頭部が母体前方へ、前頭部が母体後方へ向かって回旋しつつ骨盤内を下降する。児頭が骨盤底に達すると、矢状縫合は骨盤前後径に一致し、小泉門が恥骨結合に大泉門が仙骨窩に向かう（扉図2段目）。これが第二回旋である。

　第二回旋が起こる理由として、幾つかの説がある。骨産道、つまり壁が硬い曲がった管腔内へ弾性円柱を押し込む実験を行うと、屈曲性の強い側面が管腔の湾曲の内側に向かうように回旋するという説（Shellheimの説）や、軟産道や肛門挙筋の形（すり鉢状に骨盤底を閉ざしているが前方が開いている）から、進入した児頭が肛門挙筋の抵抗に遭い、前方へ回旋を促されるという説（骨盤底筋肉説）などである。

第三回旋

　恥骨後面と平行に下降してきた児頭は、後頭結節が恥骨下端を下に外れると、そこを支点として前頭部が産道後壁を下降前進する。頤部が胸から離れ、反屈位になっていく過程で児頭が娩出される。これが第三回旋である（扉図3段目）。

第四回旋

　児頭娩出に続いて、肩が回旋しながら下降してくる。児頭の前後径と肩の軸は90度ずれている。そのため、第四回旋は肩にとっての第二回旋であり、第四回旋により胎位胎勢は骨盤入口面進入前の元の胎位胎勢へ戻る（扉図4段目）。

> **topics**
>
> **回旋異常の見極めには超音波を使おう！**
>
> 　最近、施行する施設が急増している無痛分娩では、低在横定位となることがあり、その場合はKielland鉗子が必要となる。今まであまり日に当たっていなかったKielland鉗子が、無痛分娩により再登場することになったわけである。
> 　回旋異常を起こす、もしくは起こっている状態では、陣痛が微弱になっていることが多い。分娩進行が途中から緩徐になるようであれば、回旋異常を疑うべきである。しかし、産瘤が大きくなると、内診だけでは回旋を正確に知ることができない。そのような場合は、積極的に超音波を使おう！　眼球の位置を確認すれば、児頭が上を向いているのか下を向いているのかを簡単に知ることができる。

引用・参考文献
1) 奈良貴史. ヒトはなぜ難産なのか：お産からみる人類進化. 東京, 岩波書店, 2012, 19, （岩波科学ライブラリー）.
2) Cunningham, FG. et al eds. Williams Obstetrics. 25th ed. New York, McGraw-Hill Education, 2018, 1328p.
3) 武谷雄二ほか編. プリンシプル産科婦人科学 2 産科編. 第 3 版. 東京, メジカルビュー, 2014, 828p.

第3章 胎児の回旋

❷ 回旋異常

松岡　隆　まつおか　りゅう
昭和大学医学部産婦人科学講座 准教授

★ さまざまな回旋異常のパターン ★

不正軸進入

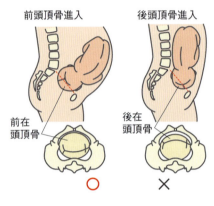

高在縦定位

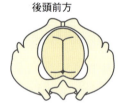

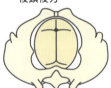

反屈位

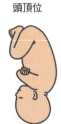
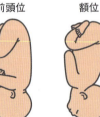
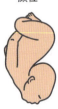

コンパクト解説

分娩の3要素がうまくかみ合わない場合に起こる

分娩の3要素は娩出物・娩出力・産道であり、この3要素がうまくかみ合わないと分娩はうまく進まず、回旋異常を引き起こす。多くの回旋異常は早期、つまり第一回旋の異常が原因であることが多い。骨盤の形や大きさのみならず、有効な陣痛が得られない場合に回旋異常が起こりやすい。

回旋異常の発生するメカニズム

多くの回旋異常は早期、つまり第一回旋の異常が原因であることが多い。骨盤の形や大きさのみならず、有効な陣痛が得られない場合に回旋異常が起こりやすい。回旋異常では児頭下降が停滞し、母体疲労から微弱陣痛を引き起こす。

不正軸進入

骨盤入口面に児頭がしっかり固定（＝嵌入）することが回旋のスタートである。この嵌入がうまくいかないと、その先の分娩が進まない。骨盤誘導線に沿うように骨盤に進入しない状態を不正軸進入（扉図上）という。内診すると矢状縫合が上に凸、下に凸になっている場合が不正軸進入であり、正常では横に真っすぐに触れることができるはずである。前頭頂骨進入（矢状縫合が下に凸）の場合は、骨盤誘導線に沿って進入することができるが、後頭頂骨進入の場合は進入することが非常に難しい。また、児頭が恥骨にぶつかるように下降しているので、産婦は恥骨周囲の疼痛を強く訴えることが多い。

高在縦定位

そもそも、骨盤入口面で児頭が縦のままの状態であることを高在縦定位という（扉図中）。後頭前方の場合はそのまま第二回旋することなく娩出に至ることも多いが、後頭後方はうまくいかないことが多い。

反屈位

第一回旋の異常であり、屈位をとれない状態をいう。全分娩の1.5〜2.5％で発生する。前頭位が最も多く、額位が最も少ない（扉図下）。その後娩出できるかどうかは、第二回旋によって決まる。頭頂位・前頭位では第二回旋で前頭が前方へ回旋して前方前頭位、すなわち上を向いて娩出されることが多い。

反屈位が娩出可能かどうかは内診で確認し、児の顔面が正位なのか逆位なのかで決定される。正常回旋における第三回旋は、恥骨下点を支点とする回旋なので、反屈位で児頭が下降した場合、この第三回旋ができるのかどうかで娩出の可否が決まる。顔面が正位の場合、首はすでに伸展しきった状態で、これ以上の伸展は不可能であり、娩出不可となる。一方、顔面が逆位の場合、首は過伸展している状態から屈位に戻るのが第三回旋となるので、娩出に至ることが可能である（図1）。

後方後頭位

母体背側で後頭部が先進しているので、首は過度に屈曲しており、これ以上の屈曲はできないため、自然娩出は難しい。鉗子などの産科手術が必要になり、会陰に過度の負荷がかか

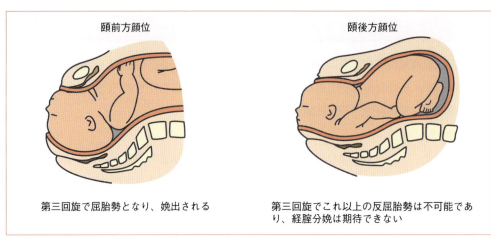

図1 反屈位と分娩

頤前方顔位／第三回旋で屈胎勢となり、娩出される

頤後方顔位／第三回旋でこれ以上の反屈胎勢は不可能であり、経腟分娩は期待できない

るので、会陰裂傷が大きくなりやすい。

低在横定位

　児頭が骨盤底に達した状態で、矢状縫合が横を向いたままの場合を低在横定位という。多くの場合は鉗子分娩、特に Naegele 鉗子ではなく Kielland 鉗子を必要とする。

回旋異常の診断

　診断は内診によって確定すると言いたいところだが、時に内診が難しいことはご存じであろう。特に産瘤が出現してくると内診は難しくなる。産瘤は児頭が恥骨後面と擦れることで発生するので、実は、産瘤の位置を把握することは内診所見を取る上でとても有用である。

　上述したように、多くの回旋異常は第一回旋から始まっている。つまり、骨盤入口面に児頭が進入する時点である程度決まっていることが多い。最近、あまりうるさく言われなくなっているが、レオポルド触診法の第4段を思い出してほしい。第4段は児頭を触知し、頤部が胸に近づいているか、つまり屈位の胎勢をとれているかを確かめる方法だといえる。レオポルド触診法第4段の所見がしっかり取れるようになれば、児頭が骨盤入口面に屈位をとりつつ嵌入することを確認でき、その後の回旋がうまくいきそうだと評価できるわけである。

　回旋異常で最も発生頻度が多いのは第二回旋異常である。分娩開始前の胎位胎勢やレオポルド触診法で確認できておらず、産瘤が大きくなってしまっていると、小泉門・大泉門の区

別のみならず、矢状縫合そのものの触知さえ自信を持てなくなる。そうした場合には、経会陰超音波検査がとても有効である。明瞭な画像を得ることはできないかもしれないが、眼窩の位置さえ分かれば、上を向いている（＝第二回旋異常）のか正常の斜位であるのかを、簡単かつ自信を持って判断できる。回旋異常を診断できれば、陣痛促進あるいは産科手術の必要性を考えることができ、無駄に母体疲労を招くことを回避できる。

　内診はとても主観的な診察所見であり、客観性を持たせるのが難しい診察手技である。従って、補助的検査法を併用し、内診所見を根拠をもって説明できるようにすると、内診所見そのものの精度が上がる。それは、正確な内診所見を取れるようになる近道だといえるだろう。

回旋異常への対応

　娩出物・娩出力・産道の3要素がうまくかみ合わないと分娩はうまく進まず、回旋異常を引き起こす。胎児の大きさを変えることはできないし、骨産道も不変である。無痛分娩は軟産道を緩めることができるので、産道の麻酔により回旋異常が治る可能性はあるが、実際は効果が出過ぎた無痛分娩は微弱陣痛や回旋異常の原因となるので、もろ刃の剣だといえる。娩出力はオキシトシンやプロスタグランジンの投与で増強させることができるので、回旋異常を治すのに有効といえるだろう。また、微弱陣痛が原因で回旋異常が発生する場合もあるので、有効陣痛をしっかり起こさせるのは、発生予防としても重要である。

　発生頻度の高い第二回旋異常に対して、内診指を児頭の骨重積に引っかけて回旋を正常化させる方法がある。効果のほどは施行者の経験と技量によることが多いので、いつでもうまくいくわけではない。

　吸引・鉗子分娩は、回旋異常の発生時に選択される産科手術である。施行に当たっては正確な内診所見が必須であり、安易に吸引・鉗子分娩を試みるのは非常に危険である。反屈位から発生する頤部後方顔位では、吸引・鉗子分娩ではなく、帝王切開術を選択する。

　回旋異常を起こさせないためには、有効な陣痛を得ることが重要である。補助的方法ではあるが、重力を利用し、母体の体位を臥位から座位や四つん這いに変えるのも、時に役立つと思われる。

> **助産師へのアドバイス**
>
> ### その先に起こりそうな回旋異常を予測し、先回りする
>
> 　分娩開始の時点で、分娩の3要素のうち娩出物と産道の評価はしっかりと終わらせておかなければなりません。事前情報なしに分娩管理を行うことがあってはならず、しっかりと外来カルテの情報を収集し、分娩がスムーズに行きそうかどうかを評価し、管理することが重要です。
>
> 　陣痛開始後は娩出力（＝陣痛）が有効であることに注意を払い、必要に応じて促進を考えます。分娩開始前には胎児の胎位胎勢を外来情報、レオポルド触診法、超音波により把握し、児頭が骨盤入口面に不正軸にならずに屈位を作って骨盤に進入するかどうかを確認しましょう。児がしっかり屈位を作り、骨盤誘導線に沿って骨盤に進入することができ、有効な陣痛があれば、その後はスムーズに回旋していくことが期待できます。
>
> 　その後の進行が予想に反して悪い場合には、やみくもにオキシトシンを増量するのではなく、回旋異常を疑って内診、時には超音波機器を用いて診断を下し、必要な処置を行います。分娩は、うまくいくことを指をくわえて期待するものではありません。うまくいく分娩なのかどうかを、あらゆる情報、手段を用いて評価し、方針（経過観察なのか、医療介入なのか）を決定した結果、得られるものです。その先に起こりそうな回旋異常を予測し、先回りして産婦管理ができるようになると、もっと分娩は楽しくなるでしょう。

引用・参考文献

1) Cunningham, FG. et al eds. Williams Obstetrics. 25th ed. New York, McGraw-Hill, 2018, 1328p.
2) 武谷雄二ほか編. プリンシプル産科婦人科学2 産科編. 第3版. 東京, メジカルビュー, 2014, 828p.

第VI部
産褥期の生理

第1章 子宮の復古

❶ 子宮復古のメカニズム

林 優 はやし まさる
東海大学医学部産婦人科 助教

― ★ 子宮復古のメカニズム ★ ―

子宮底の高さの変化

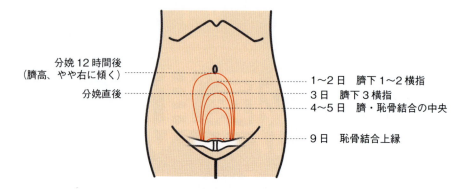

止血機序

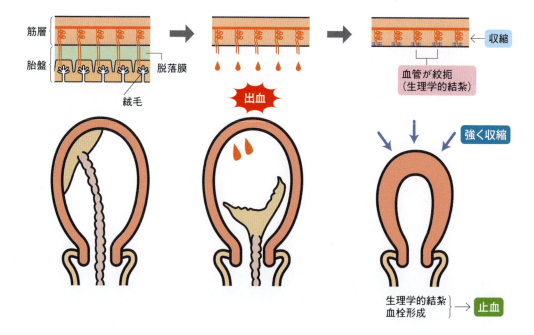

第VI部 産褥期の生理

第1章 子宮の復古

❶ 子宮復古のメカニズム

妊娠中に子宮は大きさ、重量ともに増加し、非妊時の 11 倍にも達する[1]。分娩直後から子宮収縮が始まり、4〜6 週間かけて妊娠前の大きさ・重量に急激に戻っていく。この非妊時の子宮の状態に復帰する過程を子宮復古という。

分娩直後の子宮底の高さは臍下 3 横指程度になる。その後子宮底の高さはやや上昇し、分娩後 12 時間では臍高になり、右側にやや傾くことが多い。この上昇は、骨盤底筋群の緊張回復などに伴い、子宮が押し上げられるためである[2]。その後次第に子宮底は下がっていき、産褥 1 日目には臍下 1 横指、3 日目には臍下 3 横指になる。10 日目以降は恥骨結合よりも低くなり、腹壁から触れなくなる。

子宮復古で生じる不規則な子宮収縮に伴う痛みを後陣痛といい、分娩後 2〜3 日で治まるのが一般的である。初産婦よりも経産婦で強く、また多胎妊娠や羊水過多症で強い後陣痛が生じる。

止血機序

胎盤の剥離によって子宮筋を貫く血管（らせん動脈）があらわになる。胎盤剥離面からの出血を止めるために、子宮収縮が重要な役割を果たす。胎盤娩出後に子宮筋層が強く収縮することで胎盤剥離面の血管が絞扼される。これを生理学的結紮という。さらに圧迫された血管に血栓が生じることで止血される。従って、子宮収縮不良で生理学的結紮が起こらない場合や凝固機能異常で血栓が生じない場合に出血が増えることになる。

悪露の変化

産褥期に子宮や腟から排出される分泌物を悪露という。悪露は変性した脱落膜や血液成分、粘液などが主成分である。産褥 2〜3 日目までの悪露は赤色悪露と呼ばれ、胎盤剥離面からの出血成分が主となる。産褥 3 日〜1 週間ごろは血液成分が減少し、腟内を通過する間にヘモグロビンが破壊されて変色した褐色悪露になる。産褥 1〜2 週間ごろには血液成分がさらに減少し、白血球の割合が増えた黄色悪露となる。それ以降は白血球も減少し、子宮腺分泌物が中心の白色悪露に変化し、産褥 4〜6 週間後に悪露が消失する（表 1）。

オキシトシン

オキシトシンは脳下垂体後葉から分泌されるホルモンで、子宮筋を収縮させる作用と乳腺の筋上皮細胞を収縮させて乳汁を射出させる（射乳）作用とがある（図 1）。児による乳頭吸啜刺激は脊椎から視床下部に伝わり、脳下垂体前葉からプロラクチン、脳下垂体後葉からオキシトシンの分泌が促進される。乳頭への吸啜刺激だけでなく、赤ちゃんを見たり、授乳

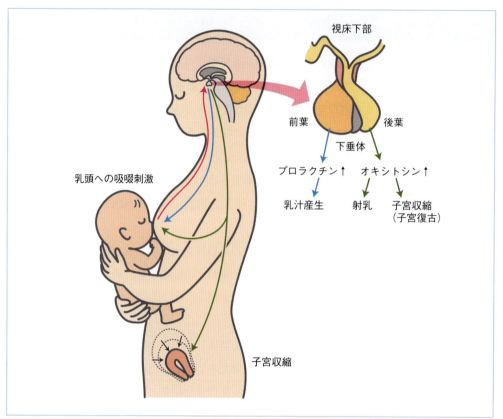

図1 オキシトシンと子宮復古

をイメージするだけでもオキシトシンの分泌が促進される。吸啜刺激を繰り返すことは脳下垂体からのオキシトシン分泌を増加させ、子宮が収縮することで子宮復古を促すことになる。

子宮復古不全

　分娩後4～6週で子宮は非妊時の大きさに戻るが、正常の産褥経過よりも子宮の復古が遅れ、子宮収縮不良と悪露が長く続く場合や悪露滞留症を子宮復古不全という[3]。分娩直後の収縮不良（弛緩出血など）は子宮復古不全には含まない。子宮収縮が不良なため、診察では軟らかい子宮を触れるのが特徴である。

　子宮復古不全の原因として、胎盤や卵膜などの遺残物、子宮筋腫、子宮内感染など、明らかな原因を認める器質性子宮復古不全と、これらの明らかな器質的原因を認めず、子宮筋の

第VI部 産褥期の生理

第1章 子宮の復古 ❶ 子宮復古のメカニズム

表1 悪露の変化

産　褥	悪露の変化
2～3日	赤色
3日～1週間	褐色
1～2週間	黄色
3～4週間	白色
4～6週間	消失

表2 子宮復古不全の原因

器質性子宮復古不全
・胎盤や卵膜の遺残 ・悪露の滞留 ・子宮内感染（子宮内膜炎など） ・子宮筋腫や子宮腺筋症　など
機能性子宮復古不全
・子宮筋疲労（多胎妊娠、羊水過多症など） ・子宮収縮抑制薬の使用（リトドリン塩酸塩や硫酸マグネシウム） ・母体の疲労 ・授乳しないことによるオキシトシンの不足 ・過度の安静　など

疲労などが原因となる機能性子宮復古不全とがある（表2）。治療方針としては、器質性子宮復古不全であれば原因の除去、抗菌薬の投与が行われる。また、子宮収縮薬としてオキシトシンや麦角アルカロイドの投与を行う。

topics

産後も積極的に超音波を!!

　子宮の復古は腹壁の触診による子宮底の高さと内診によって観察されており、教科書には産褥日数に合わせた子宮底の高さの図が示されている。しかしながら、腹壁が厚い場合や子宮筋腫などがある場合には子宮復古不全の判断が困難であり、また子宮の復古が進むと腹壁からの診察が困難になる。子宮底が触れないくらい小さくなっていても子宮復古不全の場合があり、注意が必要である。

　子宮復古不全を疑う収縮不良や、悪露の異常を認めていない場合でも、積極的に超音波検査を施行し、胎盤や卵膜の遺残の有無、悪露滞留の有無を確認すべきである。遺残した胎盤片は胎盤ポリープを形成することがあるといわれている。胎盤ポリープは産後数週間たってから大出血を来し得る産後晩期出血の原因疾患であり、カラードプラ法を用いた超音波検査で診断できる。退院前の診察と1カ月健診時には超音波検査を用いた診察を行うことが産後のトラブルを減らすためにも必要である。

引用・参考文献

1) 日本産科婦人科学会．"産褥の生理"．産婦人科研修の必修知識 2016-2018．東京, 日本産科婦人科学会, 2016, 302-3.
2) 石原理ほか．"子宮と全身の復古"．産科婦人科学（講義録）．東京, メジカルビュー社, 2010, 424-5.
3) 日本産科婦人科学会編．産科婦人科用語集・用語解説集 改訂第4版．東京, 日本産科婦人科学会, 2017, 137.

第1章 子宮の復古

❷ 子宮内反症

林　優　はやし まさる
東海大学医学部産婦人科 助教

★ 子宮内反症が発生するメカニズム ★

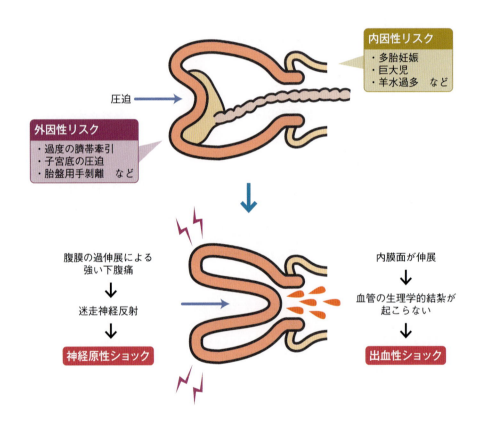

コンパクト解説

強い下腹痛、ショック、多量出血の原因となる産科緊急疾患

子宮内反症は子宮内膜面が外方に反転した状態となり、子宮底が陥没または下垂反転し、ときには子宮内膜が腟内または外陰に露出する疾患である[1]。子宮体部が反転して内膜面が伸展しているため、子宮収縮による血管の絞扼（生理学的結紮）が起こらず、胎盤剥離面から多量に出血する。2,000〜20,000分娩に1例の頻度で起こるまれな疾患であるが[2]、強い下腹痛、ショック、多量出血の原因となるため、迅速な診断および対応が必要となる産科緊急疾患である。

子宮内反症が起こるメカニズム

　子宮内反症の原因は、分娩第3期における臍帯の過度の牽引と子宮底の圧迫（Crede胎盤圧出法）とされ、特に子宮収縮不良で胎盤が子宮底部に付着しているときに起こるといわれているが[3]、明確な原因は不明である。

　外因性および内因性の幾つかのリスク因子が指摘されている。外因性のリスク因子としては、胎盤剝離前の過度の臍帯牽引、過短臍帯、臍帯巻絡、子宮底の圧迫、Crede胎盤圧出法、胎盤用手剝離などがあり、内因性のものとしては多胎妊娠、巨大児、羊水過多などの子宮の弛緩を来す要因や癒着胎盤が挙げられる[4]。子宮が弛緩した状態で過度の臍帯牽引を行えば子宮が内反することは容易に想像できるが、実際には半数は特にリスク因子がなく発症している[5]とされており、常に子宮内反が起こる心構えを持っておく必要がある。

　子宮内反症は内反の程度によって第1度～第4度に分類される（図1）[6,7]。90%が第2度または第3度である[8]。発症する時期により、分娩後24時間以内に発症する急性、24時間から4週間以内に発症する亜急性、4週間以降に発症する慢性に分類され、83.9%が急性の発症である[9]。

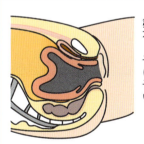
第1度：
不全子宮内反

子宮底が陥没または反転するが子宮頸部を越えない

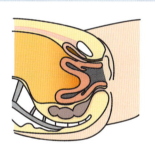
第2度：
完全子宮内反

反転した子宮底が子宮口を越え腟内に達する

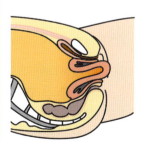
第3度：
子宮脱を伴う子宮内反

反転した子宮底が会陰を越える

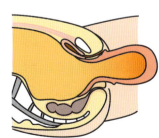
第4度：
全子宮腟内反

腟の反転を伴う

図1 子宮内反症の分類

子宮内反症は、出血、激烈な下腹痛、ショックの原因となる。胎盤剥離面の血管は子宮が収縮することで絞扼される（生理学的結紮）が、子宮内反症では内膜面が伸展しているため、血管の絞扼が起こらず、多量の出血を来す。また、内反によって腹膜が過伸展されるために激烈な腹痛が生じる。そのため、子宮内反症では迷走神経反射による神経原性ショックと出血性ショックが起こる可能性がある。

子宮内反症の診断

　子宮内反症は分娩後に異常出血を来す疾患であり、診断・治療が遅れると母体死亡の原因ともなるため、迅速な診断と早期対応が重要である。反転した子宮底が会陰を越える第3度、第4度の子宮内反の場合は肉眼的に腫瘤を認め、診断は容易である。第1度や第2度の場合は診断が遅れる可能性があり、注意が必要である。

　子宮内反症は双合診で子宮底を触れないことが特徴とされるが、第1度や第2度の場合は子宮底にくぼみを感じて歪な印象となる。また子宮口が不明で、子宮筋腫のような腫瘤を触知することも子宮内反症を疑う所見である。出血、疼痛、内診所見から子宮内反症を疑う場合には、超音波検査を用いて子宮底が足側に反転した upside down の子宮像を確認することで診断できる（図2）。

子宮内反症への対応

　子宮内反症は産後異常出血の原因となるため、早急に対応を開始する。
①人を集める
②酸素投与（リザーバー付きマスクを用いて 10L/ 分）
③モニター装着
④ 20G 以上で2本ルートをキープし全身管理を始めると同時に内反の整復を開始する

　激烈な疼痛による迷走神経反射で徐脈が起こる可能性があるため、子宮内反症によるショックの場合にはショックインデックス（shock index；SI ＝心拍数／収縮期血圧）が出血量の目安として当てにならない場合があり、注意が必要である。用手的整復時には子宮収縮抑制薬を用いる。疼痛が強いときには鎮痛薬や麻酔が必要となる。整復後は子宮収縮抑制薬の使用を中止し、オキシトシンなどの子宮収縮薬を再発予防目的に投与する。用手整復が困難な場合には Huntington 法などの手術療法による整復を行う。

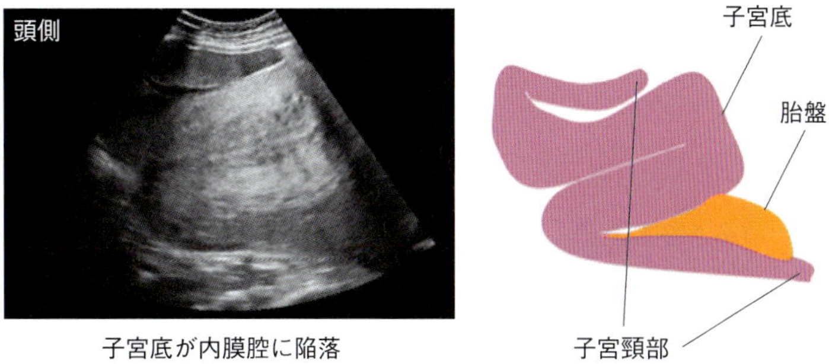

第Ⅵ部 産褥期の生理

第1章 子宮の復古 ❷ 子宮内反症

図2 子宮内反症の超音波画像

（提供：昭和大学 松岡隆先生）

助産師へのアドバイス

過度の臍帯牽引に注意

　子宮内反症は発生頻度は低いですが、早急な対応が必要な産科緊急疾患です。胎盤娩出時に臍帯の牽引と子宮底マッサージを同時に行うことや、子宮底部を圧迫するCredé胎盤圧出法は子宮内反症のリスク因子となります。胎盤の剝離兆候を確認し、Brandt-Andrews法（片手で臍帯を軽く牽引しながら、もう一方の手で恥骨の頭側から上方に圧をかける方法）を用いた胎盤娩出を心掛け、過度の臍帯牽引に注意しましょう（図3）。また、子宮内反症が発生した場合にはチームとしての対応が必要になりますので、日頃からシミュレーショントレーニングを行うことが大切です。

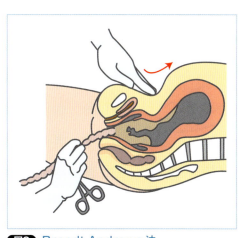

図3 Brandt-Andrews法

引用・参考文献

1) 日本産科婦人科学会．"子宮内反（症）"．産婦人科用語集・用語解説集改訂第4版．東京，日本産科婦人科学会，2017，130．
2) Cunningham, FG. et al. "Uterine inversion". Williams Obstetrics. 24th ed. New York, McGraw Hill, 2014, 787.
3) Lipitz, S. et al. Puerperal inversion of the uterus. Eur J Obstet Gynecol Reprod Biol. 27 (3), 1988, 271.
4) 長田久夫．"子宮内反症"．周産期医学必修知識．第8版．周産期医学vol.46増刊号．東京，東京医学社，2016，324-5．
5) Pauleta, JR. et al. Ultrasonographic diagnosis of incomplete uterine inversion. Ultrasound Obstet Gynecol. 36 (2), 2010, 260-1.
6) 平松祐司．子宮内反症整復術．産婦人科治療．94 (2), 2007, 215-21.
7) Witteveen, T. et al. Puerperal uterine inversion in the Netherlands : a nationwide cohort study. Acta Obstet Gynecol Scand. 92 (3), 2013, 334-7.
8) Dali, SM. et al. Puerperal inversion of the uterus in Nepal : case reports and review of literature. J Obstet Gynaecol Res. 23 (3), 1997, 319-25.
9) Morini, A. et al. Acute puerperal uterine inversion : a report of 3 cases and an analysis of 358 cases in the literature. Minerva Gynecol. 46 (3), 1994, 115-27.

第1章 子宮の復古

❸ 弛緩出血

林　優 はやし まさる
東海大学医学部産婦人科 助教

★ 弛緩出血が発生するメカニズム ★

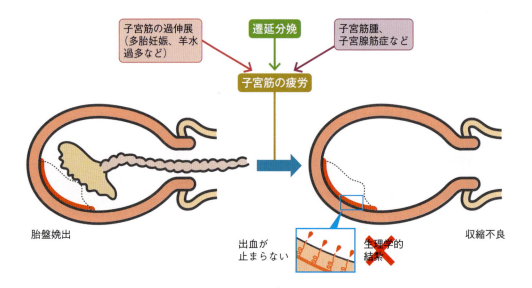

> **コンパクト解説**
>
> **産後異常出血による母体死亡を減らすために早期認識と対応が重要**
>
> 弛緩出血とは分娩第3期または胎盤娩出後に子宮筋の収縮不全に起因して起こる異常出血のことである。子宮筋の収縮および退縮不良により胎盤剥離部での生理学的（生体）結紮と呼ばれる止血機序が障害されるために起こる[1]。分娩後異常出血の70％が弛緩出血と言われる。子宮収縮薬の投与、子宮のマッサージなど、分娩第3期の積極的管理（active management of the third stage of labor；AMTSL）を施行しても十分な子宮収縮が得られず出血が継続する場合には、弛緩出血を念頭に置いて初期治療を開始し、系統的な原因検索を行う。弛緩出血の早期認識と対応が、産後異常出血による母体死亡を減らすために重要である。

弛緩出血が起こるメカニズム

　児娩出後の子宮収縮により胎盤が剥離し出血が起こるが、さらに強く子宮筋が収縮することで胎盤剥離部の血管が絞扼される。これを生理学的結紮という。さらに圧迫された血管に血栓が作られることで、胎盤剥離部からの出血が止まることになる。弛緩出血は子宮筋収縮不全により生理学的結紮が起こらずに異常出血を来す疾患である。

　分娩後異常出血の原因は、弛緩出血以外にも子宮内反症や胎盤の遺残、子宮型羊水塞栓症による凝固異常など多数あるが、胎盤遺残（図1）や子宮型羊水塞栓症（図2）も結果として子宮筋の弛緩を起こす。また、実際の臨床では複数の病態が存在することも多く、弛緩出血として対応をしながら原因検索を行う必要がある。本項では弛緩出血以外の胎盤遺残や凝固障害による子宮筋弛緩のメカニズムについても記す。

弛緩出血

　子宮筋の疲労から起こる収縮不良により生理学的結紮が起こらないために出血する。分娩後異常出血の原因として最も多い。多胎妊娠、羊水過多による子宮筋の過伸展、遷延分娩、子宮収縮薬を長時間必要とした分娩、子宮筋腫・子宮腺筋症・子宮奇形の合併妊娠などがリスク因子であり、子宮筋の疲労と収縮不良が起こりやすい。凝固機能は正常であることが多いが、出血量が増えると次第に希釈性の凝固障害も生じる。

胎盤遺残

　分娩第3期に胎盤が完全に娩出されず、一部または大部分が子宮腔内に残留するものをいう。胎盤が遺残することにより子宮収縮不良が生じるため、剥離面の生理学的結紮が起こらずに出血が増える。

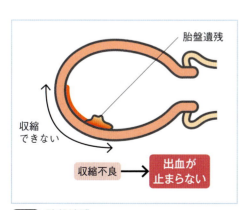

図1 胎盤遺残

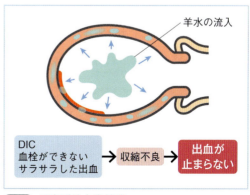

図2 子宮型羊水塞栓症

子宮型羊水塞栓症

子宮型羊水塞栓症では分娩直後からサラサラとした出血を認め、一気に播種性血管内血液凝固（disseminated intravascular coagulation；DIC）が進行する。羊水の流入によるアナフィラクトイド反応（アレルギー様反応）が原因と考えられ、血管内に血栓が形成されず、その結果子宮の収縮不良を来す。血液検査では発症初期からのフィブリノゲンの減少、C3、C4の低下が特徴である[2,3]。

弛緩出血の診断

分娩第3期の積極的管理（子宮の輪状マッサージ、オキシトシン5～10単位投与など）を施行しても出血が多いと感じたら、すぐに弛緩出血を考慮した初期対応を開始すると同時に他の出血を来す疾患の鑑別を行う。弛緩出血の診断は、分娩後異常出血の原因を4つのTを用いて整理しながら系統的に行っていく（表1）[4]。

子宮収縮不良を伴う産後出血で、他の原因を認めなければToneの異常である弛緩出血が原因と診断できるが、重症例においては複数の原因が混在している可能性があることにも注意が必要である。Traumaは、腟鏡診・内診・超音波検査にて頸管裂傷、腟壁裂傷、腟壁血腫、子宮内反の有無を確認する。子宮破裂や後腹膜血腫の場合には、腟鏡診や超音波検査では診断が困難なこともあり、出血量に合わないバイタルサインの変化がある場合には造影CT検査が有用である。Tissueは胎盤・卵膜遺残の有無を確認する。胎盤母体面の欠損の有無、内診、超音波検査にて診断する。Thrombinは凝固異常のことであるが、産科の出血では多量出血による希釈性DIC、子宮型羊水塞栓症によるDICなどが起こるため、フィブリノゲンを含めた凝固機能の血液検査を行う。

表1 分娩後異常出血における4つのT（Four Ts）

Four Ts	原因	推定頻度
Tone（筋緊張）	弛緩出血	70%
Trauma（外傷）	産道裂傷 子宮内反 血腫 子宮破裂	20%
Tissue（組織）	胎盤遺残	10%
Thrombin（凝固因子）	DIC 羊水塞栓症	1%

（文献4を参考に作成）

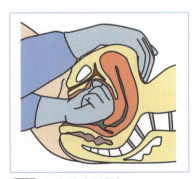

図3 子宮双手圧迫法

弛緩出血のへの対応

　弛緩出血を疑った時点ですぐに十分な人手を集める。子宮収縮が弱く、出血が続いているのであれば、子宮の双手圧迫（図3）にて止血を図りながら対応を行っていく。リザーバー付きマスクを用いて酸素10L/分で投与、20G以上の太さの静脈留置針で2ルート以上確保し、オキシトシン10単位＋細胞外液500mL（全開投与）、メチルエルゴメトリン0.2mgなどの子宮収縮薬の追加投与を行う。ショックインデックス（shock index；SI＝心拍数／収縮期血圧）が1以上になる場合には分娩後異常出血であり、輸血が考慮される状況である。高次医療施設への搬送も考慮しなければならない。SIが1.5以上または産科DICスコアが8点以上（単独でフィブリノゲン150mg/dL以下）の場合は産科危機的出血であり、直ちに輸血開始が必要な状況である。RBC投与単位数≦FFP投与単位数となるように輸血を行う。弛緩出血の制御の方法として、子宮内のバルーンタンポナーデ、動脈塞栓術、子宮全摘術などがあり、施設やそのときの人員などを考慮して治療法を選択する。

助産師へのアドバイス

循環と呼吸の管理が母体救命にはとても重要

　弛緩出血は産科危機的出血の原因であり、妊産婦死亡を減らすためには全ての産科プロバイダーが対応を熟知している必要があります。多胎妊娠や遷延分娩などのリスク因子がなくても突然発生し、また一人では対応が困難な疾患のため、日頃からチームを意識したシミュレーション教育を行うことが大切です。

　弛緩出血が突然生じた場合、産科プロバイダーは止血することばかりを意識してしまう傾向がありますが、循環と呼吸の管理が母体救命にはとても重要です。血圧、心拍数、SpO_2モニターを装着し、意識も確認しながらバイタルサインのモニタリングを行いましょう。妊産婦死亡症例検討評価委員会の再発防止に関する検討では、産科危機的出血における輸血用血液投与の遅れが指摘されています[5]。弛緩出血は急速にDICになることが多いため、全身管理を行いながら輸血が遅れないようにすることが大切です。これらの対応には人手が必要になります。バイタルサインが異常な場合、一次分娩施設であれば高次医療施設へ搬送、高次医療施設では人手を集め、皆で対応しましょう。

引用・参考文献

1) 日本産科婦人科学会．"弛緩出血"．産科婦人科用語集・用語解説集 改訂第4版．東京，日本産科婦人科学会，2018，107．
2) 金山尚裕．子宮型羊水塞栓症と凝固線溶・補体系の異常．血液フロンティア．25(10)，2015，1473-81．
3) 小田智昭ほか．子宮型羊水塞栓症．産科と婦人科．84(5)，2017，563-70．
4) Anderson, JM. et al. Prevention and management of postpartum hemorrhage. Am Fam Physician. 75 (6), 2007, 875-82.
5) 妊産婦死亡症例検討評価委員会・日本産婦人科医会．母体安全の提言 2016. vol 7, 2017.
http://www.jaog.or.jp/wp/wp-content/uploads/2017/08/botai_2016_2.pdf

第2章 乳汁分泌

❶ 乳汁分泌のメカニズム

竹田善治 たけだ よしはる
総合母子保健センター愛育病院産婦人科 部長

★ 乳腺の解剖 ★

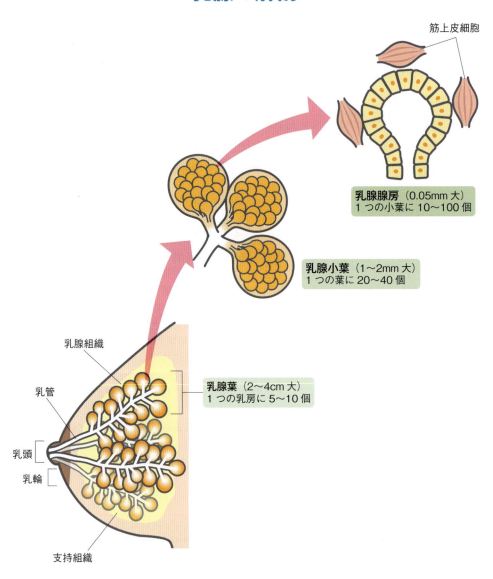

第VI部 産褥期の生理

第2章 乳汁分泌 ❶ 乳汁分泌のメカニズム

乳腺の解剖と射乳のメカニズム

　乳房の構造は、乳汁を分泌し乳頭まで運搬する乳腺腺房や乳管などの乳腺実質と、それらをサポートする血管、リンパ管、脂肪組織などの間質とに分けられる。乳汁が作られるのは乳腺腺房で、大きさは 0.05mm 程度である。これが 100 個程度集合して約 1mm の乳腺小葉となり、さらに乳腺小葉が 40 個程度集合して 2〜4cm 大の乳腺葉を形成している（扉図）[1]。乳腺腺房の外側には筋上皮細胞がかご網のように取り囲み、オキシトシンが分泌されると収縮し、腺房内に産成された乳汁を乳頭へ向かって押し出す（射乳）。

妊娠中の乳腺発達

　胎盤から分泌されるプロゲステロンとエストロゲンが腺房、乳腺葉、乳管やモントゴメリー腺などの乳腺組織を発達させ、プロラクチン分泌を促す。プロゲステロンとエストロゲンがプロラクチンの作用を抑制するため、妊娠中には乳汁分泌は起こりにくくなっている。しかし、わずかに分泌は起こっており、妊娠中に乳汁分泌を認める場合もある。

分娩後の乳汁分泌機序

　胎盤の娩出とともにプロラクチンとエストロゲンが急激に消退するため、プロラクチンへの抑制がとれ、乳腺腺房細胞にプロラクチンが作用し乳汁分泌を開始する。分泌開始から 2 週間の初乳はグロブリンなどの免疫学的成分に富み、新生児に腸内の病原体に対する抵抗力を与える。その後の成乳には糖質や脂質の含有量が増え、必要な栄養素は全て含まれる。ただし、ビタミン K だけは不足しているため、出生後、生後 1 週間、生後 1 カ月の 3 回、ビタミン K_2 シロップをそれぞれ 1mL（2mg）経口投与する。

　出生後、児の吸啜による乳首への刺激のたびに下垂体前葉からプロラクチンが分泌され、乳汁分泌を促す。同時に下垂体後葉からはオキシトシンが分泌され、腺房を取り囲んだ筋上皮を収縮させることにより乳汁を押し出す（射乳）。いずれのホルモンも乳頭への刺激がなくなると分泌が低下してしまう。乳汁分泌を持続的に得るためには、頻回に授乳し続けることが大切である（図 1）。母乳のみで育てている場合、日本人における月齢 1〜5 カ月における 1 日の平均母乳哺乳量は月齢にかかわらず、ほぼ一定で約 780mL とされている[2]。

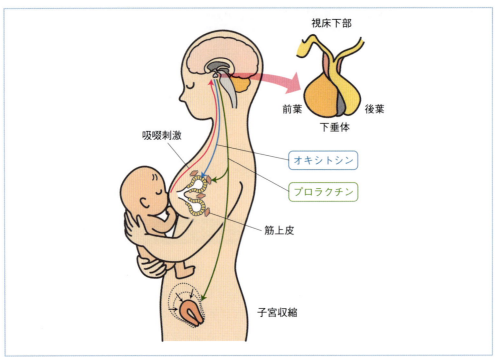

図1 乳汁分泌のメカニズム

★★★★★ 乳汁分泌の薬剤によるコントロール ★★★★★

　乳汁分泌にはプロラクチンが大きな役割を担っているが、視床下部から分泌されるドパミンはプロラクチンの働きを阻害する。児の乳首への吸啜刺激は神経を伝わって視床下部に達し、ドパミンの分泌を抑制することでプロラクチンの分泌を促すと考えられている。そのため、何らかの事情で乳汁分泌を抑制したい場合には、ドパミン作用のある薬剤を用いる。この働きを持つ薬には、テルグリドやカベルゴリン、ブロモクリプチンメシル酸塩などがある。

　一方、乳汁分泌を促進する薬剤は日本では発売されていない。スルピリドやドンペリドンなど、ドパミンを抑制する働きを持つ薬剤の中には、副作用である高プロラクチン血症のため乳汁分泌を来すものがある。特に向精神薬などにドパミン作用を抑制するものが多い。授乳中ではないのに乳汁分泌を訴える患者さんが来た場合は、何かしらの薬剤を服用していないかを尋ねることが大切である。

topics

母体に対する大切な働きを併せ持つオキシトシン

　子宮収縮薬としてもよく用いられるオキシトシンであるが、子宮収縮や射乳などの働きはよく知られている。そのため、分娩の最中に微弱陣痛となった際には、乳頭を刺激することにより内因性のオキシトシンの分泌を促すことも試みられている。最近の研究では、オキシトシンはこれらの子宮収縮促進作用以外にも、赤ちゃんへの愛情を高めて育児行動を促す、他人に対する信頼感を強める、さらにうつ病の予防など、母体に対する大切な働きを併せ持つことが分かってきた。このようなオキシトシンの多彩な作用についてはまだ研究途上ではあるものの、分娩・育児へと続く一連の行動に大きな役割を担っているホルモンであることは間違いなく、今後の研究成果が注目される。

引用・参考文献

1) Bergman, RA. et al. Atlas of Microscopic Anatomy：Section 13-Female Reproductive System. Plate 13.253 Mammary Gland. https://www.anatomyatlases.org/Microscopic Anatomy/Section13/Plate13253.shtml
2) 鈴木久美子ほか．離乳前乳児の哺乳量に関する研究．栄養学雑誌．62（6），2004，369-72．

第2章 乳汁分泌

❷ 乳汁分泌不全

竹田善治　たけだ よしはる
総合母子保健センター愛育病院産婦人科 部長

★ 乳汁分泌不全のメカニズム ★

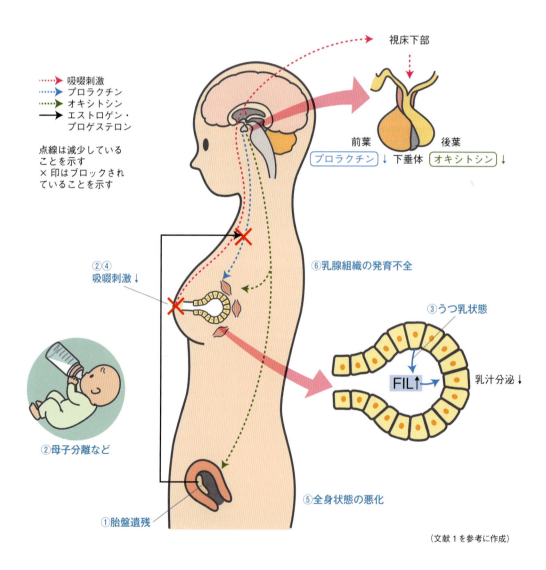

（文献1を参考に作成）

乳汁分泌不全の起こるメカニズム

　分娩後、胎盤性のプロラクチンとエストロゲンがなくなると、それらに抑制されていたプロラクチンの働きが発現し、乳汁分泌が始まる。また、乳首に赤ちゃんが吸着することで、オキシトシンの放出が起こり、射乳が起こる。しかし、分娩後に何らかの原因でこれらの母乳分泌機序がスムースに働かない場合、分泌不全が起こる。

　具体的な原因として、①胎盤遺残によるプロゲステロン・エストロゲンの分泌持続、②生後すぐに乳首に吸着できない（早産による母子分離など）、③乳房内に母乳が残る（授乳姿勢や抱き方、吸着などが適切でない）、④継続的な吸啜反射が得られないためのオキシトシン放出低下（授乳間隔が空く場合など）、⑤母体の全身状態の悪化（分娩時大量出血など）、⑥乳腺量の個人差などがある（扉図）[1]。

乳汁分泌不全の診断

　母乳不足の診断において大事なことは、本当に母乳の量が足りているのか否かを正確に診断し、母親にも十分納得できるように説明することである。母乳不足が疑われる症状として、

- 生後2週までに出生体重に戻っていない
- 1日当たりの体重増加が20g未満
- 赤ちゃんの活気が少ない
- おしっこの回数が1日6回以下
- 授乳間隔が1〜2時間と短い
- 1回の授乳時間が30分以上

などであるが、これらの症状は参考にはなっても、これだけで母乳不足と断定はできない。これら以外にも、数日に1回しか排便がない、指や手を口に入れて吸う、母乳を飲ませても飲ませても欲しがる、乳房が張らなくなった、なども従来から母乳不足のサインといわれているが、実際にはそうではない場合も多い。

　母乳不足の診断に迷う場合には、客観的な手掛かりとして「授乳前後の体重測定で1回100g程度、あるいは1日で700g以上の授乳量があるか」を計測することが、現在のところ最も確実な方法である。その結果、基準に足りないと判断される場合には対応する。

乳汁分泌不全への対応

　十分な乳汁分泌を得るための対応として、生後1日目から母子同室にして直接授乳を開始し、1日8回以上の頻回授乳によりプロラクチンの分泌を促す。特に6時間以上授乳間隔が空くとプロラクチンの分泌が起こりにくくなりやすい。また、乳房に飲み残しの部分があると、乳腺腺房内に乳汁分泌抑制因子（feedback inhibitor of lactation；FIL）が分泌され、乳汁分泌にブレーキが掛かってしまう。夜間など児が寝ていて時間が空くような場合には、搾乳を行ってうつ乳状態を解除する。同時に乳房内の乳汁が効果的に射乳されるように、授乳時の抱き方や含ませ方を確認、指導する。直接授乳が難しい場合にも搾乳を行うが、その際は電動搾乳器を使用するのもよい。

助産師へのアドバイス

個人差があることを理解する

　母乳で育てることの意義はたいへん大きく、お母さんたちもその大切さについてはよく分かっています。しかし、産科スタッフとして乳汁分泌不全に対するアドバイスを行う際には気をつけたいことがあります。

　例えば3時間ごとの規則正しい授乳が良いと理解していても、寝ている赤ちゃんを起こすのをためらうお母さんに対し、完全母乳育児を目指す熱心さのあまり「深夜でも必ず3時間おきに赤ちゃんを起こして授乳するべき」といった具合に、一律に指導することはあまり適切ではありません。このような努力をしなくても十分な分泌が得られ、8～10時間赤ちゃんが寝てくれる場合もあれば、同じ努力をしても結局十分な乳汁分泌が得られないお母さんもいて、個人差の大きい部分です。

　乳汁分泌能力があるものの、適切に授乳できずに母乳不足になっているケースに必要なアドバイスを行うことはもちろん大切ですが、まずは育児をしているお母さんの赤ちゃんに対する気持ちを傾聴し、母乳分泌量にも個人差があることを理解して、必要に応じてミルクを補足することが育児の失敗であるかのような罪悪感を持たせない指導も大切です。

引用・参考文献

1) Knight, CH. et al. Local control of mammary development and function. Rev. Reprod. 3 (2), 1998, 104-12.

第2章 乳汁分泌

❸ 乳腺炎

竹田善治　たけだ よしはる
総合母子保健センター愛育病院産婦人科 部長

★ 乳腺炎の5つの病態 ★

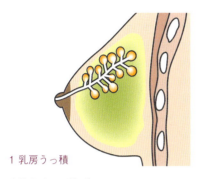

1 乳房うっ積

血管やリンパ管が
うっ滞している

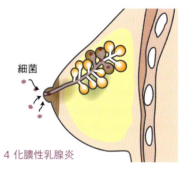

4 化膿性乳腺炎

乳腺や乳管、血管やリンパ管に
細菌感染が起こっている

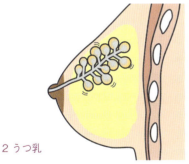

2 うつ乳

乳腺や乳管に
乳汁が残っている

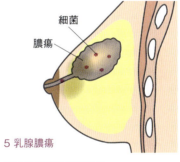

5 乳腺膿瘍

感染巣が周囲の組織を
融解・破壊している

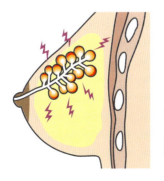

3 うっ滞性乳腺炎

乳腺や乳管が障害され
強い痛みが生じている

乳腺炎が起こるメカニズム

1 乳房うっ積
　本格的な乳汁分泌前の産褥1〜2日目に、疼痛を伴った乳房腫脹として見られる。分娩後、乳汁産生に向け乳房内への血流が増加する一方で、間質である静脈血やリンパ液の停滞が生じ、乳房のうっ血・浮腫を来すもので、乳管、乳腺内はまだ空っぽである（間質体積の増加）。

2 うつ乳
　乳汁分泌に見合った乳汁排出が得られず、乳汁が実質の乳管内に残りうっ滞した状態である。乳汁分泌の亢進する産褥3〜4日目以降に発症する。乳房の腫脹、硬結、圧痛、熱感が見られるが、いずれも軽度である（実質体積の増加）。乳管、乳腺内は乳汁でいっぱいになっている。

3 うっ滞性乳腺炎
　うつ乳の状態が高じて、数日して乳房の腫脹と硬結が高度になり、圧痛、自発痛を来したものである。皮膚の発赤や発熱は認めないか、ごく軽度である。乳汁の所見は、白血球の増加はあるものの、外見は正常で細菌感染はない。乳管、乳腺組織が物理的な圧迫により障害されて痛みが強くなる。

4 化膿性乳腺炎
　乳管、乳腺実質・間質に細菌感染が起こったものである。産褥2〜3週間後に発症することが多い。乳房の硬結が遺残していたところに突然、悪寒戦慄を伴う高熱（39℃以上）から発症し、乳房の強い疼痛、腫脹、腋窩リンパ節の有痛性腫脹を伴う。右側乳房に多く、硬結部位に一致して発赤が見られる。

5 乳腺膿瘍
　乳管の開通が長期間得られないことに伴い、乳腺内に貯留した乳汁に細菌が繁殖し、乳汁が腐敗して黄緑色の膿になり貯留したものである。化膿性乳腺炎が完治せず、感染巣が周囲の組織を融解・破壊して膿が癒合し形成される。膿瘍部分の皮膚は薄くテカテカとして、触ると波動を触れるようになり、放置するとやがて自潰し緑黄色の膿が排出される。その後治癒過程に移行するが、自壊した皮膚の欠損部は大きく、再生皮膚で被覆されるまでに時間がかかることが多い。

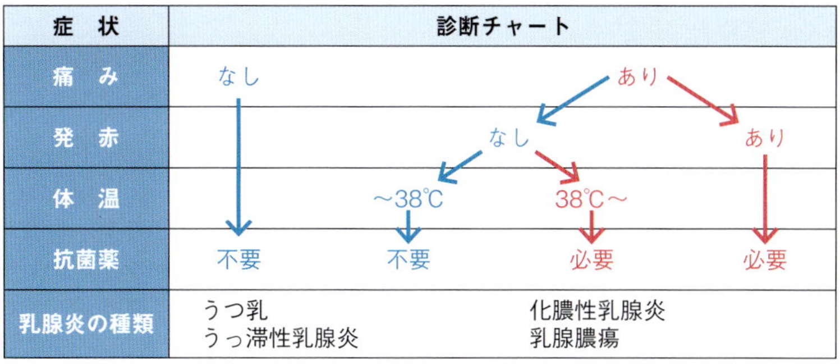

図1 抗菌薬の必要性

症　状	診断チャート			
痛　み	なし	あり	あり	あり
発　赤		なし	なし	あり
体　温		～38℃	38℃～	
抗菌薬	不要	不要	必要	必要
乳腺炎の種類	うつ乳 うっ滞性乳腺炎		化膿性乳腺炎 乳腺膿瘍	

乳腺炎の診断

　乳腺炎の診断には発症時期、症状としての硬結や痛み、発熱、発赤、波動感などを参考とするが、このうち「発赤」「痛み」「体温」の3項目を評価することで、抗菌薬投与の必要性がある程度判断できる（図1）。具体的な診断手順として、乳房に硬結を認める場合、痛みがないか、あるいは痛みがあっても皮膚の発赤はなく、体温が38℃未満であれば、抗菌薬は不要である。一方、痛みがある場合で皮膚に発赤がなくても体温が38℃以上、あるいは痛みがあって皮膚の発赤を認める場合には、体温が正常値の範囲内であっても抗菌薬の投与が必要となることが多いため、医師の診察を受けるようにする。前者はうっ滞性乳腺炎、後者は化膿性乳腺炎である[1]。

乳腺炎への対応

　それぞれの病態に応じた治療法を表1にまとめた。

表1 乳腺炎の病態に応じた治療法

病　態	治療法
乳房うっ積	乳房基底部マッサージ、重症例では冷罨法
うつ乳	十分な哺乳、搾乳、乳頭マッサージ
うっ滞性乳腺炎	哺乳、搾乳、乳頭マッサージ、抗炎症薬・鎮痛薬の投与 抗菌薬は不要
化膿性乳腺炎	抗菌薬の点滴、抗炎症薬・鎮痛薬の投与、冷罨法 解熱・鎮痛後にうっ滞性乳腺炎に準じて治療する
乳腺膿瘍	十分な抗菌薬点滴の後、切開排膿あるいは保存的治療 必ずしも断乳の必要はない

> **助産師への アドバイス**
>
> ### アドバンス助産師による乳腺炎重症化予防ケア・指導料
> 　硬結やうっ滞性乳腺炎などは、母乳トラブルとして最も多いものです。その対応としての乳房マッサージや授乳指導は、助産師のみが行う、極めて専門性の高い領域です。平成30年度診療報酬の改訂から、アドバンス助産師による乳腺炎重症化予防ケア・指導料の算定が可能になりました。乳腺炎の病態を正しく把握し、乳腺膿瘍などへの重症化を未然に防ぐためには、抗菌薬の必要性を見極めることも大切です。診断においては「発熱（38℃以上）」「皮膚の発赤」「痛みの有無」の3つが大きなポイントとなります。

引用・参考文献

1) 竹田善治. "乳腺炎への対応". 乳房ケア・母乳育児支援のすべて. ペリネイタルケア編集委員会編. ペリネイタルケア2017夏季増刊. 2017, 53-9.

memo

第3章 産褥期のメンタルヘルス

① 心理的変化のメカニズム

西郡秀和 にしごおり ひでかず
福島県立医科大学ふくしま子ども・女性医療支援センター 教授

菊地紗耶 きくち さや
東北大学病院精神科 院内講師

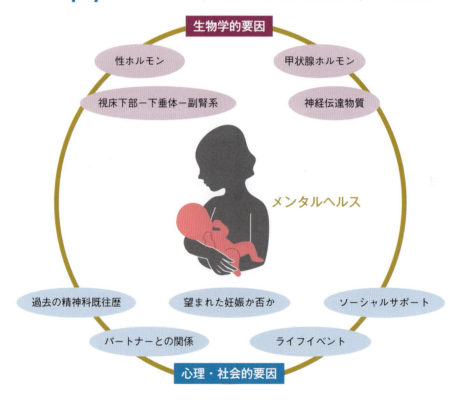

産褥期のメンタルヘルスは、妊娠や分娩を契機とした bio-psycho-social（生物・心理・社会的）な要因が密接に関連していると考えられている。生物学的要因としては、妊娠分娩に伴う性ホルモン、視床下部－下垂体－副腎系、甲状腺ホルモンなどの各種ホルモン、神経伝達物質が関連しているといわれているが、その詳細については明らかではない。心理・社会的要因としては、過去の精神科既往歴、望まれた妊娠か否か、ソーシャルサポート、パートナーとの関係、ライフイベントなどが産褥期のメンタルヘルスに影響を与えることが分かっている。

第VI部 産褥期の生理

第3章 産褥期のメンタルヘルス
❶ 心理的変化のメカニズム

★★★★★ 産褥期のメンタルヘルスのメカニズム ★★★★★

メンタルヘルスのメカニズムには不明なことが多いが、本稿では主な神経伝達物質と、視床下部－下垂体－副腎系について紹介する。

神経細胞と神経伝達物質（図1）

神経細胞には樹の枝のように伸びた突起があり、網の目のようなネットワークを形成している。神経細胞と神経細胞との間にはシナプスという空間がある。シナプスでは電気信号で送られてきた情報に応じて神経細胞から神経伝達物質が分泌され、神経伝達物質は別の神経細胞の受容体に取り込まれて情報が伝達される。神経伝達物質の一部は分泌した神経細胞に再び取り込まれる。興奮性の神経伝達物質としてドパミン、ノルアドレナリンなどがある。抑制性の神経伝達物質としてはセロトニンやGABAなどがある。

ドパミン

快楽の感情や意欲などに関わる。ドパミンはうつ病に関与することが示唆されている。抗うつ薬は、後述するノルアドレナリン神経系やセロトニン神経系を主な標的とするが、ドパミン分泌にも変化を生じさせることが知られている。ドパミンの取り込み阻害作用により、抗うつ効果があるという報告もある。

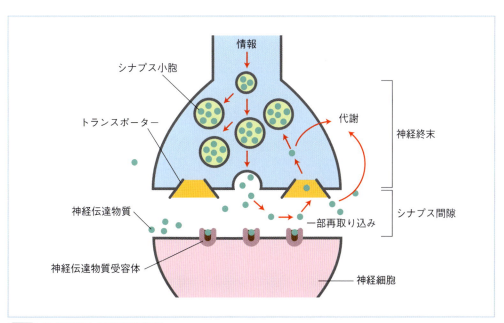

図1 神経細胞と神経伝達物質

ノルアドレナリン

興奮、意欲、集中力などに関わる。中枢神経系においてノルアドレナリンは神経細胞の活動を亢進させ、シナプス長期増強をポジティブに調節する。聴覚野、体性感覚野、海馬、嗅皮質などで他の神経伝達物質による刺激に対する応答の亢進作用が知られている。

セロトニン

心身の安定や心の安らぎといった精神的な安定などに関与する。セロトニンを放出する神経細胞は脳全体に関わっており、そのためセロトニンが関与すると考えられている脳機能は多岐にわたる。セロトニンは成熟脳機能のみならず、神経系の発達にも関与する。セロトニンの分泌を調節する薬物が精神疾患の治療薬として用いられており、セロトニンの何らかの異常が精神疾患に関与すると考えられている。特にうつ病との関連も知られているが、その詳細は明らかではない。古典的なセロトニン仮説では脳内セロトニンレベルの低下、もしくはセロトニン神経系の機能低下がうつ病の原因とされているが、それを支持する直接的な証拠はない。

GABA（γ-aminobutyric acid）

脳の興奮を鎮めることに関与する。哺乳動物の中枢神経系において、GABA が抑制性伝達物質であることは広く認識されている。

視床下部－下垂体－副腎系（図2）

視床下部－下垂体－副腎系は、ストレスから生体を守る機能である。ストレスにより脳の視床下部から副腎皮質刺激ホルモン放出ホルモン（CRH）が分泌される。CRH は下垂体前葉を刺激し、副腎皮質刺激ホルモン（ACTH）の分泌が促進する。ACTH は副腎皮質を刺激して、コルチゾールの分泌を促進する。また、視床下部や下垂体などにはコルチゾールと結合する受容体が存在し、コルチゾールの分泌量が増大すると、これら受容体を介してCRH や ACTH の合成・分泌を抑制する。このメカニズムをネガティブ・フィードバックといい、コルチゾールの神経細胞への過度な曝露を抑制している。視床下部－下垂体－副腎系のメカニズムの調節異常は、うつ病や心的外傷後ストレス障害（PTSD）と関連することが示唆されている。

妊娠から分娩後の急激なホルモン変化や環境の変化に対して、神経細胞での神経伝達物質の分泌や視床下部－下垂体－副腎系などがバランスよく対応して働くことにより、産褥のメンタルヘルスは保たれていると考えられるが、その機序は不明な点が多い。

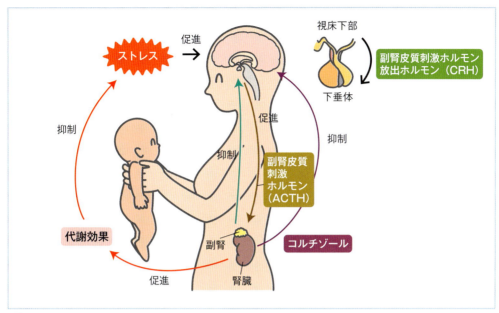

図2 視床下部ー下垂体ー副腎系

引用・参考文献

1) 内田周作ほか．"ストレス"．脳科学辞典．2012
   http://bsd.neuroinf.jp/wiki/ストレス
2) 小林克典．"ドーパミン"．脳科学辞典．2013.
   http://bsd.neuroinf.jp/wiki/ドーパミン
3) 徳岡宏文ほか．"ノルアドレナリン"．脳科学辞典．2012.
   http://bsd.neuroinf.jp/wiki/ノルアドレナリン
4) 小林克典ほか．"セロトニン"．脳科学辞典．2012.
   http://bsd.neuroinf.jp/wiki/セロトニン
5) 江藤圭ほか．"GABA"．脳科学辞典．2014.
   http://bsd.neuroinf.jp/wiki/GABA
6) Leonard, BE. et al.Differential Effects of Antidepressants. London, Martin Dunitz Ltd, 1999, 81-90.
7) 野村総一郎監．入門 うつ病のことがよくわかる本．東京，講談社，2010, 12-27.

第3章 産褥期のメンタルヘルス

❷ 産後うつ病／マタニティーブルーズ

西郡秀和 にしごおり ひでかず
福島県立医科大学ふくしま子ども・女性医療支援センター 教授

菊地紗耶 きくち さや
東北大学病院精神科 院内講師

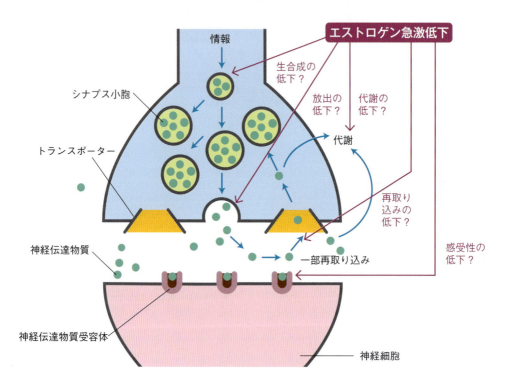

★ 神経細胞と神経伝達物質 ★

コンパクト解説

不適切な育児環境のリスク

マタニティーブルーズは、産後の約2週間以内に生じる一過性の情動障害である。日本では約30％に発症するという報告がある。産後うつ病は、出産から数カ月以内で発症し、1日中続く抑うつ気分、あるいは興味・関心の低下が2週間以上持続して、育児や家事などの日常生活に支障を来した病態をいう。日本での頻度は約10～15％という報告がある。特に産後うつ病は、褥婦の自殺や子どもへのボンディング障害など不適切な育児環境のリスクであり、早期発見と適切なケアが大切である。

産後うつ病／マタニティーブルーズのリスク因子

　マタニティーブルーズや産後うつ病のリスクとして、妊娠と出産に伴う内分泌ホルモンの変化などが示唆されており、妊娠中に高レベルであった性ホルモンやコルチゾールが分娩により急激に低下することがその一因として挙げられている。

　エストロゲンやプロゲステロンは妊娠中に多く産生され、妊娠の経過とともに増加し、妊娠の維持やストレスに対して有利に働くことが示唆されている。エストロゲン受容体の一つであるエストロゲン受容体βなどは、不安や抑うつに関わる海馬や扁桃体、背側縫線核のセロトニン作動性ニューロンに分布している。エストロゲンのうちエストラジオールは、セロトニンの放出、代謝、再取り込み、生合成、受容体修飾などに影響を及ぼす。

　エストロゲンは黒質線条体や中脳辺縁系のドーパミン活性を変化させ、ドパミン取り込みを阻害する。またエストロゲンは副腎皮質刺激ホルモン放出ホルモン（CRH）の生成に影響を及ぼすことや、ノルアドレナリン系と相互作用する。

　このことから、これらのホルモンが出産に伴い産後に急激に減少することが、セロトニン、ドパミン、ノルアドレナリンやそれらの代謝変化を引き起こして、マタニティーブルーズや産後うつ病に関係すると考えられている。

　視床下部－下垂体－副腎系について、ストレスに対するコルチゾールの応答は、通常、妊娠中の女性では低下しているが、ストレスに対して高いコルチゾール応答を示す妊婦は、産後に抑うつ状態を示す率が高い。産後3～4日目のマタニティーブルーズの褥婦はコルチゾールの血漿レベルが高い。また、産後うつ病の褥婦は副腎皮質刺激ホルモン（ACTH）のレベルが高く、視床下部－下垂体－副腎系のバランスが崩れているという報告がある（図1）。

　マタニティーブルーズや産後うつ病のリスクとして、妊娠と出産に伴う内分泌ホルモンの変化を紹介したが、不明な点が多い。その他のリスクとして、過去のうつ病の既往、妊娠中のうつ症状や不安、望まない妊娠、パートナーからのサポート不足、妊娠中や産後早期のライフイベントなどがある。

産後うつ病／マタニティーブルーズの診断

　マタニティーブルーズは、精神症状として涙もろさを主とした抑うつ状態・気分の落ち込み、不安、緊張感などから、身体的症状として疲労感、不眠、食欲不振などから診断する。マタニティーブルーズの自己質問票（Stein 考案）を用いて診断を行う。

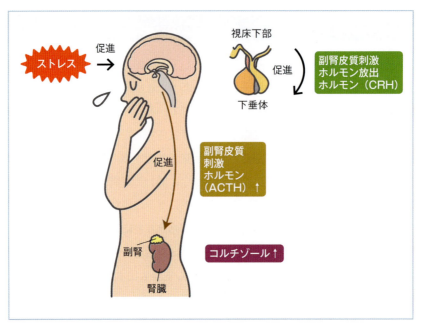

図1 視床下部—下垂体—副腎系
ストレスに対して高いコルチゾール応答を示す妊婦は産後に抑うつ状態を示す率が高い

　産後うつ病は、エジンバラ産後うつ病質問票（Edinburgh Postnatal Depression Scale；EPDS）などを用いてスクリーニングを行う。EPDSが9点以上の場合はうつ病の可能性が高いと判断する。スクリーニング陽性者のうち約50％がうつ病と診断される。このとき、得点と重症度とは相関しないことに留意する。
　必要に応じて精神科医や臨床心理士などに相談する。診断は精神科診断基準（DSM-5、ICD-10）のうつ病の診断基準に沿って行われ、精神科診断用構造化面接（Structured Clinical Interview for DSM-IV-TR；SCIDなど）による面接も有用である。

産後うつ病／マタニティーブルーズへの対応

　マタニティーブルーズについては、一過性の情動障害であること、約1～2週間で消失することを伝えて、家族の協力を得ながら育児支援を行う。症状が2週間以上続く場合は、産後うつ病などに移行することがある。従って、退院後にも家庭や地域保健と連携して対応を継続するなど、社会全体でケアを行っていくことが大切である。
　産後うつ病に対しては、心理療法、カウンセリングや薬物療法が用いられる。薬剤を使用

する場合、母乳育児の際に薬物が乳児へ移行することによる影響について検討する。産後うつ病は育児行動に影響を与えることから、例えば乳汁移行が少ない選択的セロトニン再取り込み阻害薬を使用することの有用性は高いと考えられる。また不安の除去など褥婦へのサポートとともに、子どもに対するボンディングの形成を妨げないよう、安易な母児分離は避けるべきである。またパートナーをはじめ家族の理解も重要であるので、その環境の調整に努める。適切な治療が行われれば、一般に予後は良好である。医療機関のみならず、行政と連携したケアが重要である。

> **助産師へのアドバイス**
>
> ### 妊娠初期から子育て期まで継続した支援を
>
> 産後にうつ病と診断された褥婦の約50％は妊娠中に発症しています。従って、助産師が、妊娠初期から妊産婦の精神状態の変化や家族関係などを把握し、ハイリスク妊産婦をスクリーニングした上で、妊娠初期から子育て期まで継続した支援を行うことが重要です。傾聴や共感などの基本的カウンセリング技術を用いて妊産婦を支援し、不安の軽減を図るとともに、解決方法を一緒に考えていきましょう。
>
> 両親学級などを通じて周産期メンタルヘルスに関する情報を提供し、妊産婦や家族が「変だな」と思ったら、すぐに受診行動がとれるように支援します。ハイリスク妊産婦には、心理療法・カウンセリング技法を用いて継続した看護支援を行いましょう。また、家族の支援状況をアセスメントし、必要時は家族内調整も行います。多職種との協働が必要な事例においては、カンファレンスを開催し、多職種と協働して支援を継続します。特に、産科・小児科・精神科の連携が必要なハイリスク妊産婦は、チームカンファレンスを開催して支援の方向性を定め、病院と行政などと協働して支援します。

引用・参考文献

1) 周産期メンタルヘルス学会. 周産期メンタルヘルスガイド コンセンサスガイド 2017. http://pmhguideline.com/consensus_guide/consensus_guide2017.html
2) 日本産婦人科医会. 妊産婦メンタルヘルスケアマニュアル. 東京, 日本産婦人科医会, 2017, 102p.
3) 國本正子 ほか."産褥期精神障害". 脳科学辞典. 2014. http://bsd.neuroinf.jp/wiki/　産褥期精神障害
4) 岡野禎治 ほか. 日本版エジンバラ産後うつ病自己評価票（EPDS）の信頼性と妥当性. 精神科診断学. 7 (4), 1996, 525-33.
5) Okano, T. et al, Endocrine study of the maternity blues. Prog Neuropsychopharmacol Bio Psychiatry. 16 (6), 1992, 921-32.
6) Zonana, J. et al. The neurobiology of postpartum depression. CNS Spectr. 10 (10), 2005, 792-9, 805
7) Jolley, SN. et al. Dysregulation of the hypothalamic-pituitary-adrenal axis in postpartum depression. Biol Res Nurs. 8 (3), 2007, 210-22.

第VII部

新生児の生理

第1章 中枢神経系

❶ 神経系発達のメカニズム

加藤光広 かとう みつひろ
昭和大学医学部小児科学講座 教授

★ 中枢神経系の発生：神経管から大脳へ ★

受精から神経管の形成まで

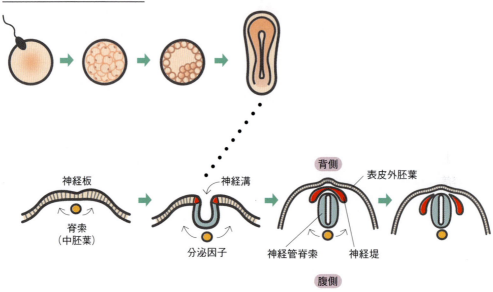

三脳胞期

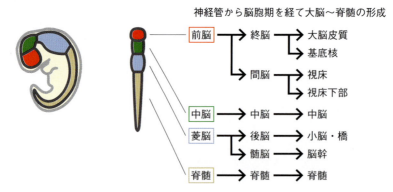

第VII部 新生児の生理

第1章 中枢神経系
❶ 神経系発達のメカニズム

神経系発達のメカニズム

　中枢神経系は脳（大脳・小脳・脳幹）と脊髄とで構成される。他の臓器に比べて早期から形成が始まり、逆に成熟が完成するのは他の臓器より遅く、ヒトでは20年近く要する。脳と脊髄を構成する細胞は、神経細胞、グリア細胞、血管、結合織（髄膜など）である。肉眼もしくはMRIで脳や脊髄の先天的な構造異常が観察されるのは、主に神経細胞の発生異常である。

　受精卵は細胞分裂により増殖し、表面に外胚葉の神経板が形成される。神経細胞、グリア細胞、髄膜（クモ膜と軟膜のみ、硬膜は中胚葉由来）は外胚葉に由来する。神経板は直下に存在する中胚葉由来の棒状の脊索から分泌される因子に反応して線状に陥入し、神経溝が作られる。陥入が進むと表面が癒合し、内部に神経管が作られ、境界の細胞集団は神経堤として左右に離れていく。表皮外胚葉、神経堤、神経管からそれぞれ特定の細胞に分化し、脳と脊髄は神経管から作られる（扉図上、表1）。神経溝が左右で癒合せず、神経管の形成不全を来した状態が無脳症もしくは脳瘤、髄膜瘤である。

　神経管は外部から分泌される因子と細胞自体に組み込まれた遺伝子発現プログラムにより制御され、細胞が増えて膨らむ部分（脳胞）が出現し、体節が作られる。前脳・中脳・菱脳（＋脊髄）の三脳胞期から終脳・間脳・中脳・後脳・髄脳（＋脊髄）の五脳胞期を経て、脳の複雑なかたちが作られる（扉図下）。前脳期に内部の腹側の細胞が増えて左右にふくらみ、大脳半球が作られる。前脳（prosencephalon）の段階で発生に異常が生じると左右への分離不全を来し、全前脳胞症（holoprosencephaly）になる（図1）。

　大脳皮質の神経細胞は、興奮性の錐体細胞（投射ニューロン）と抑制性の非錐体細胞（介在ニューロン）とに分けられる。錐体細胞と非錐体細胞のシナプスを介した神経伝達物質のやり取りによって興奮と抑制のバランスが取れ、正常に機能している。錐体細胞は皮質の下（内部）の脳室帯で細胞分裂し、脳表に向かって放射状に移動する（図2）。神経細胞の分裂・増殖が低下すると小頭症を来す。一方、非錐体細胞は腹側の基底核原基で細胞分裂し、脳表に対し水平に接線方向に移動し、目的の皮質に到達する。ヒト大脳の大部分を占める新皮質は6層構造を示し、第2層から第6層までは錐体細胞と非錐体細胞とが混在している。脳室帯からグリア細胞の突起を足掛かりに神経細胞が中間帯を通って脳表へ移動し、皮質の層構造が作られる（図3）。後から登ってきた神経細胞は、先に作られた神経細胞の層を越えて、積み重なるように層構造が出来上がる。ヒトでは胎生20週までに6層構造が形成される。分裂・増殖した神経細胞が皮質へ移動する過程で異常が生じると、皮質の層構造の

表1 外胚葉組織（表皮外胚葉、神経堤、神経管）から発生する臓器

	頭蓋・脳・顔	体幹・四肢
表皮外胚葉	皮膚（表皮）、毛根	皮膚（表皮）、毛根
神経堤	脳軟膜、くも膜 末梢神経（知覚性脳神経節、副交感神経節、Schwann細胞） 頭蓋骨、口蓋、外耳、顔面骨の一部 頸動脈小体、甲状腺傍濾胞細胞 皮膚（真皮と脂肪）、角膜・虹彩・歯の象牙芽細胞、唾液腺・涙腺の結合織間質 目の毛様体筋・瞳孔括約筋、皮膚立毛筋、血管平滑筋	脊髄軟膜・くも膜 末梢神経（後根神経節［知覚神経］）、交感神経幹神経節、副交感内臓神経節、腸管壁内神経叢、Schwann細胞） 副腎髄質クロム親和細胞、メラノサイト、心と肺の神経分泌細胞 甲状腺・副甲状腺・胸腺の結合織間質、心流出路・半月弁、大動脈壁 皮膚立毛筋、血管平滑筋
神経管	大脳・小脳・脳幹	脊髄、前角からの運動性末梢神経

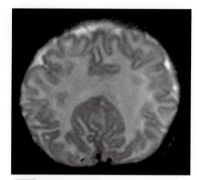

図1 全前脳胞症
頭部 MRI T2 強調軸状断
左右の大脳が正中で癒合し皮質と白質が連続している

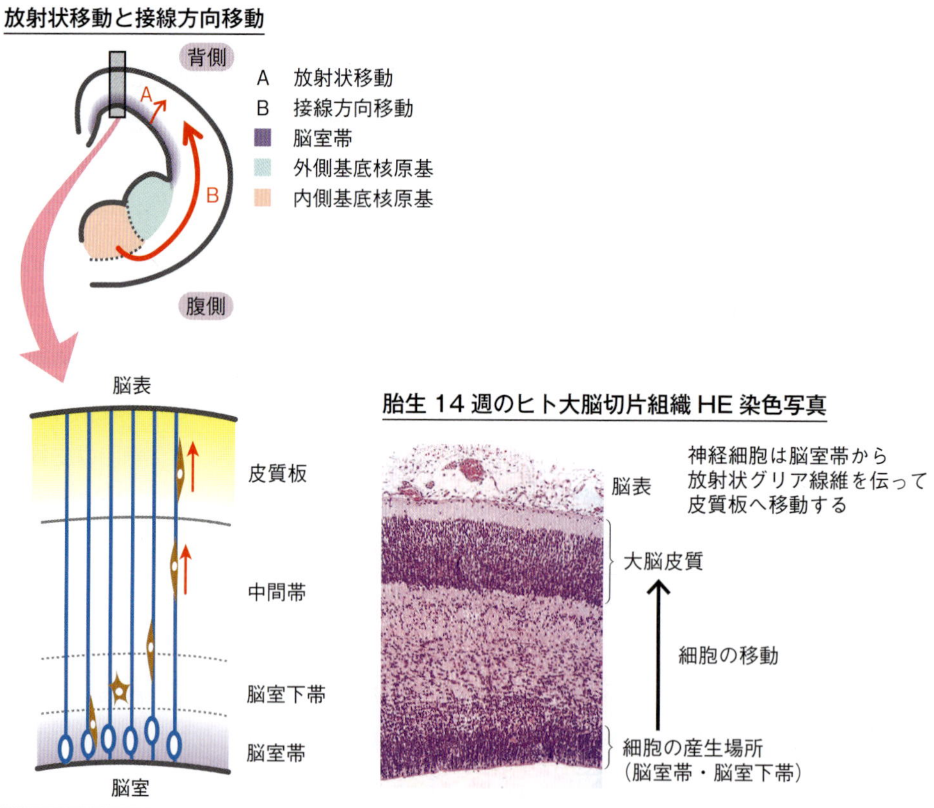

放射状移動と接線方向移動

背側
A 放射状移動
B 接線方向移動
■ 脳室帯
■ 外側基底核原基
■ 内側基底核原基
腹側

脳表
皮質板
中間帯
脳室下帯
脳室帯
脳室

胎生14週のヒト大脳切片組織 HE 染色写真

脳表
神経細胞は脳室帯から放射状グリア線維を伝って皮質板へ移動する
大脳皮質
細胞の移動
細胞の産生場所（脳室帯・脳室下帯）

図2 大脳皮質の形成

第VII部 新生児の生理

第1章 中枢神経系
❶ 神経系発達のメカニズム

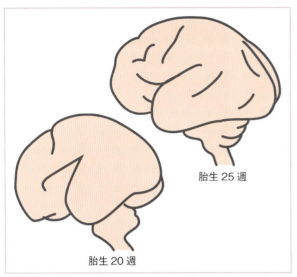

図3 胎生20週と25週のヒト脳表面図

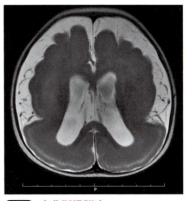

図4 古典型滑脳症
頭部MRI T2強調軸状断
前頭の脳回の幅が厚く脳溝が浅い厚脳回で、後頭は脳溝が消失し平滑な脳表を呈する無脳回である。皮質の厚さが前頭で4mm以上、後頭で1cm以上に肥厚しており、皮質の層構造の異常が推測される

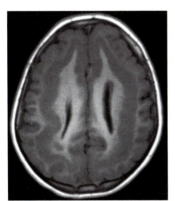

図5 皮質下帯状異所性灰白質
頭部MRI T1強調軸状断
皮質と側脳室の間に皮質と同じ信号強度の灰白質が帯状に認められる。脳室帯から皮質に到達する途中で移動が停止した神経細胞の集団である。皮質の脳溝は浅く、脳回の形成不全も認められる

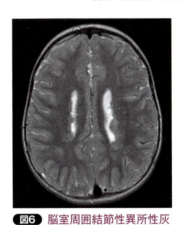

図6 脳室周囲結節性異所性灰白質
頭部MRI T2強調軸状断
側脳室の外側壁に凸凹した結節状の灰白質が認められる。脳室帯で分裂した神経細胞が移動せずに脳室壁に細胞集塊をつくったと考えられる

異常（滑脳症）を来す（図4）。神経細胞の移動が途中で停止すると、皮質以外の部位に神経細胞の集まりが出現する（異所性灰白質、図5・6）。

　胎生20週以降もグリア細胞の増殖や神経突起の伸展、シナプスの形成、髄鞘化によって脳の体積と重量は増加する。脳の表面積も増加するが頭蓋骨によって体積が制限されており、

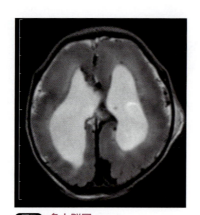

図7　多小脳回
頭部MRI T2強調軸状断
先天性サイトメガロウイルス感染症による多小脳回が左右の皮質に広汎に認められる。不規則な脳回と浅い脳溝を認める

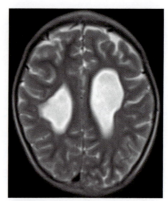

図8　孔脳症
頭部MRI T2強調軸状断
COL4A1変異による孔脳症。左右の側脳室が非対称性に外側に向かって拡大し、同部位の深部白質は菲薄化している。本例では皮質は正常だが、脳室がくも膜下腔に連続し、多小脳回を伴う場合は裂脳症と呼ばれる

　皮質は折り畳まれ脳溝と脳回が作られる。皮質の層構造が異常な滑脳症では脳の表面積は増加せず、無脳回もしくは厚脳回を示す。また、先天性サイトメガロウイルス感染症では、石灰化とともに脳回形成の異常を来し、多小脳回が見られる（図7）。

　脳の発生段階で血管が破綻すると、出血部位では組織壊死が生じ脳の一部が欠損し、孔脳症もしくは裂脳症を呈する（図8）。

> ### topics
> #### 脳形成異常の原因遺伝子
> 　神経系発達のメカニズム解明はマウスなどの動物実験に基づいて行われており、ヒトで見られる脳形成異常の遺伝学的な原因解明に大きく貢献している。ヒトの脳形成異常は化学物質や放射線、サイトメガロウイルスに代表される胎内感染などの外からの要因でも起こるが、現在は脳形成異常の原因遺伝子がたくさん同定されている。
> 　原因遺伝子の同定によって予想外の発見もある。孔脳症、裂脳症は胎内での脳出血や梗塞などの環境要因が原因で、多小脳回を伴う裂脳症は、多小脳回を伴わない孔脳症よりも傷害を来すイベントが早い時期に起きると考えられていた。孔脳症と裂脳症で4型コラーゲンの遺伝子 *COL4A1* の変異が同定され、血管の脆弱性が一因と判明したが、*COL4A1* は出血がなくても皮質形成異常を直接引き起こす。孔脳症よりも裂脳症で *COL4A1* 変異の同定率が高いことから、出血時期の違いだけではないことが推測されている[1]。

引用・参考文献

1) Yoneda, Y. et al. Phenotypic Spectrum of COL4A1 Mutations: Porencephaly to Schizencephaly. Ann Neurol. 73 (1), 2013, 48-57.
2) 塩田浩平編. ヒト発生の3次元アトラス. 東京, 日本医事新報社, 2011, 152p.
3) Sanes, DH. et al. Development of the Nervous System. 3rd ed. Burlington, Elsevier, 2012, 360p.
4) Sadler, TW. Langman's Medical Embryology. 8th ed. Philadelphia, Lippincott Williams & Wilkins, 2000, 528p.
5) Anderson, SA. et al. Distinct cortical migrations from the medial and lateral ganglionic eminences. Development. 128 (3), 2001, 353-63.
6) Nadarajah, B. et al. Modes of neuronal migration in the developing cerebral cortex. Nat Rev Neurosci. 3 (6), 2002, 423-32.

memo

第1章 中枢神経系

❷ 脳性麻痺

加藤光広 かとう みつひろ
昭和大学医学部小児科学講座 教授

★ 運動経路と脳性麻痺の特徴 ★

大脳から筋までの運動神経路と脳性麻痺のタイプ

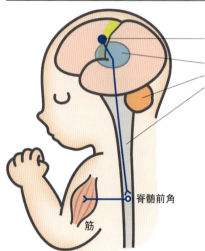

脳の部位 / 脳性麻痺のタイプ
- 中心前回の大脳皮質一次運動野 ── 痙直型
- 基底核 ── アテトーゼ型
- 小脳 ── 失調型
- 錐体路 ── 痙直型

大脳皮質一次運動野から神経細胞の軸索が脊髄前角まで伸びており、その経路（錐体路）が傷害されると、錐体路徴候が出現し痙直型を来す。高ビリルビン血症による基底核の傷害（核黄疸）ではアテトーゼ型になる。核黄疸以外の基底核の傷害では舞踏病やバリスムスなどアテトーゼもしくはジストニア以外の不随意運動が起きる。小脳の損傷では体幹のバランス異常や四肢の震え、協調運動障害を来す失調型となる。

麻痺部位の分類

濃淡は麻痺の程度を示す。両麻痺は下肢優位であり、片麻痺は上肢優位である。対麻痺は下肢のみの障害であり、主に脊髄病変で生じるため脳性麻痺では少ない。単麻痺は一肢のみの障害であり、脳の傷害範囲が限局する場合に見られる。

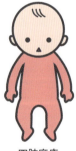 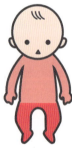 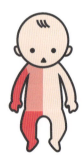

四肢麻痺　両麻痺　片麻痺

コンパクト解説

成長とともに本来消失するはずの原始反射が残存する

生まれてから歩くまでの運動発達は、筋量の増加による筋力の増強とともに、中枢神経系、特に大脳の発達に伴う脳幹・脊髄の制御、すなわち原始反射（Moro 反射、緊張性頸反射など）の消失と姿勢反射（引き起こし反応、パラシュート反射など）の出現によって進む。さらに体幹のバランスや四肢の微細運動が小脳によって制御される。脳性麻痺では、成長とともに本来消失するはずの原始反射が残存し、出現するはずの姿勢反射が現れず、自分の意思とは異なる運動（不随意運動）が出現し、思い通りにスムーズに無意識かつ意識的に体を動かすことができなくなる。

脳性麻痺が起こるメカニズム

生後4週までの間に生じた脳の病変に基づく異常

　脳性麻痺（cerebral palsy；CP）は、厚生省脳性麻痺研究班（1968年）によって「受胎から新生児（生後4週以内）までの間に生じた、脳の非進行性病変に基づく、永続的なしかし変化し得る運動および姿勢の異常である。その症状は満2歳までに発現する。進行性疾患や一過性運動障害、または将来正常化するであろうと思われる運動発達遅延は除外する」と定義されている。ごく軽症で日常生活動作にほとんど支障がないものから、全介助で生命維持装置を必要とする重症例まで幅が広い。知的障害やてんかん発作をしばしば伴うが、脳性麻痺は運動機能の異常に限定して用いられる。知的障害やてんかん発作はあくまでも併発症である。

脳の障害部位

　脳性麻痺は大脳から脳幹・小脳までの運動機能に関する神経障害によって起こる。障害部位によって麻痺の性状（痙直型・アテトーゼ型・失調型・低緊張型）と範囲（四肢麻痺・両麻痺・対麻痺・片麻痺・単麻痺）が決まる（扉図）。

脳の傷害時期

　脳の傷害時期によって出生前・周産期・出生後に分けられる。周産期医療とその後の管理が進歩した現在では、出生前の要因が最も多い（表1）。早期産と正期産とでは原因が異なり、同じ原因（低酸素性虚血性脳症など）でも早期産と正期産とでは病変分布が異なる。それぞれの原因によって脳の傷害部位に差が生じ、特徴的な脳性麻痺の症状を示す（表2）。

脳室周囲白質軟化症

　脳室周囲白質軟化症は、在胎30週前後で出生した早期産に多い。脳性麻痺の最も主要な原因であり、痙直型両麻痺を来す。側脳室近くの深部白質は、胎生30週前後における動脈の発達が他の部位より少ないため、低酸素や虚血に脆弱になる（図1）。早期産もしくは胎内で30週前後に低酸素もしくは虚血に曝されると、動脈の発達が最も弱い脳室近くの深部白質がダメージを受ける。脳室近くの深部白質には、上肢よりも下肢に指令を伝える錐体路

表1　脳性麻痺の原因

時期	原因
出生前	絨毛膜羊膜炎、脳形成異常、胎内感染、脳血管障害、中毒　など
周産期	低酸素性虚血性脳症、脳血管障害、外傷、頭蓋内出血　など
出生後	高ビリルビン血症、細菌性髄膜炎、ヘルペス脳炎、脳血管障害、低血糖、事故　など

表2 脳性麻痺の原因とタイプ

	原因	タイプ
早期産	脳室周囲白質軟化症	痙直型両麻痺と体幹低緊張
	慢性ビリルビン脳症	アテトーゼ型
	小脳病変	失調型
	出血後水頭症	痙直型
	脳室周囲出血性梗塞	痙直型片麻痺・三肢麻痺
正期産	多嚢胞性脳軟化症	痙直型四肢麻痺
	一側性の脳梗塞	痙直型片麻痺
	脳室周囲静脈梗塞	痙直型片麻痺

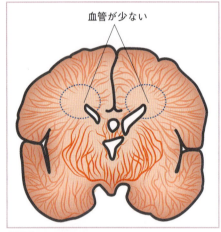

図1 ヒト胎児脳の血管分布
胎生30週前後では側脳室周囲の血管発達が少ないため、同部位が低酸素や虚血で傷害されやすく、脳室周囲白質軟化症になりやすい。

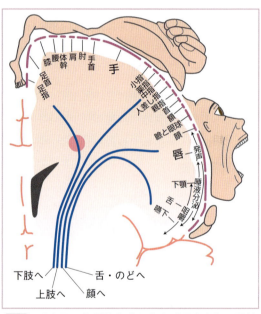

図2 脳室周囲白質軟化症と痙直型両麻痺との関係
下肢へ行く神経線維（錐体路）は、脳室周囲白質軟化症が生じやすいところを通るため、上肢へ行く神経線維よりも傷害を受けやすく、下肢優位の両麻痺を来しやすく、錐体路障害のため痙直型になりやすい。

の神経線維がたくさん走行しており、下肢優位の障害を来す（図2）。その一方で、運動神経路を越えて広範に脳が傷害されると認知機能にも影響を及ぼし、知的障害を併発する。運動機能障害と知的障害の併発例は、原因によらず（つまり脳性麻痺に限らず）大島分類を用いて分類される（図3）。

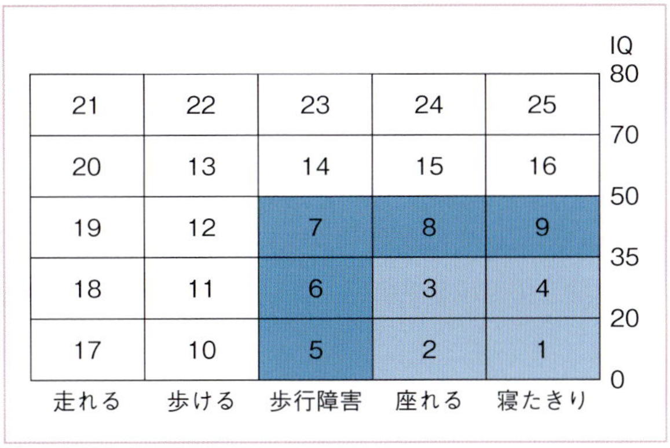

第VII部 新生児の生理

第1章 中枢神経系 ❷ 脳性麻痺

					IQ
21	22	23	24	25	80
20	13	14	15	16	70
19	12	7	8	9	50
18	11	6	3	4	35
17	10	5	2	1	20
走れる	歩ける	歩行障害	座れる	寝たきり	0

図3 重症心身障害の大島分類
運動機能と知能指数（IQ）を基にして、1〜4もしくは5〜9に視覚や聴覚など他の障害を併発する例が重症心身障害に該当する。

★★★★★ 脳性麻痺の診断 ★★★★★

　正期産でも新生児の大脳機能は未熟であり、脳幹・脊髄反射による原始反射が主体のため新生児期に脳性麻痺を診断するのは難しい。障害の程度によって診断時期は前後する。重症例では哺乳不良や体幹の低緊張、首がすわらない（未頸定）ことで気付かれる。体幹および下肢機能の障害により寝返り、独り座り、つかまり立ち、独り歩きの獲得が困難になる。

　上肢機能の障害が主体の片麻痺もしくは単麻痺では、上肢の自発運動の左右差で気付かれることが多い。母指と示指の対立運動が早くから障害されやすく、1歳でも障害側では1cm未満のものをつまむのが難しい。脳性麻痺の運動症状は脳の発達によって性状が変化し、アテトーゼ型や失調型でも乳児期には低緊張型であることが多い。また、純粋なタイプは少なく、痙直型とアテトーゼ型や痙直型と低緊張型など両者が混じった混合型が多い。

　脳の傷害部位および原因を知るため、新生児期経頭蓋超音波とともに頭部MRIは必須の検査である。MRIの病変部位と性状によって、脳性麻痺かどうか（進行性疾患は除外される）、脳性麻痺のタイプや重症度の運動機能予後が、ある程度推測可能である。ただし小児の脳は可塑性が高く、傷害されていない部位の脳機能の代償作用により軽症化することもあり、予後予測を家族に伝える際には慎重な配慮が必要である。

★★★★★ 脳性麻痺と診断された後の対応 ★★★★★

　脳性麻痺の治療としては、運動訓練と薬物療法、手術療法に加え、支持的療法がある。ま

た、社会福祉制度の周知・活用や保育・教育との連携が、生活の質（QOL）を上げるために欠かせない。

運動訓練

　体幹と下肢に対する理学療法と、上肢機能に対する作業療法とが行われ、これまでさまざまな方法が試みられてきた。しかし、その効果には十分な科学的根拠がないものが多い。運動訓練の最も有用な効果は関節可動域の維持、つまり関節拘縮の予防・軽減であり、自宅でもストレッチが推奨される。

薬物療法

　痙直型・アテトーゼ型に対して行われる。抗痙縮薬（ジアゼパム、チザニジン塩酸塩、バクロフェン、ダントロレンナトリウム水和物）の内服のほか、痙縮部位へのボツリヌス筋注療法、バクロフェン髄注療法がある。

手術療法

　痙直型・アテトーゼ型に対して行われる。拘縮や脊柱側弯など筋・骨格系に対する整形外科的手術と、選択的脊髄後根切断術とがある。バクロフェン髄注療法にはポンプの埋込み手術が必要である。

支持的療法

　ギプスや装具、座位保持装置、立位・歩行介助具、車椅子がある。座位保持装置は座位姿勢コントロール機能のほか、上肢機能の改善に役立つことが示されている。

助産師へのアドバイス

予防が必要であり、妊産婦管理が極めて重要

　脳性麻痺にはさまざまな治療法がありますが、いずれも対症療法であり、根本的な治療法は今のところありません。脳性麻痺にならないための予防が必要であり、妊産婦管理が極めて重要です。また、新生児期の栄養管理も大切です。完全母乳にこだわり過ぎると低血糖性脳症を来し、脳に障害を作ってしまうことがあります[1]。

　「這えば立て、立てば歩め」の親心は昔も今も変わりません。脳性麻痺と診断された場合、重症度の基準（身体障害者手帳1・2級相当）や除外基準（先天性の要因など）を満たし、在胎32週以上かつ出生体重1,400g以上、または在胎28週以上で低酸素状況を示す所定の要件（臍帯動脈血液ガス分析値pH値が7.1未満または所定の基準）を満たす場合は、産科医療補償制度（http://www.sanka-hp.jcqhc.or.jp）の対象になる可能性があります。補償申請期限は満1歳の誕生日から満5歳の誕生日までですので、申請漏れがないようにしましょう。

第VII部 新生児の生理

第1章 中枢神経系 ❷ 脳性麻痺

引用・参考文献

1) 高橋信也ほか. 症候性低血糖を来たした完全母乳栄養児の1例. 日本小児科学会雑誌. 110(6), 2006, 789-93.
2) 日本小児神経学会編. "脳性麻痺". 小児神経専門医テキスト. 東京, 診断と治療社, 2017, 203-4.
3) 北井征宏ほか. "脳性麻痺". 小児神経疾患の診断治療基準. 第5版. 小児内科増刊. 『小児内科』『小児外科』編集委員会編. 東京, 東京医学社, 2018, 792-3.
4) 脳性麻痺リハビリテーションガイドライン. 第2版. 日本リハビリテーション医学会監. 東京, 金原出版, 2014, 262p.

第2章 呼吸器系

1 呼吸器系発達のメカニズム

近藤 敦 こんどう あつし
医療法人社団前川小児科クリニック 院長
亀田総合病院新生児科 非常勤

★ 呼吸器系の発達 ★

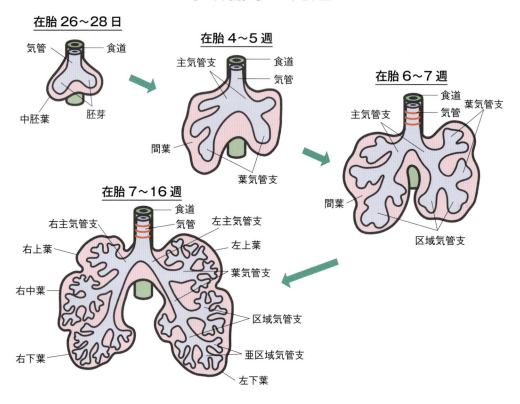

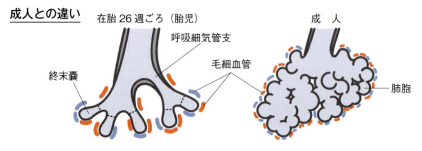

新生児の肺は肺胞化の途上にあり、ガス交換機能の余裕が小さく呼吸不全に陥りやすい。

（文献1, 2を参考に作成）

第VII部 新生児の生理

第2章 呼吸器系

① 呼吸器系発達のメカニズム

胎児期に酸素は胎盤から供給されるため、肺はこの世に生まれるまで使うことのない臓器であり、出生後の肺呼吸は常に確立されるわけではない。周産期に関わっている以上、新生児の呼吸障害は最も遭遇する症状であり、新生児の呼吸症状を診察する上で呼吸器系の発達や生理、解剖学的特徴を理解しておくと病態を理解しやすくなる。

ヒトは呼吸筋によって受動的に肺に空気（酸素）を取り込み、肺胞で血液内に酸素を取り込んで全身に供給している。何らかの原因で酸素を肺胞に取り込めないとき、酸素を取り込んでも受け取る血液が十分量でないとき（肺血流が少ないとき）、肺に血液が増え過ぎたとき（左右シャントのある先天性心疾患など）に呼吸障害が生じる。

呼吸器系の成長

在胎6週までに肺と気道、食道の原器が発生し、気道と食道とが分離する。在胎16週までに胸腔と腹腔とが分離して気道には気管支樹枝様構造が発生、在胎22週までには終末細気管支まで完成し、円柱上皮に覆われた肺胞構造が出現する。その後、肺の間質に毛細血管が発生し、在胎24週までに肺胞管から肺胞が形成されて肺胞と毛細血管でのガス交換が可能となる。

肺胞上皮はガス交換を行うI型細胞と、肺を広げるための表面活性物質である肺サーファクタントを産生・分泌するII型細胞から成る。肺サーファクタントは在胎28週ごろより分泌され始め、34週以降に急速に増加する。在胎36週ごろまでに肺胞は完成し、ガス交換が有効に行われるようになる。出生後さらに肺胞は増加・成熟し、4歳までには肺胞数は成人と同等となり、18歳ごろまで肺胞は成長・拡大する。

呼吸器系の発達段階に沿って、在胎6週までを胎芽期、7〜16週を偽腺様期、17〜22週を管腔期、20〜38週を終末小嚢期、在胎36週〜生後2歳までを肺胞完成期、生後6カ月〜3歳までを毛細血管網成熟期、生後2〜20歳までを後期肺胞期と呼ぶ。

出生時の変化

分娩時、狭い産道を通るときに胸郭が「ぎゅっ」と絞られ、肺水の1/2〜2/3が口から吐き出される。残った肺水は、陣痛のストレスによって分泌されるノルエピネフリンなどの物質の働きや、啼泣によって肺胞から血管内やリンパ管に吸収される。また、肺胞に酸素が取り込まれると同時に、これまで収縮していた肺の血管が拡張し、肺血流が上昇する。

これらが1つでも障害されると呼吸障害が出現する。早産や仮死、羊水混濁、血性羊水、帝王切開術などは何らかの原因による呼吸障害出現のリスク因子であり、出生後に呼吸障

が出現してこないか、注意深く観察する必要がある。

新生児の呼吸生理と解剖学的特徴

正常新生児の呼吸回数は40～50回／分で、新生児は成人と比べて解剖学的・生理学的に肺のガス交換面積が小さい（成人の約1/20）、気道が細い（分泌物や胎便で容易に閉塞する）、胸郭が軟らかく球形に近い、気道を支える支持組織が多く脆弱（陰圧がかかると容易に陥没呼吸となる）、血液中の酸素の低下や二酸化炭素の増加に対する反応が特徴的で呼吸調節機構が未熟（無呼吸発作を生じやすい）、肺血管抵抗が高い（低酸素やアシドーシスで容易に肺血流が低下する）、横隔膜優位の腹式呼吸・鼻呼吸、胎児ヘモグロビンが多い（酸素を離さないため胎児期の低酸素状態に適している）などの特徴がある。これらにより成人と比べ、容易に呼吸症状を生じることを認識しておく必要がある。

新生児の呼吸障害は周産期医療に関わる限り、最も遭遇する病態であるといっても過言ではない。より良い医療を提供するために、胎児期～新生児期の呼吸器の発達・生理を理解しておくことは周産期医療に関わる者にとって、とても大切なことである。

引用・参考文献

1) 網塚貴介．"呼吸器系の生理と代表的疾患"．イラストで学ぶ新生児の生理と代表的疾患．改訂2版．堺武男編．大阪，メディカ出版，2012，8，（周産期の生理と異常2）．
2) 秋元琢真．"新生児の呼吸障害：赤ちゃんはどうして呼吸が苦しくなるの？"．ここからはじめる！新生児の呼吸管理ビジュアルガイド．Neonatal Care2016年秋季増刊．長和俊編．大阪，メディカ出版，2016，19．
3) 近藤敦．"新生児 呼吸症状"．図解でよくわかるお母さんと赤ちゃんの生理とフィジカルアセスメント．中田雅彦ほか編．ペリネイアタルケア2017新春増刊．大阪，メディカ出版，2017，180-5．
4) 中村友彦．"呼吸器の発育と発達"．新生児学テキスト．一般社団法人日本新生児生育医学会編．大阪，メディカ出版，2018，128-9．
5) 中村友彦．"呼吸の適応と生理"．前掲書4．129-31．

第2章 呼吸器系

② 呼吸障害

近藤 敦 こんどう あつし
医療法人社団前川小児科クリニック 院長
亀田総合病院新生児科 非常勤

★ 呼吸障害の起こるメカニズム ★

羊水過少

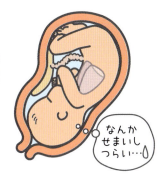

胎児呼吸様運動が制限され肺が成長できない

羊水混濁

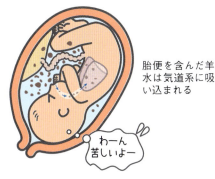

胎便を含んだ羊水は気道系に吸い込まれる

血性羊水

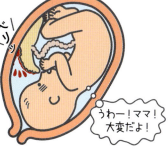

胎盤の剥離は母児ともに危険をもたらす

先天性心疾患

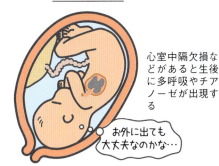

心室中隔欠損などがあると生後に多呼吸やチアノーゼが出現する

コンパクト解説

発達・生理が理解できていれば、病態を予想しながらの対応が可能

呼吸の発達・生理が理解できていれば、出生した児が呼吸障害を認めたとき、早産であれば呼吸窮迫症候群、羊水混濁を認めていれば胎便吸引症候群、帝王切開術や胎児機能不全などがあれば新生児一過性多呼吸、酸素飽和度の低下や聴診でのエア入りの左右差があれば気胸や先天性横隔膜ヘルニアなど、病態を予想しながら対応することが可能となる。

新生児の呼吸障害

　主要な新生児の呼吸症状を下に記す。その症状は多岐にわたり、呼吸障害の原因や病態により出現する時期や様相が異なる。よって児の呼吸症状を正しく観察し、病態を正確に把握することが大切である。

多呼吸
　新生児では呼吸数60回／分以上を病的な多呼吸としている。肺水の吸収遅延などにより1回換気量が減少したとき、分時換気量を維持するために呼吸数が増加する。正常新生児でも生直後は多呼吸を認めることがあるが、通常は生後1時間までには消失する。体温上昇や代謝性アシドーシスの代償として呼吸数が増加することもある。また、肺血流増加型の先天性心疾患では、生後数日経過してから肺うっ血による多呼吸が出現するため、呼吸症状は呼吸器系だけに問題があると判断するのは危険である。

陥没呼吸
　肺のコンプライアンスが低下したときに出現する。新生児の胸郭は軟らかい（コンプライアンスが高い）ため、吸気努力によって胸郭のコンプライアンスが肺のコンプライアンスに負けることにより、肋間、肋骨下、胸骨上窩、胸骨など脆弱な部分が陥没する。

呻　吟
　呼気時に「ウー、ウー」といった唸り声として聴取される。肺胞が開いていないため、機能的残気量が低下したとき、児は声門を閉じて気道内圧を上昇させ、肺胞を広げようと自力でPEEP（持続陽圧呼吸）をかけている状態であり、何らかの治療的介入が必要となる。

チアノーゼ
　還元型ヘモグロビンが増加すると出現するため、チアノーゼが遷延する場合は肺胞の障害以外に、新生児遷延性肺高血圧症など肺血流が低下する病態や、チアノーゼを呈する先天性心疾患の存在を考える必要がある。

無呼吸発作
　20秒以上の呼吸停止、あるいは20秒未満でも徐脈やチアノーゼなどを認める呼吸停止を無呼吸発作と呼び、中枢性無呼吸、閉塞性無呼吸、混合性無呼吸に区別される。感染症や頭蓋内出血、脳梗塞、低血糖、代謝異常など重大な疾患の前駆症状である可能性があるため、慎重な観察と鑑別を必要とする。

呼吸症状を認める疾患

　新生児期に呼吸症状を呈する疾患は多くあるが、生直後から生後早期（生後1週間以内）に遭遇する主要な呼吸器疾患を下に記す。

新生児呼吸窮迫症候群
　サーファクタントの欠乏により、肺胞の虚脱・拡張障害を生じる。サーファクタントが充分に産生されていない在胎34週以下の早産児で多いが、母体糖尿病や肺出血、胎便吸引などによるサーファクタントの失活など、正期産児でも発症することがある。胸部X線で網状顆粒状陰影を認め、人工肺サーファクタントの気管内投与が著効する。

新生児一過性多呼吸
　出生後に肺水の吸収遅延により肺のコンプライアンスが低下して発症する。帝王切開術や新生児仮死児、在胎35～37週の late preterm、early term 児に多い。胸部X線では肺野の透過性の低下が見られる。治療は呼吸のサポートを行いながら肺水の吸収を待つ。

胎便吸引症候群
　胎児機能不全によって排出された胎便が下気道内に流入し、呼吸障害を生じる。胎盤機能不全を来しやすい過期産児や新生児仮死児に多いとされている。胎便は刺激性があるために化学性肺炎や下気道の狭窄を生じ、新生児遷延性肺高血圧症や気胸など重度の合併症に注意が必要である。胸部X線では斑状の陰影を呈し、治療は気管内洗浄や人工肺サーファクタントの気管内投与、合併症である新生児遷延性肺高血圧症には一酸化窒素の吸入や鎮静、緊張性気胸には胸腔穿刺を行う。

先天性心疾患
　一部の先天性心疾患でも呼吸障害を呈する。左右シャントの存在する大きな心室中隔欠損症や、複合型大動脈縮窄など肺血流上昇型の先天性心疾患では、生後数日から肺うっ血による多呼吸や、努力性呼吸などの呼吸症状を認める。また、出生後より呼吸症状を認めない、認めても軽微である（それほど苦しそうじゃない）のに中心性チアノーゼが続く場合は、完全大血管転位症や総肺静脈還流異常症などのチアノーゼ性先天性心疾患を思い浮かべる必要がある。総肺静脈還流異常症は胎内で肺うっ血が著明となるため、出生時より著明な努力呼吸や陥没呼吸などの呼吸障害とチアノーゼを伴うことがある。

外科的疾患
　器官形成期の発生異常により生じる先天性横隔膜ヘルニア、食道閉鎖、気管閉鎖や鼻腔閉鎖など上気道の器質的疾患、先天性嚢胞性肺疾患や肺低形成などでも出生時から呼吸障害を

認める。詳細は専門書を参照されたい。

topics

重篤になり得る先天性心疾患を見逃さないために

　生後のSpO$_2$モニターによる動脈血酸素飽和度のモニタリングは先天性心疾患、中でも動脈管依存性先天性心疾患をスクリーニングする方法として有用であることが報告されており、超音波検査や出生後の心徴候と併せることにより高率に検出できるとされている。チアノーゼ性先天性心疾患では、高濃度酸素を投与してもSpO$_2$は95%以上とならないことが多く、特に体循環を動脈管からの血流に依存している複合型大動脈狭窄・大動脈離断などのチアノーゼ性先天性心疾患では、上肢と下肢にモニターを装着すると、上肢（動脈管前：pre-ductal）と下肢（動脈管後：post-ductal）のSpO$_2$に5%以上の差（解離性チアノーゼ：differential cyanosis）を認めるため、重篤な症状が出現する前に疾患を疑い、診断することが可能となり得る。

　また、前述した通り、基本的に先天性心疾患では生直後から努力呼吸や陥没呼吸などの呼吸障害は認めないが、総肺静脈還流異常症は胎内で肺うっ血が著明となることがあるため、出生時より著明な呼吸障害とチアノーゼを伴うことがある。新生児一過性多呼吸や胎便吸引症候群として治療していたら改善せず、実は総肺静脈還流異常症だった、という苦い経験を新生児科医であれば一度は経験したことがあるであろう。それほど総肺静脈還流異常症は出生時に鑑別の難しい重要な先天性心疾患として覚えておく必要がある。

引用・参考文献

1) 近藤敦. "新生児　呼吸症状". 図解でよくわかる　お母さんと赤ちゃんの生理とフィジカルアセスメント. 中田雅彦ほか編. ペリネイタルケア2017新春増刊. 大阪, メディカ出版, 2017, 180-5.
2) 近藤敦. 産婦人科医が身につけたい新生児の診察法：胸部. 周産期医学. 48, 2018, 945-7.
3) Ewer, AK. et al. Pulse oxymetry screening for congenital heart defect in newborn infants（Pulse Ox）: a test accuracy study. Lancet. 378, 2011, 785-94.
4) Mariani, G. et al. Pre-ductal and post-ductal O2 saturation in healthy term neonates after birth. J Pediatr. 150, 2007, 418-21.
5) 近藤敦. SpO$_2$モニターの装着部位の記録を怠るべからず. 周産期医学. 45, 2015, 695-6.

第VII部 新生児の生理

第2章 呼吸器系 ❷ 呼吸障害

memo

第3章 循環器系

❶ 循環器系発達のメカニズム

藤井隆成 ふじい たかなり
昭和大学病院小児循環器・成人先天性心疾患センター 准教授

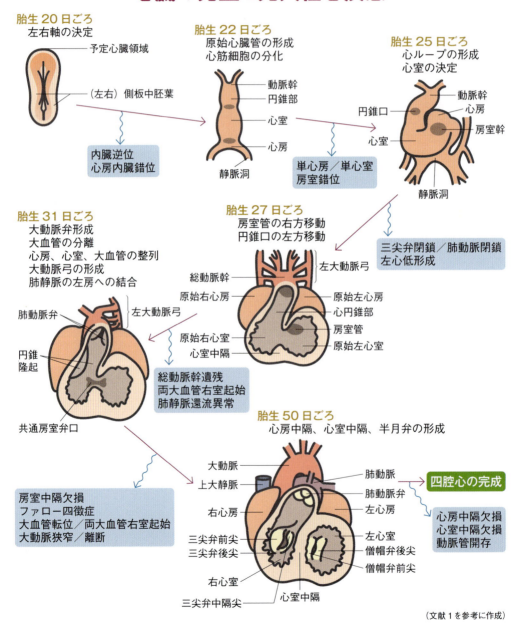

（文献1を参考に作成）

循環器系発達のメカニズム

　心臓は受精から約50日かけて変化を遂げ、出生時と同じ心臓の形態となる。ほとんどの先天性心疾患は、この胎生期の心臓の発生の過程のどこかに問題が起こり、正常と異なる形態となることで生じる。この異常は、胎児の遺伝子異常や母体の環境要因などの複数の要因が重なって発生すると考えられている（多因子遺伝）。心臓の発生過程は非常に複雑であり、下記のようにいくつかの段階に分けられる。それぞれの段階で生じる発生の過程と、その異常で発生する代表的な先天性心疾患に関して述べる。

左右軸の決定
　体の左右が決定される時期であり、胎生20日ごろまでに行われる。胎生初期の胚盤の結節細胞に存在する繊毛が、半時計方向にらせん回転することにより定常流が生じ、それに伴って左右軸を決定する情報伝達物質が発現する。これらが十分に産生されないなどの異常が起こると、左右軸の異常が生じる。この異常により、心房内臓錯位（無脾症や多脾症）、内臓逆位などの疾患が生じる（扉図）。

原始心臓管の完成と心ループ形成
　この時期の心臓は一本の管状の形態をしており、原始心臓管と呼ばれる。胎生25日ごろまでに、この原始心臓管が伸長しながらループを形成するように屈曲する特徴的な変化が生じる。このループ形成により、将来的に心房・心室になる部分が決定される。この時期に異常が起こると、房室不一致（修正大血管転位）などの疾患が生じる（扉図）。

房室管の右方移動
　心室が膨隆し、将来的に心室中隔となる間仕切りが形成される。また、房室管という将来的に房室弁（僧帽弁と三尖弁）となる部分が形成される。この房室管が正常な房室弁の位置（右方）に向かって徐々に移動する。これらの変化は胎生期30日ごろまでに行われる。この時期に異常が起こると、単心室、三尖弁閉鎖、左心低形成症候群などの疾患が生じる（扉図）。

心内膜床の発達と房室弁の形成
　胎生35日ごろまでに房室管が2つの弁に分離し、左右に僧帽弁と三尖弁が形成される（図1）。この時期に異常が起こると、房室中隔欠損などの疾患が生じる（図2）。

円錐口の左方移動と円錐動脈幹中隔のらせん形成
　房室口が右方向へ移動するのと同時期に、流出路および動脈幹は左側へ移動する（円錐口の左方移動）。円錐動脈幹は将来的に2つの大血管（大動脈と肺動脈）に分離する。円錐動

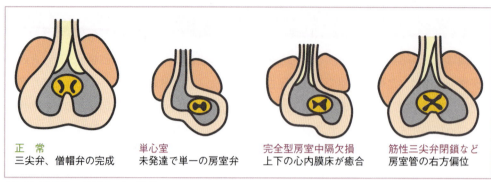

図1 流入路の形成とその異常

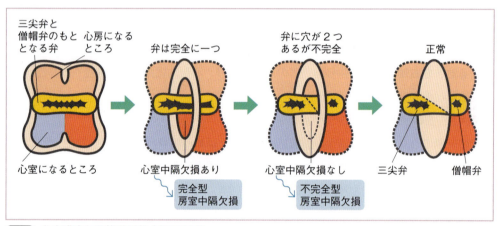

図2 心内膜床と円錐動脈幹中隔の形成

（文献2を参考に作成）

脈幹の内部にらせん状の中隔が形成され、やがて肺動脈と大動脈が分割される。この過程で2つの大血管はらせん状の位置関係となる。これらは胎生期35日ごろまでに行われる。この時期に異常が起こると、両大血管右室起始、完全大血管転位、ファロー四徴症などの疾患が生じる（図3）。

心房・心室中隔の形成

　心房中隔、心室中隔が完成し、左右の心房・心室が分けられることにより、4腔からなる心臓の形態が完成する。これらは胎生50日ごろまでに行われる。この時期に異常が起こると、心房中隔欠損、心室中隔欠損などの疾患が生じる。

第Ⅶ部 新生児の生理

第3章 循環器系 ❶ 循環器系発達のメカニズム

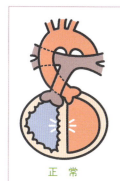
正　常

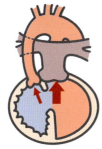
両大血管右室起始
大動脈、肺動脈の大部分が右室から起始する

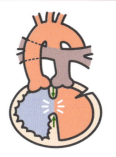
完全大血管転位
中隔がらせん状にならない

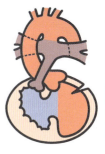
ファロー四徴症
円錐動脈幹中隔の前方偏位

図3 流出路の形成とその異常

（文献2を参考に作成）

引用・参考文献

1) 白石公．ここまで知っておきたい発生学：発生・形態形成の基礎知識．日本小児循環器学会雑誌．34 (3), 2018, 88-98.
2) 立石実．"いろいろな先天性心疾患"．こどもの心臓病と手術：患者説明にそのまま使える 不安なパパ・ママにイラストでやさしく解説．大阪，メディカ出版，2011, 54.
3) 山岸敬幸ほか編．先天性心疾患を理解するための臨床心臓発生学．東京，メジカルビュー，2007, 227p.

第3章 循環器系

❷ 心雑音

藤井隆成　ふじい たかなり
昭和大学病院小児循環器・成人先天性心疾患センター 准教授

★ 正常な心音 ★

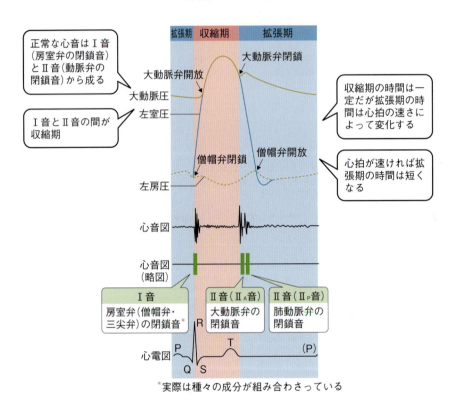

(文献1より引用)

コンパクト解説

血流異常が原因で生じる音

正常心音ではⅠ音とⅡ音が聴取される。高調な音で、膜型の聴診器で容易に聴取できる。Ⅰ音は僧帽弁および三尖弁が閉鎖するときに生じる音で、心尖部で大きく聴取される。Ⅱ音は大動脈弁および肺動脈弁が閉鎖するときに生じる音で、心基部で大きく聴取される。Ⅰ音からⅡ音までが収縮期、Ⅱ音からⅠ音までが拡張期である。

心雑音が起こるメカニズム

　心雑音は血流異常が原因で生じる心音以外の音で、雑音が聴取される心周期の時相（タイミング）により「収縮期雑音」「拡張期雑音」「連続性雑音」に分類される。さらに収縮期雑音はその性状により「収縮期駆出性雑音」「汎収縮期雑音」に分類される。

　心雑音は、①圧力に差がある場所に、②血液が流れることで生じる。先天性心疾患では、シャントや狭窄などにより①②の状況が生じ、さまざまな心雑音が発生する。以下に代表的な心雑音の例を挙げる。

収縮期駆出性雑音

　半月弁（大動脈弁、肺動脈弁）の狭窄、血管（大動脈、肺動脈）の狭窄などで生じる。雑音は収縮期にダイヤモンド型に生じる。狭窄の前後で圧較差が生じ、狭窄部を加速した血液が通過することにより生じる。

汎収縮期雑音

　房室弁（僧帽弁、三尖弁）の逆流、心室中隔欠損などで生じる。雑音はⅠ音からⅡ音まで均一に聴取される。房室弁の逆流では、形態異常に伴って生じた弁の閉鎖不全部位を、心室の収縮期圧と心房圧の差により血液が流れることで生じる。心室中隔欠損では、通常、左心室圧は右心室の圧よりも高いため、左右の心室の圧力差により欠損孔を血液が通過することで生じる。

連続性雑音

　動脈管開存などで生じる。雑音は収縮期と拡張期に通じて聴取される。動脈管は大動脈と肺動脈を交通する血管であり、通常、大動脈圧は収縮期、拡張期を通じて肺動脈圧より高いため、連続性の雑音となる。

心雑音の聴診

　聴診を行う際には、①大動脈弁領域（胸骨右縁第2肋間）、②肺動脈弁領域（胸骨左縁第2肋間）、③三尖弁領域（胸骨左縁第4肋間）、④僧帽弁領域（心尖部）の4カ所の聴診部位を意識する（図1）。新生児では肋間の同定が難しい場合もあるが、これらの位置を意識して聴診することで、雑音の原因を推察することができる。

　心雑音の強さを表すのにはLevine分類がよく用いられる（表1）。Ⅲ度以上の雑音は聴診で聞き漏らしがないレベルの強い雑音であり、Ⅳ度になると触診で振戦（スリル）が触知

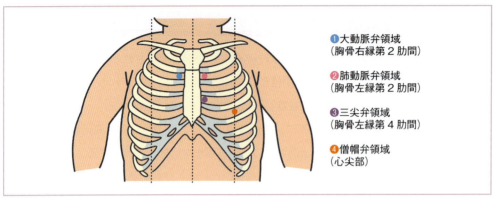

図1 心雑音の聴診

❶大動脈弁領域
（胸骨右縁第2肋間）

❷肺動脈弁領域
（胸骨左縁第2肋間）

❸三尖弁領域
（胸骨左縁第4肋間）

❹僧帽弁領域
（心尖部）

表1 Levine分類

Ⅰ度	きわめて微弱で、注意深い聴診で聴取できる雑音
Ⅱ度	弱いが、聴診器を当てたらすぐに聴取できる雑音
Ⅲ度	振戦を伴わない高度な雑音
Ⅳ度	振戦を伴う高度な雑音
Ⅴ度	非常に強いが聴診器を胸壁から離すと聴取できない雑音 振戦あり
Ⅵ度	聴診器を胸壁から離しても聴取できる極めて強い雑音 振戦あり

される。

　病的な意義の少ない心雑音（無害性心雑音）は、LevineⅡ度以下のことが多いが、一方で、心雑音が小さい（聴取されない）心疾患が必ずしも軽症であるとは限らない。他の外表の形態異常やチアノーゼ、呼吸障害などを認める場合には、心疾患の存在を疑うことが重要である。

> **助産師へのアドバイス**
>
> ### 日々の聴診での変化に留意する
>
> 　心室中隔欠損の場合、肺高血圧などにより右心室の圧が高い（左右の心室の圧力差が少ない）場合や、欠損孔が大きい（左右の心室の圧力差が生じにくくなる）場合には雑音が小さくなります。重症度が心雑音の大きさに比例しない場合がある点に注意したいものです。
> 　動脈管開存症では、心室中隔欠損と同様、肺高血圧や動脈管が太い（重症である）場合には、雑音が小さくなります。また、新生児では、出生直後には生理的に肺高血圧が存在するため、日齢が経つにつれ心雑音が強くなることがあります。日々の聴診での変化に留意することも重要です。

引用・参考文献

1) 医療情報科学研究所．"心臓の聴診"．病気がみえる vol.2 循環器．第3版．東京，メディックメディア，2011，19．
2) 中澤誠．CDによる聴診トレーニング：小児心音編．東京，南江堂，1994，108p．

第4章 栄養・代謝

❶ 栄養・代謝のメカニズム

長谷部義幸　はせべ よしゆき
昭和大学医学部小児科学講座 助教

★ 新生児と黄疸 ★

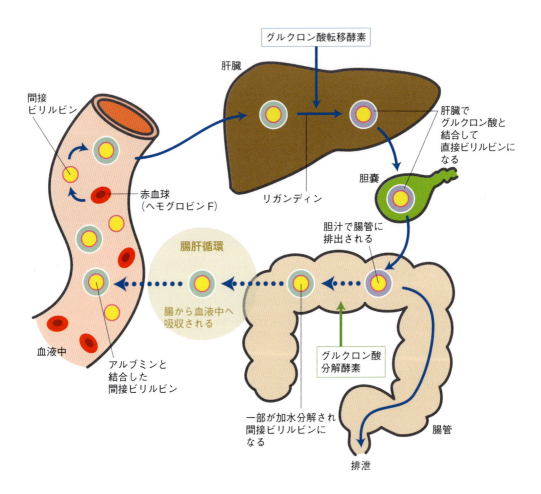

新生児が黄疸になる理由

A　ビリルビンの産生が多い
B　肝臓での (a) リガンディンが少ない、(b) グルクロン酸転移酵素の活性が低い
C　腸肝循環が亢進している

第Ⅶ部 新生児の生理

第4章 栄養・代謝

❶ 栄養・代謝のメカニズム

新生児の黄疸

　大部分のビリルビンは、赤血球が壊れる際にヘモグロビンが脾臓などの網内系で分解を受けることで間接（非抱合型）ビリルビンとして産生される。間接ビリルビンのほとんどはアルブミンと強く結合しており、アルブミンと結合したビリルビンを「結合ビリルビン」、アルブミンと結合していないビリルビンを「非結合（アンバウンド）ビリルビン」または「遊離ビリルビン」と呼ぶ。

　アルブミンと結合した間接ビリルビンは肝細胞内に入り、リガンディンと結合して小胞体に運ばれ、そこでグルクロン酸転移酵素によりグルクロン酸抱合を受けて直接ビリルビンとなり、胆汁として肝細胞外に分泌される。胆汁として腸管に排出された直接ビリルビンは腸管内の細菌によって水酸化され、大部分が便中に排泄されるが、一部は吸収されて肝で再度処理されるか尿中に排泄される。

　新生児におけるビリルビン代謝の特徴を以下に記す。このことにより新生児は生理的に黄疸を来す。

①ヒト新生児の赤血球寿命は70〜90日と成人の約120日と比べて短く、生理的に多血であることから、1日当たりのビリルビン生成量は新生児で8.5mg/kg（成人の3.9mg/kgと比べ約2倍）

②ビリルビンを肝細胞に取り込むリガンディンが少ない

③グルクロン酸転移酵素活性は、正期産新生児肝においては成人肝の約1％しかなく[1]、また母乳中の成分によりグルクロン酸転移酵素が阻害される

④腸内細菌叢が発達していない新生児では、グルクロン酸分解酵素（β-グルクロニダーゼ）活性が成人より高く、母乳中にもグルクロン酸分解酵素が含まれていることから、直接ビリルビンを再び間接ビリルビンに変え、腸管壁より再吸収する腸肝循環が盛んである

　日本人を含む東アジア地域では、黄疸は白人の2倍、黒人の3倍の頻度で見られることが知られている。グルクロン酸転移酵素遺伝子（UGT1A1）の変異が黄疸の危険因子であり、この変異の遺伝子多型が日本人に多く存在することが原因だと考えられている[2]。

新生児の血糖

　胎児期には臍帯から持続的にグルコースが供給されており、エネルギーとして利用している。胎児期の血糖値は母体の70〜80％といわれている。普段は胎児自身で糖新生を行わないた

め、糖新生の酵素は成熟を促されていない。インスリンは胎盤を通過しないため、母体が高血糖になると胎児は自身のインスリン分泌を亢進させ、血糖値を正常に保っている（図1）。

　出生後に臍帯が結紮され、母体からのグルコース供給が途絶えると、血糖値は生後約1時間で最低値となる（図2）[3]。血糖の低下によりインスリンの分泌は抑制され、グルカゴンの分泌が促進されることで肝臓に蓄えられていたグリコーゲンがグルコースに変換され、生

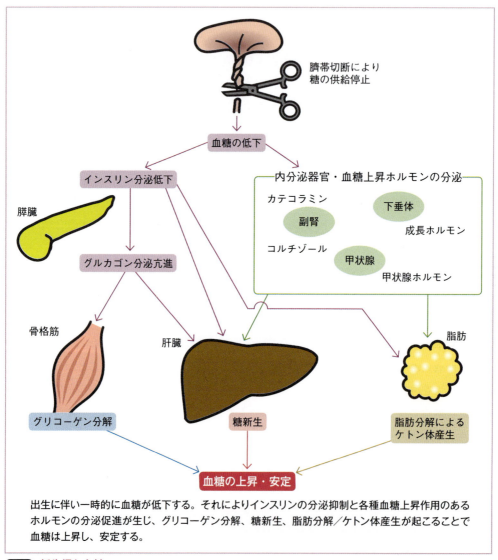

出生に伴い一時的に血糖が低下する。それによりインスリンの分泌抑制と各種血糖上昇作用のあるホルモンの分泌促進が生じ、グリコーゲン分解、糖新生、脂肪分解／ケトン体産生が起こることで血糖は上昇し、安定する。

図1 新生児と血糖

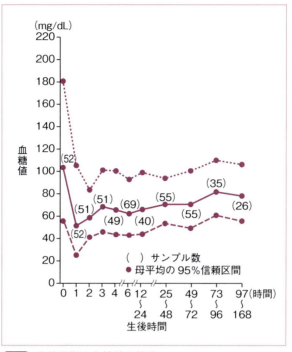

図2 生後早期の血糖値の推移

（文献3より引用）

後3時間までに血糖値は上昇する。しかし、肝臓に蓄えられたグリコーゲンは生後約10時間以内に枯渇してしまうため、グルカゴンに加え、血糖上昇作用のあるホルモン（コルチゾールなど）の分泌が亢進し、生後2時間以内に糖新生の酵素が賦活化され、急速に成熟を遂げ、糖新生が開始される。

　生後12時間以降には前述のインスリン分泌抑制、コルチゾールなどの分泌により脂肪分解とケトン体の産生が急速に高まり、グルコースと共に重要なエネルギー源として利用される。この時期のケトン体は必要エネルギーの25％を占める。

　いずれの過程においてもインスリンの抑制が大前提であり、インスリンの抑制がなければ全ての血糖調節機構が働かなくなってしまい、重度の低血糖を来す。

topics

早産児の慢性ビリルビン脳症

近年、早産児においてアテトーゼ型脳性麻痺と難聴を合併し、乳児期のMRI-T2強調画像で淡蒼球の異常信号と聴性脳幹反応の異常を認める慢性ビリルビン脳症が報告されている。特徴として、①生後2週以降に血清ビリルビン値の頂値を示す症例が多い、②黄疸の原因は特発性が多い、③著しい高ビリルビン血症を呈さない例が存在する、が挙げられる。このような例であっても血清アンバウンドビリルビン値は高値を呈する例が報告されており[4]、新生児集中治療室（NICU）入院中の早産児の黄疸管理の見直しが大きな課題となった。

森岡らが提案した早産児の黄疸管理方法[5]では、①血清総ビリルビン値と血清アンバウンドビリルビン値の基準を定め、いずれか一方が基準値を超えれば治療を行う、②基準は出生体重別ではなく在胎週数、修正在胎週数を考慮したものである、③発光ダイオード（LED）光線機器におけるLowモード、Highモードの治療基準を設ける、としている。この基準により、早産児の慢性ビリルビン脳症発生の減少が期待される。

引用・参考文献

1) Kawade, N. et al. The prenatal and postnatal development of UDP-glucuronyltransferase activity towards bilirubin and the effect of premature birth on this activity in the human liver. Biochem. J. 196 (1), 1981, 257-60.
2) Maruo, Y. et al. Association of neonatal hyperbilirubinemia with bilirubin UDP-glucuronosyltrasferase polymorphism. Pediatrics. 103 (6 Pt 1), 1999, 1224-7.
3) Srinivasan, G. et al. Plasma glucose values in normal neonates : new look. J. Pediatr. 109 (1), 1986, 114-7.
4) Morioka, I. et al. Serum unbound bilirubin as a predictor for clinical kernicterus in extremely low birth weight infants at late age in the neonatal intensive care unit. Brain Dev. 37 (8), 2015, 753-7.
5) 森岡一朗ほか. 早産児の黄疸管理：新しい方法と治療基準の考案. 日本周産期・新生児医学会雑誌. 53 (1), 2017, 1-9.

第4章 栄養・代謝

❷ 低血糖

長谷部義幸 はせべ よしゆき
昭和大学医学部小児科学講座 助教

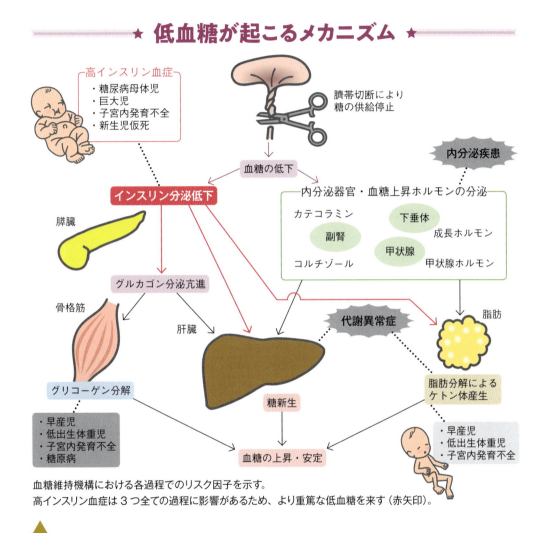

★ 低血糖が起こるメカニズム ★

血糖維持機構における各過程でのリスク因子を示す。
高インスリン血症は3つ全ての過程に影響があるため、より重篤な低血糖を来す（赤矢印）。

コンパクト解説

低血糖が遷延すると重篤な中枢神経障害を来す

出生直後の新生児は一時的に血糖値が低下するが、正常に血糖維持機構が働くことで生後3時間までには血糖値は上昇し安定する。この血糖維持機構が破綻すると低血糖が遷延し、重篤な中枢神経障害を来すため、低血糖症の危険因子を理解し、その予防や発症時の迅速な対応が必要である。

低血糖が起こるメカニズム

　出生後の血糖の維持には、①インスリン分泌抑制によりグルカゴン分泌が亢進しグリコーゲンが分解されること、②血糖上昇作用のあるホルモンの分泌が亢進し糖新生が開始すること、③脂肪を分解しケトン体を利用することが必要である。これらに異常がある場合、あるいは④糖の消費が亢進した場合に低血糖が起こる。以下に各段階でのリスク因子を示す。

グリコーゲンの分解がうまくいかない場合

高インスリン血症（仮死、子宮内発育不全児、糖尿病母体児、巨大児など）
　インスリンによりグルカゴン分泌が抑制され、グリコーゲン分解が生じない。

早産・低出生体重児
　肝臓・筋肉でのグリコーゲンの蓄積が少ない、脂肪分解によるケトン体産生が低い。

糖原病

糖新生がうまくいかない場合

高インスリン血症
　インスリンにより糖新生が抑制される。

内分泌疾患（副腎不全、汎下垂体機能低下症など）
　糖新生を誘導するホルモン（コルチゾールや成長ホルモンなど）の低下による。

代謝異常症

脂肪分解がうまくいかない場合

高インスリン血症
　インスリンにより脂肪分解が抑制され、ケトン体を産生することができない。

代謝異常症

糖の消費が亢進した場合

　仮死、低体温、呼吸障害、心不全、感染、多血症などはエネルギー需要の増大により低血糖を起こす。

　高インスリン血症は単に血糖を低下させるだけでなく、脂肪分解も抑制することで糖以外のエネルギーもすべて利用できなくなるため、重度の中枢神経障害を来すリスクが高く、その存在には常に留意すべきである。

低血糖の診断

　正常新生児であっても、出生後早期は一過性に血糖が低下し、30mg/dL 台になることもまれではない。血糖調節機構が正常に働けば自然と血糖値を維持することが可能である。従って、上述のリスクがなく、全く無症状の新生児に対してルーチンに血糖測定を行うことは推奨されない。ただし、リスクがなくとも低血糖を疑う症状がある場合は、直ちに血糖を測定し対応すべきである。低血糖の症状は、活動性の低下、哺乳不良、易刺激性、嗜眠傾向、異常な泣き方（甲高い泣き声、弱々しい泣き声）、痙攣、筋緊張低下、無呼吸、低体温、頻脈、多呼吸、チアノーゼ、振戦、多汗など非特異的な症状が多いため注意を要する。

　リスクのある新生児に対しては生後に血糖値をモニタリングし、必要に応じ介入を行う。介入が必要となる血糖値に関してはコンセンサスが得られていないが、症状がある低血糖の場合はためらわずに介入することが重要である。介入を行う血糖値に関してはいくつか報告があるが、ここでは米国小児科学会（AAP）のガイドラインを紹介する（表1）。

低血糖の治療

　症状を伴う低血糖の場合は速やかにブドウ糖静注を行う。10％ブドウ糖 2mL/kg を5分以上かけて静注し、低血糖による症状の消失を確認する。20 分後に血糖値を再検し、目標とする血糖値を維持できるようにブドウ糖の持続点滴を開始する。

　リスク因子はあるが症状のない低血糖の場合は、可能な限り早期から授乳を開始することで血糖値を正常化させ、症候化を防止する。その後も血糖値をモニタリングし、生後時間相応の血糖値が維持できない、もしくは低血糖による症状が出現する場合は、速やかにブドウ糖静注を行う。生後 24 時間までの低血糖への対応を図1に示す。

表1　米国小児科学会（AAP）のガイドライン

	生後時間	介入すべき血糖値
症状がない場合	生後 4 時間未満	25mg/dL 未満
	～生後 24 時間	35mg/dL 未満
	～生後 48 時間	50mg/dL 未満
	生後 48 時間以後	60mg/dL 未満
症状がある場合	生後 48 時間未満	50mg/dL 未満
	生後 48 時間以後	60mg/dL 未満

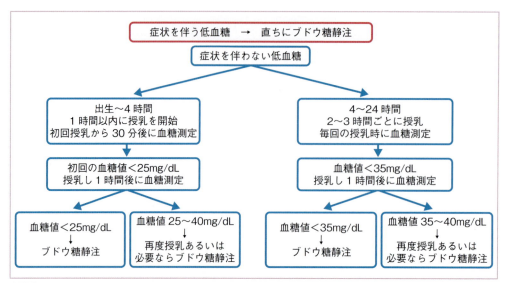

図1 ハイリスク児における生後24時間までの低血糖への対応

助産師へのアドバイス

低血糖を疑う症状があれば必ず血糖値を確認する

　まず大事なことは、症状のある低血糖を見逃さない、すなわち低血糖を疑う症状を見たら必ず血糖値を確認することです。低血糖の症状は非特異的な症状が多いため、注意深く観察する必要があります。症状のない低血糖においては、発達予後に与える影響は分かっていませんが、症状のある低血糖はその期間が長いほど脳障害につながる危険が高くなるため、迅速なブドウ糖静注が必要です。

　低血糖のリスクがある児に関しては、生後早期から血糖値のモニタリングを行いますが、生後時間と症状の有無によって対応すべき血糖値は変わることを意識してください。リスクがある場合は、いったん血糖値が上昇しても十分な栄養が与えられなければ蓄積していたグリコーゲンが枯渇し、再度低血糖になる可能性があるため、生後48～72時間までは血糖値のモニタリングを続けましょう。また、低血糖を予防するために出生前から早期授乳の必要性を母親に説明し、出生後1時間以内には授乳を開始できるよう支援していくこと、その後も血糖の安定が得られるよう支援を継続していくことが重要です。

引用・参考文献

1) Committee on Fetus and Newborn, Adakin, DH. Postnatal glucose homeostasis in late-preterm and term infants. Pediatrics. 127 (3), 2011, 575-9.

第4章 栄養・代謝

❸ 黄　疸

長谷部義幸　はせべ よしゆき
昭和大学医学部小児科学講座 助教

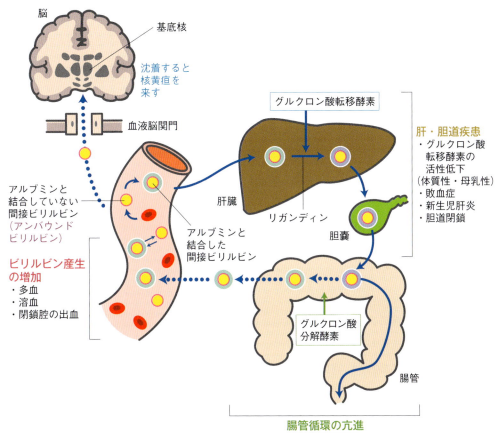

★ 黄疸が起こるメカニズム ★

| コンパクト解説 | ビリルビン脳症は一生の障害につながる可能性がある |

黄疸はビリルビンが血液中に増加し、全身の皮膚や粘膜に沈着した状態である。ビリルビンが過剰に増加すると、脳にも沈着してビリルビン脳症を来し、一生の障害につながる可能性がある。そのため、ある一定以上のビリルビン値を認める新生児に対し光線療法などの治療を行うことで、ビリルビン脳症への進展を予防することが重要である。

黄疸が起こるメカニズム

　前項で述べたように、ほぼ全ての新生児が生理的に黄疸を来す。その生理的な範囲を超える病的な黄疸は非生理的黄疸、または高ビリルビン血症と呼ばれ、早発黄疸、重症黄疸、遷延性黄疸に大別されるとともに、それぞれの原因精査や対応を要する。

　高ビリルビン血症の治療の目的は、ビリルビン脳症（核黄疸）の予防である。ビリルビン（特にアンバウンドビリルビン）は脳細胞に対して毒性があり、血液脳関門を通過し脳の基底核に沈着することで運動障害、難聴や知的障害を起こす。そのため表1に示すようなビリルビン脳症危険増加因子を有する場合は、血液脳関門がより脆弱となることや、アンバウンドビリルビンが増加することが知られているため、注意を要する。

黄疸の診断

　哺乳状況・排便回数・体重の経過は、黄疸の増強を予測する上で重要な観察事項である。また、光線治療の家族歴がある場合には児の光線治療の可能性が高まるため、事前に情報を得ておくことが望ましい。日本人を対象にした臨床研究で、ビリルビン産生に関わる酵素や排泄に関わる酵素の遺伝子多型が、早期新生児期の黄疸の発症リスクを上げることが報告されている。身体症状としては、ビリルビン脳症の第1期症状（表2）を見逃さないことが重要である。

　高ビリルビン血症のスクリーニングには、経皮黄疸計でのビリルビン測定が簡便かつ有用である。特に早発黄疸が予想される症例や、血清ビリルビンの急速な上昇が見られる病的黄疸においては、非侵襲的かつ客観的にビリルビン値をモニタリングすることができ、治療が必要な症例を早期発見できる。

表1　ビリルビン脳症の危険増加因子

- 新生児溶血性疾患（血液型不適合など）
- 胎児機能不全、新生児仮死
- アシドーシス
- 呼吸障害
- 低体温
- 低蛋白血症
- 低血糖
- 感染症
- 早産児、低出生体重児

表2　ビリルビン脳症（核黄疸）の症状

急性ビリルビン脳症（核黄疸）		
第1期	発病2～3日	傾眠、筋緊張低下、吸啜反射減弱
第2期	発病約3日～1週	発熱、筋緊張亢進、後弓反張
第3期	発病1週以降	筋緊張亢進症状消失
慢性ビリルビン脳症（核黄疸後遺症）		
過渡的症状	生後1年以内	哺乳不良、甲高い泣き声、筋緊張低下、運動発達遅延
核黄疸後遺症	生後1年半以降	アテトーゼ型脳性麻痺、難聴、上方凝視麻痺、知的障害

経皮ビリルビン値と血清ビリルビン値は相関し、測定者間のばらつきも有意差がないと報告されている。しかし、経皮ビリルビン値が 15mg/dL 以上の場合は血清ビリルビン値を過小評価する場合があり[1]、血清ビリルビン値の確認が望まれる。また光線療法中や中止後 24 時間以内は皮下のビリルビンが血中より先に低下するため血清ビリルビンを確認する必要がある[1]。

高ビリルビン血症を呈したときは、原因検索とともに血清ビリルビン値によって治療適応を判断する。図 1 に原因検索の手順の例を示す。どこに異常があるかを考えて検査を進めていくとよい。

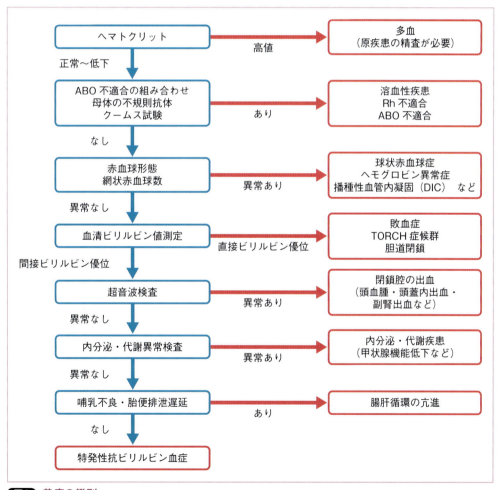

図1 黄疸の鑑別

黄疸の治療

　高ビリルビン血症に対する治療には、主に光線療法と交換輸血がある。ここでは産科病棟で対応可能な光線療法について述べる。

　光線療法の原理は、水に不溶な間接ビリルビンを光エネルギーにより水溶性の光学異性体に変化させることで、腎臓や肝臓からの排泄を促すものである。そのため胆汁分泌や尿量確保が減黄の観点から重要であり、十分な水分の投与が必要である。日本では光線療法の開始および中止基準は各施設で独自に設定し、対応しているのが現状である。開始基準の主要なものに、村田・井村の基準（図2）[2]と、神戸大学（中村）の基準（表3）[3]がある。中止基準は、上記の開始基準からビリルビン値が2～3mg/dL程度下がった値としていることが多い。

　光線療法の効果に影響を与える因子として、①光線の波長、②光源の種類、③光線ユニットのデザイン、④児に当たる光線の照射面積、⑤光源と児との距離がある[4]。光線療法の光源として蛍光管、ハロゲン、LEDがあるが、光放射照度による血清ビリルビン値の低下率や熱産生、消費電力、耐久性の面で優れるLEDが現在の主流となっている。しかし、LEDは蛍光管と比べ光の直進性が強く、照射面の真下にいなければ光線療法の効果が減じるため、注意が必要である。施設により①～③は調整することができないかもしれないが、④と⑤に関しては意識されたい。

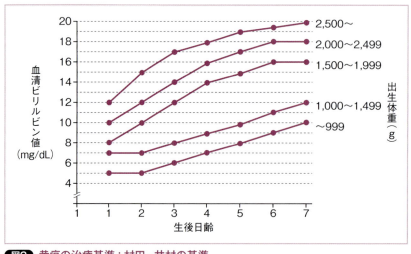

図2 黄疸の治療基準：村田・井村の基準

（文献2より引用）

表3 黄疸の治療基準：神戸大学（中村）の基準

1　血清総ビリルビン濃度による基準（mg/dL）　P：光線療法　ET：交換輸血

出生体重	＜24時間 P/ET	＜48時間 P/ET	＜72時間 P/ET	＜96時間 P/ET	＜120時間 P/ET	＜5日 P/ET
＜1,000g	5/8	6/10	6/12	8/12	8/15	10/15
＜1,500g	6/10	8/12	8/15	10/15	10/18	12/18
＜2,500g	8/10	10/15	12/18	15/20	15/20	15/20
≧2,500g	10/12	12/18	15/20	18/22	18/25	18/25

2　血清アンバウンドビリルビン濃度による基準（mg/dL）

出生体重	光線療法	交換輸血
＜1,500g	0.3	0.8
≧1,500g	0.6	1.0

（文献3より引用）

助産師へのアドバイス

核黄疸のハイリスクを見逃さず適切に対応する

　新生児黄疸の治療目的は核黄疸（ビリルビン脳症）の予防であり、新生児黄疸管理の進歩と普及によって正期産児の核黄疸はまれな疾患となっています。従って、核黄疸のハイリスクを見逃さずに適切に対応することが重要です。具体的には、生後24時間以内に出現する早発黄疸や、血清ビリルビン値が1日で5mg/dL以上急速に上昇している例は、同日に複数回のビリルビン値を確認すべきです。

　産科病棟退院後に光線療法を要する症例も散見されるため、光線療法後も含め黄疸のピークアウトが確認できるまでは必要に応じて外来通院、もしくは入院を継続してフォローを行う必要があります。その際、ヒトの目による黄染の判断は正確性に欠けるため、見た目の黄染の増強で再診を指示しないこと、経皮ビリルビン値測定においてはビリルビン値が15mg/dL以上になると実際の値より過小評価する可能性があることを知っておく必要があります。

　哺乳状況や排便回数も黄疸の増強に関与するため、普段より母乳栄養を促進し、適切な授乳の支援を行うことが、黄疸の予防・治療においてハイリスク児を見逃さないことと同様に大切であることを忘れないでください。

引用・参考文献

1) 森岡一朗ほか. 経皮黄疸計による高ビリルビン血症のスクリーニング. 日本新生児成育医学会雑誌. 30 (2), 2018, 273-80.
2) 井村総一. 新生児黄疸の治療：光線療法の適応基準と副作用の防止. 日本臨床. 43, 1985, 1741-8.
3) 神戸大学医学部小児科編."高ビリルビン血症の管理". 新版 未熟児新生児の管理. 東京, 日本小児医事出版社, 2000, 225-40.
4) Maisels, MJ. et al. Phototherapy for neonatal jaundice. N. Engl. J. Med. 358 (9), 2008, 920-8.

第5章 消化器系

❶ 消化器系発達のメカニズム

中山智理 なかやま のりよし
昭和大学医学部外科学講座小児外科学部門 講師

★ 消化器系発達のメカニズム ★

妊娠4週目の児の正中断面（模式図）

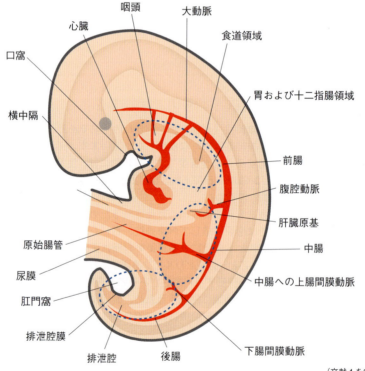

（文献1を参考に作成）

　消化管は内胚葉から胎生4週ごろに分化した原始腸管より発生する。原始腸管の頭部から形成された前腸から咽頭、下部呼吸器系に加え、食道、胃、十二指腸の総胆管開口部までの上部消化管、肝臓、膵臓および胆汁器官が発生する。中腸からは十二指腸の総胆管開口部から横行結腸近位2/3が発生し、原始腸管の尾部から形成された後腸からは横行結腸近位1/3から肛門管上部が発生する。肛門管下部は外胚葉由来の肛門窩から発生する。消化管の上皮および腺器官の実質は内胚葉由来、腸管壁の筋・結合組織・腹膜は中胚葉由来である。

第VII部 新生児の生理

第5章 消化器系
❶ 消化器系発達のメカニズム

★★★★★ 消化管の発生[1,2] ★★★★★

前腸の分化・発達

口腔の発達
　胎生3週ごろから前腸の対側にある外胚葉・羊膜腔が巻き込まれ、口窩という陥凹を生じる。前腸との境界を成す外・内胚葉膜を口咽頭膜と呼び、これは胎生4週ごろに消失し、一次口腔となる。一次口腔からは、外胚葉より口腔前庭・口腔前部・舌尖・舌体上皮・口腔に開口する腺組織が発生する。内胚葉から口腔後部・舌根部上皮が形成される。

食道の発生
　胎生4週ごろから前腸の腹側に呼吸器の原基である呼吸器憩室が出現する。その背側部が食道に発達する。粘膜側には胎生10週ごろに線毛円柱上皮が発生し、胎生20～25週ごろにかけて重層扁平上皮に置き換わる。輪状筋は胎生2カ月、縦走筋は胎生3カ月ごろに発生する。

胃の発生
　胎生6週ごろから胸部で前腸が紡錘状に拡張して腹腔内に下降する。胃の背側の成長が早く、長軸を軸として右方向に90度回転を始める。その結果、成長の早い背側が大彎となり、腹側が小彎となる。また、幽門部は右上方、噴門部は左下方に移動する。胃を体壁に固定する背側・腹側胃間膜のうち、背側胃間膜は前下方に伸び大網を形成する。筋層は胎生2カ月ごろより輪状筋、ついで縦走筋が形成される。

十二指腸の発生
　前腸の末端部から中腸の頭側に至る部位が十二指腸に分化する。胃の回転に伴い、先端を右側に向けたCループを形成する。十二指腸は壁細胞の盛んな増殖のため内腔はいったん閉塞し、その後再開通する。その再開通の過程が阻害されることで十二指腸閉鎖が起こるとされている（Tandlerの再疎通障害説）。

中腸の分化・発達
　中腸からは十二指腸の大部分を含む小腸から横行結腸近位2/3までが発生する。胎生6週ごろから急速に増大し、回旋を始め、胎生8週ごろに生理的臍帯ヘルニアを起こし、空腸から横行結腸脾彎曲部まで陥入する。胎生10週ごろになると小腸から順に腹腔内に戻り、後腹膜に固定される。この際、胎児の前方から見て上腸間膜動脈を軸に反時計回りに270度回転しながら戻る。盲腸・上行結腸は児の右下腹部から側腹部に位置して固定され、十二指腸は横行結腸の後ろに入って水平部が形成されて固定されTreitz靱帯が生じる。

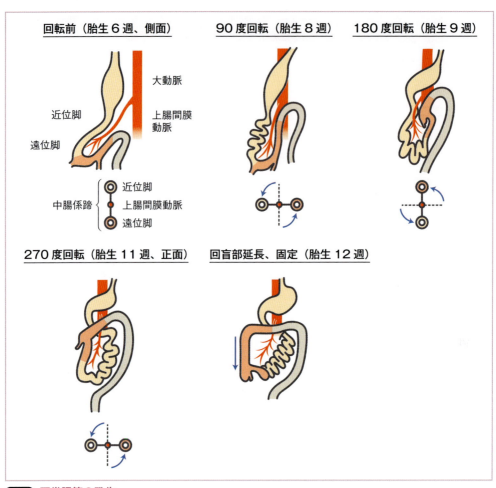

図1 正常腸管の発生

（文献3より転載）

後腸の分化・発達

後腸からは、左結腸曲より肛門側、肛門上方部までの消化管が発生する。後腸は延長・彎曲し、胎生4カ月ごろにはS状の彎曲を認めるようになる。また、後腸からは尿膜と呼ばれる尿生殖洞の原基が枝分かれしており、やがて尿直腸中隔により分離される。尿膜は排泄腔前方、直腸原基は排泄腔後方につながる。排泄腔後方は、後に肛門直腸管となる。肛門管下部は外胚葉由来であり、内胚葉と外胚葉の移行部（歯状線）よりも口側は円柱上皮、肛門側は重層扁平上皮から成る。

消化管運動機能の発達

吸啜と嚥下

嚥下反射は胎生 11～13 週ごろより、吸啜反射は胎生 24 週ごろより存在するといわれている。羊水中の上皮成長因子、インスリン様成長因子Ⅰなどの細胞増殖因子が存在し、胎児の消化管の成長に関与している。吸啜の後に起こる嚥下反射は、喉頭蓋が気管を塞ぎ、食道にだけ乳汁を送り込む複雑な反射で、完成するのは胎生 32～34 週ごろである。そのため在胎 32 週以前の早産児では誤嚥の危険性があり、経管栄養が施行される。

食道

食道の機能は、横紋筋の輪状咽頭筋から成る上部食道括約筋と、平滑筋から成る体部および下部食道括約筋（lower esophageal sphincter；LES）とに分けられる。噴門部機能は食道終末部の LES によって行われているが、新生児、特に早産児ではこの機能が未熟であるため、胃から食道への生理的な逆流（gastroesophageal reflux；GER）を起こしやすい。LES 機能は生後急速に発達し、正期産児では遅くても 6 週ごろまでに生理的 GER は消失する。

胃

生後 2～4 日の新生児では真の胃蠕動は見られず、胃内容の送出は食物の力学的圧力と胃の緊張によって行われている。生後 1 カ月になると規則的な蠕動運動を見るようになる。また、新生児の胃を固定している靱帯は、一時的な母体からのエストロゲンの影響で生理的に緩いため、胃の軸捻転が起こりやすい。軸捻転が起こると、飲み込んだ空気が排気されにくくなり、小腸の方に移動して腹部膨満や嘔吐の原因となる[4]。この新生児の胃軸捻転は、靱帯がしっかりしてくる生後 2～3 カ月ごろに消失する。

小腸

小腸は胎生 5 週から 40 週までに長さが 1,000 倍に達する。出生時は約 275cm とされ、4 歳までに成人の長さである約 450～550cm に伸長する。消化・吸収に関わる小腸粘膜表面の絨毛は胎生 16 週にすでに出現している。輪状ひだ、絨毛、微絨毛により吸収面積は単なる管腔だけの場合に比べ 600 倍近くになるといわれる。消化管の蠕動を起こす神経の発達は口側から肛門側に向かい、Auerbach 神経叢は胎生 9 週ごろ、Meissner 神経叢は胎生 13 週ごろから認める。胎生 27～30 週では無秩序な蠕動運動であったものが、胎生 30～34 週には規則的な腸管の収縮として見られるようになる。

表1 消化管ホルモンの作用と分布

ホルモン	分布	作用
ガストリン	胃前庭部	胃酸分泌、粘膜の成長、胃の運動
セクレチン	十二指腸	膵液分泌
コレシストキニン	空腸	胆囊収縮、膵酵素分泌
モチリン	空腸	上部消化管運動亢進
GIP（胃抑制ペプチド）	空腸	インスリン分泌
ノイロテンシン	回腸	胃の分泌と運動の抑制
エンテログルカン／グリセンチン	回腸	粘膜の成長、腸内容転送の抑制
PP（膵ペプチド）	膵臓	胆囊収縮、膵酵素分泌の抑制
ボンベシン	胃、結腸	ガストリン放出促進、膵外分泌促進

消化管ホルモンと消化管機能の発達

　消化管は一つの内分泌器官といえるほど多岐にわたる消化管ホルモンを分泌している。消化管ホルモンは胃や腸管の粘膜および膵組織に存在する分泌細胞から分泌されるポリペプチドホルモンであり、消化管における消化、吸収、運動などの発達に関係している。主な消化管ホルモンを表1に示す。消化管ホルモンの分泌は経腸栄養によって刺激されることが知られており、生後早期から経腸栄養を始めることで消化管ホルモンの分泌が促進され、それらが持つ生理作用を介して消化吸収能も発達する[5]。

引用・参考文献

1) 東海林宏道. "消化管の発育と発達". 新生児学テキスト. 日本新生児成育医学会編. 大阪, メディカ出版, 2018, 360-8.
2) Sadler, TW ほか. "消化器系". ラングマン人体発生学. 第11版. 安田峯生訳. 東京, メディカル・サイエンス・インターナショナル, 2016, 233-57.
3) 上野滋. "小腸・大腸　B 腸回転異常". 標準小児外科学. 第7版. 上野滋ほか編. 高松英夫ほか監. 東京, 医学書院, 2017, 180.
4) 水野克己. "栄養・消化器系の基礎と臨床". 新生児学入門. 第5版. 東京, 医学書院, 2018, 263-85.
5) 東海林宏道ほか. 消化管の発生・発育と新生児期の栄養代謝の特徴. 周産期医学. 42, 2012, 417-21.

第5章 消化器系

❷ 嘔　吐

中山智理　なかやま　のりよし
昭和大学医学部外科学講座小児外科学部門 講師

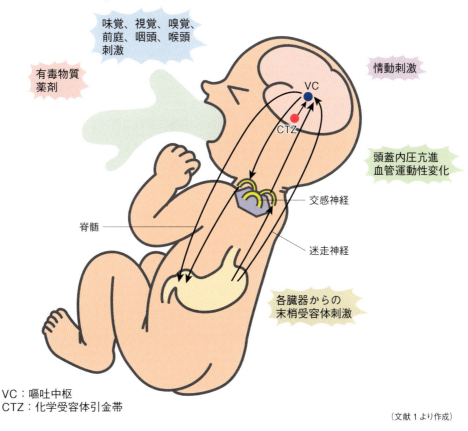

★ 嘔吐が起こるメカニズム ★

VC：嘔吐中枢
CTZ：化学受容体引金帯

（文献1より作成）

> **コンパクト解説**
>
> **中には緊急処置を必要とする疾患も含まれる**
>
> 嘔吐とは、胃・食道および腹筋の協調運動により胃内容物が逆行性に口・鼻から吐出する一連の運動であり、新生児や乳児ではよく見られる。消化管に何らかの異常がある場合に認める症状であるが、消化管以外の疾患においても随伴する腹部症状として生じ得る。初期嘔吐や溢乳といった生理的嘔吐から、消化器疾患や感染症、代謝内分泌疾患など多岐にわたる病的嘔吐まで多彩である。中には緊急処置を必要とする疾患も含まれるため注意を要する。

嘔吐が起こるメカニズム

　嘔吐の発症は、延髄孤束核近くの網様体にある嘔吐中枢（vomiting center；VC）と、第Ⅳ脳室最後野に位置する化学受容体引金帯（chemoreceptor trigger zone；CTZ）によって制御されている（扉図）[1]。VC は胃腸管や末梢器官からのインパルスによって活性化される。また、VC へは CTZ 以外に末梢神経、前庭神経核や大脳皮質からの刺激伝播がある。VC からは求心性に迷走神経、横隔神経や脊髄神経を介して、嘔吐症状に関連する組織を支配する近傍細胞に刺激が加わり、嘔吐を生じる。嘔吐は胸部や腹部臓器の機能的あるいは器質的変化だけでなく、さまざまな刺激により誘発される。

中枢性嘔吐／末梢性嘔吐

　VC への直接刺激や大脳皮質刺激による嘔吐を中枢性嘔吐と呼ぶ。一方、種々の臓器から求心性に迷走神経や交感神経を介して嘔吐中枢を刺激したり、CTZ からドパミンを介して嘔吐中枢を刺激する場合を末梢性嘔吐と呼ぶ。中枢性嘔吐の原因として脳出血、脳腫瘍など頭蓋内圧亢進を来す疾患や薬物、尿毒症などが挙げられる。末梢性嘔吐では消化器系の機械的通過障害や炎症などで早期の外科的介入を要することがある。

新生児の嘔吐

　新生児期には初期嘔吐や溢乳といった生理的嘔吐がある。生後数時間の新生児は粘液や線状の血液を吐くことがあり、これを初期嘔吐という。分娩中に嚥下した羊水の成分や産道の分泌物による胃粘膜刺激が原因だと考えられており、自然に消失することがほとんどである。新生児の胃は成人の胃に比べて縦型で、噴門部の括約筋が弱く、げっぷとして空気が出やすい構造になっている。げっぷが出やすいということは、ミルクを吐きやすいということであり、溢乳や反芻が見られる。これに胃の軸捻転が加わると、嘔吐が増強することがある。新生児の胃を固定している靱帯は、一時的な母体からのエストロゲンの影響で生理的に緩いため胃の軸捻転が起こりやすい（図1）[2]。軸捻転が起こると、飲み込んだ空気は排気されにくくなり、腸の方へ移動して腹部膨満や嘔吐の原因となる。新生児の胃軸捻転はしばしば経験するものであるが、靱帯がしっかりしてくる生後2～3カ月ごろに消失する。

新生児嘔吐の診断

　新生児の嘔吐は生理的なものから病的なものまで実に多彩であり、丁寧な診察と評価が必要である。嘔吐の発症時期、量、頻度、吐物の性状、随伴症状（呼吸、循環、体温、筋緊張

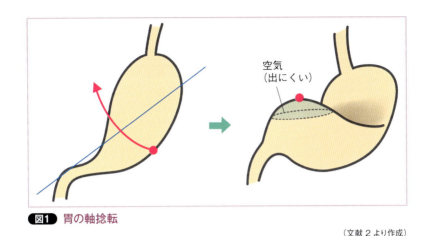

図1 胃の軸捻転

（文献2より作成）

低下、痙攣、腹部膨満、腹壁色調不良、胎便排泄遅延、血便の有無など）や外表の異常の有無などが診断に重要な所見である。先天性消化管閉鎖・狭窄においても、状態によっては胎児超音波で異常所見を示さないことがあるため注意が必要である。

新生児の嘔吐の鑑別診断（表1）

非胆汁性嘔吐

　胃液とともに未消化のミルクや母乳が排出される非胆汁性嘔吐は、一時的な生理的嘔吐の可能性が高く、介入なく改善することも多い。しかし、持続すると脱水や低血糖につながることもあり、他の疾患を丁寧に鑑別することが大切である。

胆汁性嘔吐

　これに対し、胆汁性嘔吐は胆汁が排出される十二指腸乳頭部より肛門側での通過障害を意味するものであり、注意が必要である。腸回転異常症・中腸軸捻転を代表とする腸閉塞といった、極めて緊急性の高い疾患の初発症状であることが少なくない。壊死性腸炎や消化管穿孔ではさらに呼吸循環障害、腹部膨満や腹壁色調不良といった状態変化を伴うことが多い。胆汁性嘔吐を呈した場合はできるだけ速やかに鑑別診断を進め、早期に外科医に相談するべきである。

血性嘔吐

　出生直後の全身状態が良好な児の血性嘔吐は、血性羊水や母体血の嚥下によるものを考える。その後、嘔吐が続かず、全身状態に変化がなければ経過観察でよい。貧血の進行や、下血を伴うなどの場合は速やかな介入が必要である。

表1 新生児の嘔吐の鑑別診断

非胆汁性嘔吐	生理的嘔吐	初期嘔吐、溢乳
	病的嘔吐	食道閉鎖、先天性横隔膜ヘルニア 胃食道逆流症、胃軸捻転 肥厚性幽門狭窄症、先天性幽門閉鎖 頭蓋内出血、水頭症、髄膜炎、敗血症 新生児ミルクアレルギー 先天性副腎皮質過形成 先天性代謝異常 電解質異常、心不全
胆汁性嘔吐		十二指腸閉鎖・狭窄 腸回転異常症（中腸軸捻転） 小腸閉鎖、結腸閉鎖、胎便性腹膜炎 腸重積、鼠径ヘルニア陥頓 糞便性イレウス 直腸肛門奇形 壊死性腸炎、消化管穿孔 胎便関連性腸閉塞 ヒルシュスプルング病、類縁疾患
血性嘔吐		新生児メレナ 急性胃粘膜病変

検査

　検査としては、基本的な血液検査は必須であるが、胸腹部単純X線検査および腹部超音波検査を行う。さらに必要に応じて消化管造影を検討する。腹部単純X線検査では腸管ガス像の分布や固定ループ像、腹腔内遊離ガス像などを確認し、胸部を含めることで横隔膜ヘルニアや心不全など腹腔内以外の疾患を確認できる。消化管穿孔を疑う場合には仰臥位側面（クロステーブル）撮影が有用である。

　腹部超音波検査は簡便で侵襲なく、繰り返し実施可能な極めて有効な検査である。腹部腫瘤、臓器腫大、水腎症、水尿管、副腎出血、幽門肥厚、拡張腸管の分布、腹水などを評価する。女児では卵巣嚢腫など卵巣病変の有無も確認すべきである。腸回転異常症・中腸軸捻転では、上腸間膜動静脈が渦巻き状に描出される像（whirlpool sign）が特徴的である[3]。

　上部消化管造影は、通過障害の有無や程度を視覚的に評価できる。胃食道逆流症、食道狭窄、十二指腸閉鎖、腸回転異常症、中腸軸捻転などの診断に有用である。外科的治療までに腸管の減圧をより強固に行うため、同時に空腸チューブを留置することもある。下部消化管造影は、腸回転異常症やヒルシュスプルング病、胎便閉塞性疾患に対し、造影剤により胎便排泄を促すことを目的に診断的治療で行われる。

新生児嘔吐への対応

　嘔吐は原因疾患による一つの症状であり、原因疾患により治療が異なるが、まずは緊急に外科的治療を要する疾患であるか否かを判断することが重要である。また、呼吸不全、ショックなど全身状態の悪化を伴っている場合、原疾患の診断と並行し、状態の評価と治療を迅速に進める必要がある。

助産師へのアドバイス

病的嘔吐を見逃さない

　新生児期の嘔吐はしばしば経験する、ありふれた症状です。その中で病的嘔吐を見逃さないためには、臨床症状や全身状態の評価だけでなく、周産期の情報収集や必要な検査を速やかに行う必要があります。緊急性の高い疾患が隠れていることもあり、判断に迷うときは医師や先輩にすぐ相談しましょう。

引用・参考文献

1) 豊田茂. 悪心・嘔吐のメカニズム. 小児内科. 43 (12), 2011, 1972-6.
2) 水野克己. "栄養・消化器系の基礎と臨床". 新生児学入門. 第5版. 東京, 医学書院, 2018, 263-85.
3) 中山智理. "手技". NICUマニュアル. 第5版. 新生児医療連絡会編. 東京, 金原出版, 2014, 574-9.

索引

★ あ～お

アンジオテンシンⅡ受容体拮抗薬
　　‥‥‥‥‥‥‥‥‥ 152
アンジオテンシン変換酵素阻害薬
　　‥‥‥‥‥‥‥‥‥ 152
異所性妊娠 ‥‥‥ 78, 99, 100
一絨毛膜一羊膜 ‥‥‥ 18, 19
一絨毛膜二羊膜 ‥‥ 18, 19, 22
インスリン
　　‥‥‥ 82, 83, 87, 114, 246
　──抵抗性
　　‥‥ 65, 82, 83, 85, 87, 89
うっ滞性乳腺炎 ‥‥‥‥ 202
うつ乳 ‥‥‥‥‥‥ 200, 202
エジンバラ産後うつ病質問票
　　‥‥‥‥‥‥‥‥‥ 212
エストラジオール
　　‥‥‥‥‥ 31, 62, 64, 211
エストリオール ‥‥ 62, 64, 157
エストロゲン ‥‥‥ 29, 62, 63,
　64, 65, 123, 195, 199, 211,
　261, 264
黄体ホルモン ‥‥‥‥ 82, 83
黄疸 ‥‥‥‥‥ 244, 245, 253
嘔吐 ‥‥‥‥‥‥‥ 263, 264
大島分類 ‥‥‥‥‥‥‥ 224
オキシトシン ‥‥‥ 57, 62, 157,
　159, 161, 168, 170, 179,
　180, 183, 184, 185, 188,
　192, 193, 195, 197, 199

★ か・き

回旋 ‥‥‥‥‥‥‥‥‥ 172
　──異常 168, 174, 176, 177
過期妊娠 ‥‥‥‥‥ 152, 160
過強陣痛 ‥‥‥‥ 166, 167, 168
核黄疸 ‥‥‥‥‥‥ 254, 257
化膿性乳腺炎 ‥‥‥‥‥ 202
基礎・追加インスリン療法‥‥ 84
吸引・鉗子分娩 ‥‥‥‥ 179
吸啜 ‥‥‥‥‥‥‥‥‥ 261
　──刺激 ‥‥‥‥‥‥ 196
　──反射 ‥‥‥‥‥‥ 199
仰臥位低血圧症候群 ‥‥‥ 47
供血児 ‥‥‥‥‥‥ 22, 23
狭骨盤 ‥‥‥‥‥‥ 165, 168
巨大児 ‥‥‥‥‥‥ 84, 86,
　87, 114, 168, 169, 187

★ く・け

グリコーゲン ‥‥‥‥ 246, 250
グルカゴン ‥‥‥‥ 246, 250
グルクロン酸転移酵素 ‥‥ 245
グルクロン酸分解酵素 ‥‥ 245
グルコース
　　‥‥‥‥‥ 82, 83, 245, 246
グルコーストランスポーター
　　‥‥‥‥‥‥ 82, 84, 87
頸管熟化不全 ‥‥‥‥‥ 165
頸管短縮 ‥‥‥‥‥ 32, 34
経口糖負荷試験 ‥‥‥‥‥ 86
経腟分娩 ‥‥‥‥‥ 166, 170
血液型不適合妊娠 ‥ 76, 98, 104
血糖 ‥‥‥‥‥‥ 82, 83, 114

★ こ

抗Dヒト免疫グロブリン ‥‥ 77
高インスリン血症 ‥‥ 114, 250
抗凝固療法 ‥‥‥‥ 42, 51
高血糖 ‥‥‥ 83, 87, 151, 246
抗甲状腺抗体 ‥‥‥‥‥‥ 68
甲状腺機能亢進症 ‥‥ 66, 67
甲状腺機能低下症 ‥‥ 66, 67
甲状腺刺激ホルモン 63, 65, 67
　──放出ホルモン ‥‥‥ 67
甲状腺疾患合併妊娠 ‥‥‥ 66
後陣痛 ‥‥‥‥‥‥ 165, 183
後頭頂骨進入 ‥‥‥‥‥ 177
高度生殖補助医療 ‥‥ 11, 14
高年妊娠 ‥‥‥‥ 14, 17, 49
高ビリルビン血症 ‥‥‥ 254
後腹膜血腫 ‥‥‥‥‥‥ 192
高プロラクチン血症 ‥ 98, 196
後方後頭位 ‥‥‥‥‥‥ 177
抗利尿ホルモン ‥‥‥‥ 158
骨産道 ‥‥‥‥‥‥ 165, 173
骨盤位 ‥‥‥‥‥‥ 87, 166

★ さ

細菌性腟症 ‥‥‥‥‥‥‥ 34
臍帯 ‥‥‥‥‥‥‥ 136, 166
　──過少捻転 ‥‥‥ 137, 139
　──過捻転 ‥‥ 117, 137, 139
　──巻絡
　　‥‥‥‥ 138, 140, 159, 187
　──付着部異常 ‥‥‥ 117
　──辺縁付着 ‥‥‥‥ 117
　──卵膜付着 ‥‥‥‥ 117
サイトカイン
　　‥‥ 34, 83, 123, 158, 161
サイトメガロウイルス ‥‥ 220
細胞障害性T細胞 ‥‥‥‥ 74
産科危機的出血 ‥‥‥‥ 193
産後うつ病 ‥‥‥‥‥‥ 210
産痛緩和 ‥‥‥‥‥‥‥ 170
産道 ‥‥‥‥‥ 165, 173, 176
産瘤 ‥‥‥‥‥‥‥‥‥ 178

★ し

子癇 ‥‥‥‥‥‥‥‥‥ 129
弛緩出血 ‥‥‥‥ 184, 190, 191
子宮型羊水塞栓症 ‥‥ 191, 192
子宮筋腫
　　‥‥‥‥‥‥ 98, 165, 168,
　184, 188, 191
子宮頸管炎 ‥‥‥ 33, 158, 161

子宮頸管熟化不全 ……… 161
子宮収縮薬 ………… 170, 188
子宮収縮抑制薬
　………… 34, 49, 170, 188
子宮腺筋症 …… 98, 168, 191
糸球体濾過量 ………… 56
子宮内外同時妊娠 ……… 99
子宮内感染
　………… 99, 153, 158, 184
子宮内胎児死亡 ………… 140
子宮内反症 …………… 186
子宮内膜 … 11, 113, 117, 123
子宮破裂 ……………… 192
子宮復古 ……………… 182
　――不全 …………… 184
自己免疫疾患 ………… 98
視床下部-下垂体-副腎系
　……… 33, 206, 209, 211
児頭骨盤不均衡
　………… 161, 165, 168, 169
自閉スペクトラム症 …… 159
射乳 ………… 195, 197, 200
周産期心筋症 ……… 48, 49
　――の診断基準 ……… 51
収縮期駆出性雑音 …… 241
重症脳性麻痺 ………… 131
絨毛 …………………… 123
　――遺残 …………… 100
絨毛膜羊膜炎 …… 33, 158
受血児 ……………… 22, 23
出血性ショック ……… 188
循環血液量減少性ショック … 133
常位胎盤早期剝離 … 131, 161
　――の危険因子 …… 132
静脈血栓塞栓症 ……… 39
ショックインデックス
　………………… 188, 193
腎盂腎炎 ………… 56, 59
神経原性ショック ……… 188

心雑音 ……………… 240
心室中隔欠損
　……… 233, 238, 241, 242
新生児一過性多呼吸 …… 231
新生児高血糖/低血糖 …… 84
新生児遷延性肺高血圧症 … 233
新生児肺高血圧 ……… 109
陣痛 …………… 165, 173
　――促進 …………… 179
　――の評価基準 …… 169
　――の評価方法 …… 169
　――発来 …… 125, 156, 161
深部静脈血栓症 … 34, 39, 40
心不全 ……………… 266
心房中隔欠損 ………… 238

★す・せ・そ

随時尿蛋白/クレアチニン比
　………………………… 56
水腎症 ……………… 266
頭蓋内圧亢進 ………… 264
頭蓋内出血 …………… 232
ステロイドホルモン …… 123
制御性T細胞 ……… 30, 74
生殖補助医療後妊娠 …… 99
精神科診断用構造化面接 … 212
生理学的結紮
　……… 183, 186, 188, 191
切迫早産 ……… 32, 99, 153
先天性心疾患 ………… 151
遷延分娩 ……… 166, 191
前期破水 ……… 152, 153
潜在性甲状腺機能低下症 … 65
染色体異常
　………… 13, 74, 98, 117, 151
全前脳胞症 …………… 217
前置血管 …… 117, 142, 143
前置胎盤 ……………… 143

先天性横隔膜ヘルニア
　………………… 231, 233
先天性サイトメガロウイルス
　感染症 ……………… 220
先天性心疾患
　… 106, 229, 233, 234, 237
　チアノーゼ性 …… 233, 234
前頭頂骨進入 ………… 177
仙尾部奇形腫 ………… 105
早産 ………… 153, 229
双胎 …………………… 18
　――間輸血症候群
　………… 19, 22, 104, 153

★た

大横径 ………………… 94
胎芽 …………………… 98
体外受精 ………… 11, 14
胎児炎症症候群 ……… 33
胎児機能不全 … 129, 132, 143, 161, 166, 170, 231
胎児鏡下胎盤吻合血管レーザー
　凝固術 ………… 24, 153
胎児甲状腺機能低下 …… 70
胎児頸部浮腫 ………… 95
胎児循環 ………… 102, 107
　――不全 ……… 118, 119
胎児消化管閉鎖 ……… 151
胎児徐脈 …………… 133
胎児心拍数モニタリング … 79, 80, 108, 132, 143, 170
胎児水腫 ……… 77, 80, 104
胎児先天性上部消化管閉鎖 … 149
胎児胎盤機能不全 …… 152
胎児胎盤循環不全 …… 127
胎児治療 …………… 118
胎児動脈管早期閉鎖 …… 107
胎児発育 …………… 112

索引

――不全 ・・・・・・・・ 86, 115, 116, 124, 127, 129, 137, 140, 151
胎児貧血 ・・・・・・・・・ 80, 104
胎児母体間輸血症候群 ・・・・ 104
代謝異常症 ・・・・・・・・・・ 250
耐糖能異常 ・・・・・・・・・・・ 86
胎囊 ・・・・・ 93, 97, 98, 99, 123
胎盤 ・・・・・・ 122, 131, 166
　　――遺残 ・・・・・・・・・ 191
　　――機能不全 ・・・・ 105, 113, 161
胎盤-臍帯-胎児循環
　・・・・・・・ 113, 114, 116, 117
胎盤早期剝離 ・・・・・・・ 33, 35
胎盤ポリープ ・・・・・・・・ 185
胎盤モザイク ・・・・・・ 113, 117
胎盤用手剝離 ・・・・・・・・ 187
胎便吸引 ・・・・・・・・・・・ 233
　　――症候群 ・・・・・ 231, 234
多胎妊娠 ・・・ 34, 183, 187, 191
脱落膜 ・・ 11, 34, 50, 113, 117, 131
単一臍帯動脈 ・・・・・・・・ 117

★ち・て・と

チアノーゼ ・・・・・・・・・ 232
　　中心性―― ・・・・・・・ 233
致死性不整脈 ・・・・・・・・ 48
着床 ・・・・・・・・・・・・ 8, 11
　　――異常 ・・・・・・・・・ 98
腸回転異常症 ・・・・・・・・ 266
帝王切開術
　・・・ 51, 133, 166, 169, 170, 179, 229, 231
　　緊急―― ・・・・・・・・ 143
低血糖 ・・・・ 84, 232, 249, 265
低出生体重児 ・・・・・・・・ 250
低置胎盤 ・・・・・・・・・・ 143

糖新生 ・・・・・・・・・ 245, 250
糖代謝 ・・・・・・・・・・ 82, 114
　　――異常 ・・・・・・・・ 114
頭殿長 ・・・・・・・・・ 93, 162
糖尿病 ・・・・・・・・・・・ 151
　　――合併妊娠 ・・・ 84, 86, 114
動脈管 ・・・・・・・ 102, 103, 107
　　――開存症 ・・・・・・・ 242
　　――早期収縮 ・・・・ 107, 108
　　――早期閉鎖 ・・・・・・ 108
ドパミン ・・・・・ 196, 207, 211
ドメスティック・バイオレンス
　・・・・・・・・・・・・・・・ 33

★な・に・ね・の

軟産道 ・・・・・・・・・ 165, 173
　　――強靱 ・・・・ 165, 168, 169
二絨毛膜二羊膜 ・・・・・・ 18, 19
二次卵胞 ・・・・・・・・・・・・ 9
乳汁分泌 ・・・・・・ 158, 194, 199, 202
　　――不全 ・・・・・・・・ 198
　　――抑制因子 ・・・・・・ 200
乳腺 ・・・・・・・・・・・・・ 195
乳腺炎 ・・・・・・・・・・・ 201
　　――重症化予防ケア・指導料
　・・・・・・・・・・・・・・ 204
乳腺膿瘍 ・・・・・・・・・・ 202
乳房うっ積 ・・・・・・・・・ 202
尿閉 ・・・・・・・・・・・ 57, 58
尿崩症 ・・・・・・・・・・ 57, 58
尿路感染症 ・・・・・・ 55, 57, 59
妊娠高血圧症候群 ・・・・・ 49, 50, 56, 105, 123, 126, 127
　　――の分類 ・・・・・・・ 128
妊娠高血圧腎症 ・・・・ 50, 74, 75, 117, 125, 126, 127, 128
妊娠糖尿病 ・・・・・・・ 83, 85, 86, 114, 151, 153

　　――の診断基準 ・・・・ 85, 88
妊娠貧血 ・・・・・・・・・・ 37
ネガティブ・フィードバック
　・・・・・・・・・ 66, 67, 209
脳室周囲白質軟化症 ・・・・ 223
脳性麻痺 ・・・・・・・・・・ 222
　　――の原因 ・・・・・・・ 223

★は

胚移植 ・・・・・・・・・・・・ 19
肺うっ血 ・・・・・・・・・・ 233
肺血栓塞栓症 ・・・・・・ 39, 40
肺サーファクタント
　・・・・・・・・・ 148, 229, 233
肺低形成 ・・・・・・・・・・ 233
排卵 ・・・・・・・・ 9, 10, 14, 15
橋本病 ・・・・・・・・・・・・ 68
バセドウ病 ・・・・・・・・・ 67
バソプレシナーゼ ・・・・ 57, 58
バソプレシン ・・・・・・ 57, 58
バルーンタンポナーデ ・・・ 193
パルボウイルス B19 感染 ・・ 104
汎収縮期雑音 ・・・・・・・・ 241
播種性血管内血液凝固
　・・・・・・・・・・・・ 38, 192

★ひ・ふ

微弱陣痛 ・・・・・・ 166, 167, 179
　　原発性―― ・・・・・・・ 168
　　続発性―― ・・・・・・・ 168
ビタミン K ・・・・・・・・・ 195
　　――拮抗薬 ・・・・・・・・ 42
ヒト絨毛性ゴナドトロピン ・・ 63
ヒト胎盤性ラクトーゲン
　・・・・・・・・・・ 62, 82, 83
ビリルビン ・・・・・・・ 245, 253
　　――脳症 ・・・・・・・・ 253
ヒルシュスプルング病 ・・・・ 266
ファロー四徴症 ・・・・・・・ 238

フィブリノゲン
　　‥‥‥‥ 38, 132, 192, 193
フィブリン ‥‥‥‥‥‥‥ 43
副腎皮質刺激ホルモン
　　‥‥‥‥ 33, 65, 209, 211
副腎皮質刺激ホルモン放出ホルモン
　　ン ‥‥ 32, 33, 65, 209, 211
副腎皮質ホルモン ‥‥‥‥ 65
不正軸進入 ‥‥‥‥‥‥ 177
不妊治療 ‥‥‥‥‥‥‥ 19
プロゲステロン
　　‥‥‥‥ 29, 30, 31, 55, 63,
　　82, 124, 195, 199, 211
プロスタグランジン
　　‥‥‥‥ 30, 33, 108, 157,
　　158, 161, 168, 170, 179
ブロモクリプチン ‥‥‥‥ 50
プロラクチン ‥‥‥ 50, 52, 63,
　　64, 65, 82, 83, 183, 195,
　　196, 199, 200
分娩の3要素 ‥‥‥ 160, 161,
　　164, 165, 168, 173, 176
分娩誘発 ‥‥‥‥‥‥‥ 162

★ へ・ほ

娩出物 ‥‥ 165, 166, 173, 176
娩出力 ‥‥‥‥ 165, 173, 176
母子間免疫寛容 ‥‥‥ 73, 74
ホスホジエステラーゼ5阻害薬
　　‥‥‥‥‥‥‥‥‥ 124
母体死亡 ‥‥‥‥‥‥ 87, 188
母乳育児 ‥‥‥‥‥ 200, 213
母乳不足 ‥‥‥‥‥‥‥ 199
母乳分泌 ‥‥‥‥‥‥‥ 62
ポリフェノール ‥‥‥ 108, 110

★ ま・み・む・め

膜性診断 ‥‥‥‥‥‥‥ 19
マタニティーブルーズ ‥‥ 210

慢性腎臓病 ‥‥‥‥‥‥ 56
慢性ビリルビン脳症 ‥‥‥ 248
未分画ヘパリン ‥‥‥ 42, 43
無呼吸発作 ‥‥‥‥ 230, 232
無痛分娩 ‥‥‥‥‥‥‥ 179
迷走神経反射 ‥‥‥‥‥ 188
免疫寛容 ‥‥‥‥‥‥‥ 30
メンタルヘルス ‥‥‥‥‥ 206

★ ゆ・よ

有効陣痛 ‥‥‥‥‥‥‥ 179
溶血性貧血 ‥‥‥‥‥ 77, 79
羊水 ‥‥‥‥‥‥‥ 146, 166
　──インデックス ‥ 150, 152
　──過少
　　‥ 24, 147, 148, 150, 152
　──過多
　　‥ 24, 34, 87, 104, 148,
　　150, 151, 183, 187, 191
　──検査 ‥‥‥‥‥‥ 16
　──混濁 ‥ 138, 140, 229, 231
　──診断 ‥‥‥‥‥‥ 79
　──ポケット ‥‥ 150, 152
　──量異常の原因 ‥‥ 151
羊膜 ‥‥‥‥‥‥ 19, 34, 123

★ ら

らせん動脈
　　‥‥ 50, 113, 117, 123, 124
卵円孔 ‥‥‥‥‥‥ 102, 103
卵黄嚢 ‥‥ 20, 93, 98, 99, 123
卵性診断 ‥‥‥‥‥‥‥ 19
卵胞刺激ホルモン ‥‥‥‥ 9
卵母細胞 ‥‥‥‥‥‥ 9, 14
卵膜 ‥‥‥‥‥‥‥‥‥ 166
　──遺残 ‥‥‥‥‥‥ 192
　──付着 ‥‥‥‥ 142, 143
リトドリン塩酸塩 ‥ 34, 35, 170

流産 ‥‥‥‥ 14, 74, 78, 96
硫酸マグネシウム水和物
　　‥‥‥‥‥‥‥‥ 34, 35
レオポルド触診法 ‥‥‥‥ 178

★ わ

ワルトン膠質
　　‥‥‥‥ 136, 137, 143, 149
ワルファリン ‥‥‥‥‥‥ 42

★ 欧文

ABO型不適合妊娠 ‥‥‥ 78
APTT ‥‥‥‥‥‥‥‥ 43
BPD ‥‥‥‥‥‥‥‥ 113
Brandt-Andrews法 ‥‥‥ 189
Braxton Hicks収縮 ‥‥‥ 29
CP →脳性麻痺
Crede胎盤圧出法 ‥‥ 187, 189
CRH →副腎皮質刺激ホルモン放出ホルモン
CRL →頭殿長
CST ‥‥‥‥‥‥‥‥ 162
DD →二絨毛膜二羊膜
DVT →深部静脈血栓症
Dダイマー ‥‥‥‥ 38, 40, 132
FDP ‥‥‥‥‥‥‥ 38, 132
GS →胎嚢
MD →一絨毛膜二羊膜
MM →一絨毛膜一羊膜
NST ‥‥‥‥‥‥‥‥ 162
positive feedback ‥ 156, 157
Potter症候群 ‥‥‥ 147, 152
PTE →肺血栓塞栓症
Rh不適合 ‥‥‥‥‥ 77, 78
stuck twin ‥‥‥‥‥ 22, 23
TTTS →双胎間輸血症候群
VTE →静脈血栓塞栓症
Wellsスコア ‥‥‥‥‥‥ 42
YS →卵黄嚢

PERINATAL CARE ●バックナンバー●

2018年（第37巻）特集

1月号	分娩期のドクターコール 正常逸脱ケース9
2月号	切迫早産と早産のTHEマネジメント
3月号	詩子先生が監修！ 開業助産師の母乳育児支援
4月号	Dr.中井がレクチャー　CTG病態予測
5月号	新生児の検査値アセスメント
6月号	無痛分娩とトラブルシューティング
7月号	妊娠糖尿病まるわかり
8月号	分娩誘発・陣痛促進の タイミングとリスク管理
9月号	アドバンス助産師への道 ガイドライン掘りさげドリル
10月号	妊婦のやせ・肥満　保健指導と分娩管理
11月号	必修！母体急変時の初期対応
12月号	分娩第2期の助産ケア　エビデンス再考学

増刊

2014年 新春増刊	産科の臨床検査ディクショナリー
2014年 夏季増刊	ハイリスク妊娠の マタニティケアプラン
2015年 新春増刊	イラストで ハイリスク妊娠がわかる本
2015年 夏季増刊	決定版！場面別 超早わかり助産ケア技術
2016年 新春増刊	胎児・母体・新生児の急変時対応 Q&A99
2016年 夏季増刊	妊婦健診と保健指導 パーフェクトブック
2017年 新春増刊	お母さんと赤ちゃんの 生理とフィジカルアセスメント
2017年 夏季増刊	乳房ケア・母乳育児支援のすべて
2018年 新春増刊	帝王切開バイブル
2018年 夏季増刊	はせじゅん先生の おもしろセレクション 助産師が今さら聞けない臨床のギモン
2019年新春増刊	周産期のくすり大事典

●読者の皆様へ●

このたびは本増刊をご購読いただき、誠にありがとうございました。編集部では、今後も皆様のお役に立てる増刊の刊行を目指してまいります。つきましては本書に関する感想・提案などがございましたら、当編集部までお寄せください。

助産師必携
母体・胎児・新生児の生理と病態
早わかり図解

PERINATAL CARE ペリネイタルケア

THE JAPANESE JOURNAL OF PERINATAL CARE

2019年夏季増刊（通巻505号）

2019年7月1日　第1刷発行
2020年4月30日　第2刷発行
定価（本体4,000円＋税）

●乱丁・落丁がありましたら、お取り替えいたします。
●無断転載を禁ず。

編　著	松岡　隆
発行人	長谷川素美
編集担当	福嶋隆子・五道知美・有地　太・里山圭子
編集協力	オフィス・ワニ・加藤明子
発行所	株式会社メディカ出版
	〒532-8588　大阪市淀川区宮原3-4-30 ニッセイ新大阪ビル16F
	○編集　　TEL 06-6398-5048
	○お客様センター　TEL 0120-276-591
	○広告窓口／総広告代理店(株)メディカ・アド 　　　　　TEL 03-5776-1853
	e-mail　　perinatal@medica.co.jp
	URL　　　https://www.medica.co.jp
組　版	株式会社明昌堂
印刷製本	株式会社シナノパブリッシングプレス

本誌に掲載する著作物の複製権・翻訳権・翻案権・上映権・譲渡権・公衆送信権（送信可能化権を含む）は株式会社メディカ出版が保有します。
JCOPY 〈(社)出版者著作権管理機構　委託出版物〉
本書の無断複写は著作権法上での例外を除き禁じられています。複写される場合は、そのつど事前に、(社)出版者著作権管理機構（電話 03-5244-5088、FAX 03-5244-5089、e-mail: info@jcopy.or.jp）の許諾を得てください。

ISBN978-4-8404-6609-7

Printed and bound in Japan